CB071328

# A Endoscopia nas Emergências Gastroenterológicas

# A Endoscopia nas Emergências Gastroenterológicas

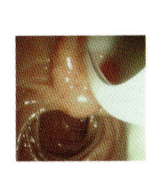

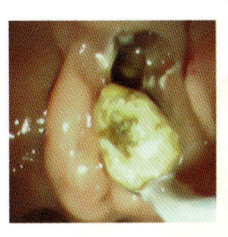

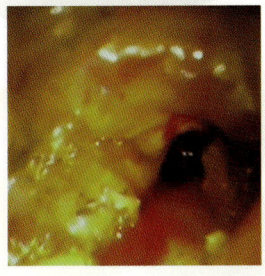

### GLACIOMAR MACHADO

Professor Titular de Gastroenterologia da UFRJ
Ph.D. pela Universidade de Bristol, Inglaterra
Membro Titular da Academia Nacional de Medicina (Cadeira 18)
Fundador e Diretor do Serviço de Endoscopia Digestiva NAIR MACHADO da
Santa Casa da Misericórdia do Rio de Janeiro
Membro Fundador, Honorário e Titular – Especialista da SOBED
Membro Fundador e Primeiro Presidente do Capítulo do Rio de Janeiro da
Sociedade Brasileira de Endoscopia Digestiva (1980-1982)
Presidente Nacional da Sociedade Brasileira de Endoscopia Digestiva (1982-1984)
Criador dos Seminários (hoje Congressos) Brasileiros de Endoscopia Digestiva
Organizador e Presidente do I Seminário (Congresso) Brasileiro de Endoscopia Digestiva, Rio de Janeiro (1973)
Presidente da V Semana Brasileira de Enfermidades Digestivas, Rio de Janeiro (2002)
Presidente da Sociedade de Gastroenterologia do Rio de Janeiro (1996-1998)
Membro Emérito do Colégio Brasileiro de Cirurgiões
*Governor* do *American College of Gastroenterology* (1986-1990)
Presidente da Sociedade Interamericana de Endoscopia Digestiva (1987-1989)
Presidente da Organização Mundial de Endoscopia Digestiva (1998-2002)
Membro Honorário da *American Society of Gastrointestinal Endoscopy* – ASGE (2004)
Presidente-Honorário da Organização Mundial de Endoscopia Digestiva (desde 2005)

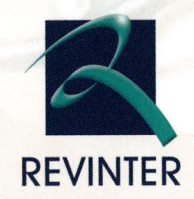

REVINTER

*A Endoscopia nas Emergências Gastroenterológicas*
Copyright © 2010 by Livraria e Editora Revinter Ltda.

ISBN 978-85-372-0291-3

Todos os direitos reservados.
É expressamente proibida a reprodução
deste livro, no seu todo ou em parte,
por quaisquer meios, sem o consentimento
por escrito da Editora.

**Contato com o autor:**
nagladir@terra.com.br

---

CIP-BRASIL. CATALOGAÇÃO-NA-FONTE
SINDICATO NACIONAL DOS EDITORES DE LIVROS, RJ

M45e

Machado, Glaciomar
 A Endoscopia nas emergências gastroenterológicas / Glaciomar Machado. - Rio de Janeiro: Revinter, 2010.
 il.

 Inclui bibliografia e índice
 ISBN 978-85-372-0291-3

 1. Endoscopia. 2. Gastroenterologia. I. Título.

09-4210.   CDD: 616.3307545
      CDU: 616-072.1

---

A precisão das indicações, as reações adversas e as relações de dosagem para as drogas citadas nesta obra podem sofrer alterações.
Solicitamos que o leitor reveja a farmacologia dos medicamentos aqui mencionados.
A responsabilidade civil e criminal, perante terceiros e perante a Editora Revinter, sobre o conteúdo total desta obra, incluindo as ilustrações e autorizações/créditos correspondentes, é do(s) autor(es) da mesma.

---

Ilustração da quarta capa retirada da obra Olive J, Hicks LM, Kalloo AN. *Johns Hopkins manual of gastrointestinal endoscopic procedures* 2nd ed. Thorofare, NJ, USA: Slack Incorporated, 2008.

Livraria e Editora REVINTER Ltda.
Rua do Matoso, 170 – Tijuca
20270-135 – Rio de Janeiro – RJ
Tel.: (21) 2563-9700 – Fax: (21) 2563-9701
livraria@revinter.com.br – www.revinter.com.br

À Nair, minha mãe, exemplo de amor sublime e desmedido, hoje em outra dimensão, mas ainda presente; ao Dirceu, meu irmão, que comigo compunham a *constelação NaGlaDir* no dizer singelo de nosso querido Chico Xavier; e à doce e suave Heloisa, minha mulher, companheiros de repetidas tentativas no árduo processo de burilamento íntimo, ao longo de muitas existências, o meu reconhecimento por tudo o que fizeram e fazem por mim.

# APRESENTANDO O AUTOR

I am sure Glaciomar Machado is well-known to you through his activities as a gastroenterologist and endoscopist and through his past services to the World Organization for Digestive Endoscopy (OMED). In the past, he has served in OMED as Secretary of the VIII World Congress of Gastroenterology and Digestive Endoscopy, held in São Paulo in 1986; Chairman of the Education Committee; Vice-President of the American Zone; and Secretary General. During the World Congress of Gastroenterology and Digestive Endoscopy, held in Vienna, was elevated to the Presidency for the term of office 1998-2002. Because of his fruitfull performance, he was honored with the title of Honorary President of OMED during the World Congresses of Gastroenterology and Digestive Endoscopy held in Montreal in 2005.

Glaciomar Machado graduated in Medicine from the *Faculdade Nacional de Medicina da Universidade do Brasil* in 1966, and is now Professor of Gastroenterology at the *Universidade Federal do Rio de Janeiro.* Furthermore, Glaciomar Machado also holds chair 18 at the Brazilian Academy of Medicine, the second of it's kind in the world and founded over 180 years ago.

One of his early fields of interest was the endoscopic assessment of early gastric cancer, and he published the first cases diagnosed endoscopically in England, while he was in Bristol for research (Machado G, Davies JD, Tudway AJC, Salmon PR, Read AE. Superficial carcinoma of the stomach. Brit Med J 1976;2:77-79). His international training in Endoscopy and Gastroenterology has include fellowships in the USA with John S. Fordtran at the University of Texas; Japan at the Cancer Institute Hospital and Great Britain with Alan E. Read at the Bristol Royal Infirmary where he completed successfully a Ph.D. degree at the University of Bristol.

Dr. Machado has been one of the pioneers in World Endoscopy. He introduced ERCP into Latin America in 1973, EPT in 1975, and initiated the therapeutic endoscopic techniques of electrosurgical treatment of oesophageal rings and choledocoduodenostomy. He has published a standard textbook on Therapeutic Endoscopy (in Portuguese), another one in Spanish *(Temas de Endoscopia Digestiva)* and also published the Portuguese edition of OMED'S Terminology, Definitions and Diagnostic Criteria in Digestive Endoscopy. His contributions to endoscopy were recognised by his selection to present the ***Schindler Lecture*** at the World Congresses of Gastroenterology and Digestive Endoscopy in Los Angeles in 1994.

Dr. Machado has played key leadership roles in many scientific organizations at home and abroad, where he has received many honors and awards, such as the Honorary Membership of the American Society for Gastrointestinal Endoscopy in May, 2004, during the Digestive Disease Week (DDW) as **a *recognition to Dr. Glaciomar Machado dedication to Gastrointestinal Endoscopy*.**

On a personal level, I have always known Glaciomar Machado to be intelligent, industrious, courteous, highly reliable and ethical. It is no surprise therefore that he has come to be held in such high esteem and affection by the world endoscopic community.

**Alberto Montori**
*Emeritus Professor of Surgery at Rome University "La Sapienza"*
*President of European Academy of Surgical Sciences (EAcSS)*
*Past-President of the European Association for Endoscopic Surgery (EAES)*
*Past-President of the European Society for Gastrointestinal Endoscopy (ESGE)*
*Past-President of the United European Gastroenterology Federation (UEGF)*
*Past-Treasurer of the World Organization for Digestive Endoscopy (OMED) for 3 terms*

# APRESENTANDO O AUTOR

Therapy in the field of gastroenterology in former years almost entirely relied on conservative treatment and surgery. Endoscopy was considered an exotic method. The development of fiberoptic endoscopy caused a complete change of the therapeutic approach. Endoscopy today has gained the status of a "gold-standard" in the diagnostic of gastroenterological diseases and also represents a well respected role in treatment of various disorders. Endoscopic treatment is especially valuable in biliary and pancreatic disorders.

Prof. Glaciomar Machado, the author of this work, can be considered a pioneer of gastroenterological endoscopy. When fiberoptic endoscopy emerged, he was one of the first to recognize the therapeutic potentials of this method. Many of the new developments were initiated and elaborated by him.

His book *Endoscopy in Gastroenterological Emergencies* demonstrates the experience of the author and is an example of today's high standard in gastroenterology.

**Meinhard Classen**
*Professor of Internal Medicine and
Direktor der II. Medizinischen Klinik und Poliklinik
Der Technischen Universitat Munchen
Klinikum Rechts der Isar
President of the International Digestive Cancer Alliance (IDCA)
Past-President of the World Organization of Gastroenterology (OMGE)
Past-Vice-President (European Zone) of the
World Organization for Digestive Endoscopy (OMED)*

# APRESENTANDO O AUTOR

Em 1988, veio a prelo o primeiro livro que escrevi: *Endoscopia Terapêutica em Gastroenterologia,* hoje esgotado. Na ocasião, não hesitei em pedir ao Professor José de Paula Lopes Pontes, um dos pioneiros da endoscopia semiflexível no Brasil e, certamente, o primeiro a concorrer a uma Cátedra de Clínica Médica em nosso País (1956) com uma tese que tinha a Endoscopia como peça-chave, *Diagnóstico da Úlcera Gástrica: contribuição endoscópica e citológica,* que fizesse a apresentação da obra. Certamente, tomaria a mesma atitude hoje, caso o destino não o tivesse levado precocemente. Amigo, conselheiro, companheiro e, sobretudo, MESTRE, responsável por minha opção pela Gastroenterologia como especialidade, que me iniciou na arte da endoscopia semiflexível e que me proporcionou a honra de ser um dos pioneiros da moderna endoscopia digestiva no Brasil, por oferecer a mim e a todos aqueles que trabalharam no Hospital São Francisco de Assis, onde funcionava a 4ª Cadeira de Clínica Médica da Faculdade de Medicina da Universidade Federal do Rio de Janeiro, sob sua direção, as condições científicas e materiais para o nosso aprimoramento.

Na impossibilidade de ter o Prof. Lopes Pontes como apresentador deste trabalho, optei por transcrever a apresentação que fez do livro *Endoscopia Terapêutica em Gastroenterologia,* já mencionado:

"Mais do que em qualquer época, os atuais progressos diagnósticos e terapêuticos refletem os avanços da tecnologia. Aí estão, entre outros exemplos, a ultrassonografia, os radioisótopos, a tomografia computadorizada e a ressonância magnética. Nesta moderna medicina, a endoscopia digestiva figura com relevante e incontestável importância.

Com o instrumento semiflexível apresentado, em 1932, por Rudolf Schindler, à Sociedade Médica de Munique, inaugurou-se a fase da gastroscopia semiótica que estabeleceu critérios mais objetivos: dissipou-se a imprecisão que, até então, obscurecia e exagerava conceitos sobre as gastrites, aprimorou-se o diagnóstico diferencial das lesões ulcerosas do estômago, benignas ou malignas, e tornou-se possível a identificação mais precoce do câncer gástrico. Atitudes consagradas pelo tempo, como a chamada terapêutica de prova, para a diferenciação da úlcera péptica e do carcinoma ulcerado, cederam o passo à objetividade da citologia exfoliativa e da biópsia dirigida.

Não menos importante, graças à endoscopia, foi o reconhecimento rotineiro das úlceras de estresse responsáveis por tantos sangramentos digestivos, cuja evidenciação escapa, porém, ao exame radiológico.

Entretanto, não obstante estas e outras contribuições proporcionadas pelos gastroscópios semirrígidos, foi a partir do advento dos instrumentos totalmente flexíveis, construídos com fibra de vidro, capazes de ajustar-se às sinuosidades do tubo digestivo, que se iniciou a moderna endoscopia gastroenterológica. Ante os maravilhados participantes da Reunião Anual da

*American Gastroenterological Association,* realizada em Colorado Springs (USA), Hirschowitz, Curtis, Peters e Pollard exibiram o primeiro fibroscópio.

Permitindo transpor o piloro, o novo aparelho colocava a papila de Vater ante a visão do endoscopista e, assim, ensejava o cateterismo do colédoco e do canal pancreático.

Celeremente, desde então, tanto nos segmentos superiores como nos inferiores, surgiram técnicas terapêuticas, antes impensáveis, agora possíveis com a precisão de aparelhos incessantemente aperfeiçoados, de impressionante clareza e versatilidade, esquadrinhando cada recanto, quer do esôfago, estômago e duodeno, quer do cólon.

Estes métodos, com variadas aplicações que abriram um novo campo cujo conhecimento é indispensável não só aos especialistas, mas também a clínicos e cirurgiões, são expostos neste livro com as vantagens da considerável experiência e renomada autoridade do Dr. Glaciomar Machado. Já hoje representam recursos de rotina, com indicações definidas como acontece de referência à colestase consequente a patologias do colédoco terminal. Em doentes ictéricos, de alto risco operatório, a papilotomia e as próteses coledocianas preparam para a cirurgia eletiva ou, quando menos, constituem recurso paliativo de inquestionável valia.

Excelentemente ilustrado, como devem ser textos do gênero, o livro do Dr. Glaciomar Machado superiormente enriquece as letras médicas brasileiras. Tendo-o iniciado, há mais de 20 anos, no tratamento do gastroscópio semiflexível, quando, então, era meu muito jovem assistente e colaborador, na 4ª Disciplina de Clínica Médica da Faculdade de Medicina da Universidade Federal do Rio de Janeiro, vejo-o hoje, pela perícia e criatividade, exímio virtuoso na especialidade a que todo se dedicou com incansável perseverança e entusiasmo. É, portanto, com justificada satisfação que escrevo a apresentação desta obra que lhe consagra os méritos nacional e internacionalmente reconhecidos."

**José de Paula Lopes Pontes**
*Professor-Titular de Clínica Médica da Faculdade de Medicina da Universidade Federal do Rio de Janeiro
Diretor da Faculdade de Medicina da Universidade Federal do Rio de Janeiro
Chefe do Departamento de Clínica Médica do Hospital Universitário Clementino Fraga Filho da Universidade Federal do Rio de Janeiro
Membro Titular e Ex-Presidente da Academia Nacional de Medicina*

Junho 1988
(in memoriam)

# APRESENTAÇÃO

*"Of all the advances in technology that have been utilized in medicine
over the past ten years there is no doubt in my mind that
some of the most dramatic effects have resulted from the introduction of
gastrointestinal fiberoptic endoscopy."*

— Alan E. Read, 1973

Quando o celebrado Professor de Clínica Médica da Universidade de Bristol, Inglaterra, com quem tive a honra de trabalhar na *Bristol Royal Infirmary*, e de quem recebi orientação segura no desenvolvimento do meu doutorado naquela Universidade, escreveu esta sentença no prefácio do livro *Fiberoptic Endoscopy* de autoria de Paul Salmon, a moderna endoscopia digestiva estava limitada, apenas, ao diagnóstico. Era difícil imaginar que, em tempo ainda mais curto que os 10 anos mencionados pelo Prof. Read, a endoscopia seria incluída como importante alternativa e, em determinadas circunstâncias, insubstituível opção terapêutica para um número considerável de situações clínicas.

Até o início dos anos 1960, a endoscopia era considerada um método exótico. Das tentativas frustradas de Kussmaul de "ver" o interior do estômago de um engolidor de espadas em 1869, da aceitação da gastroscopia como meio semiotécnico desde a publicação do *Lehrbuch und Atlas der Gastroskopie* em 1923 por Schindler, da introdução das fibras de vidro em 1958 por Hirschowitz, em substituição ao conjunto de lentes dos gastroscópios semiflexíveis de até então, a endoscopia passou, vertiginosamente, da utopia à realidade. Dos fatores responsáveis por tal evolução, destacam-se o aperfeiçoamento cada vez mais evidente dos endoscopistas e o notável progresso do instrumental utilizado para os diferentes procedimentos endoscópicos. Os primeiros resultaram do desenvolvimento de centros de treinamento distribuídos pelos quatro cantos do globo terrestre, do aprimoramento constante das técnicas de ensino da especialidade e, paralelamente, dos processos de avaliação dos novos endoscopistas e do credenciamento dos serviços de endoscopia digestiva; os segundos, representados pela incorporação definitiva das fibras de vidro aos aparelhos, saudada por uma explosão de publicações científicas, congressos, seminários, simpósios, cursos e atividades associativas.

Na década de 1970, a fase de discussão do valor da endoscopia diagnóstica já havia sido superada. Já estava estabelecido que o método era capaz de alterar totalmente a abordagem terapêutica de determinado paciente, possibilitando o diagnóstico correto desta ou daquela afecção, o que, frequentemente, levava a mudanças radicais na conduta inicialmente tida como correta para aquele determinado caso. Assim, pacientes programados inicialmente para tratamento clínico tinham, na verdade, indicação cirúrgica e vice-versa, graças ao esclarecimento de seu diagnóstico pela endoscopia.

Foi nesta mesma década que a Endoscopia Terapêutica iniciou seu papel definitivo como alternativa de tratamento de diversas afecções do sistema digestório. Até então, já era possível extrair corpos estranhos localizados na porção proximal do tubo digestivo; Craaford & Frenckner comunicaram a realização de escleroterapia de varizes esofágicas em 1939; em 1971, Deyhle removeu endoscopicamente pólipos localizados no cólon proximal e, logo a seguir, Classen & Demling fizeram o mesmo com pólipos gástricos. É consenso afirmar, entretanto, que a verdadeira "era terapêutica" da endoscopia teve como seu marco inicial o ano de 1974 com a introdução da papilotomia endoscópica, simultânea e independentemente por Classen & Demling e por Kawai *et al.*, para remoção de cálculos coledocianos em colecistectomizados considerados de alto risco cirúrgico.

A partir desta data e, sucessivamente, surgiram técnicas terapêuticas endoscópicas das mais diversas, como a dilatação do esôfago com ogivas, velas e balões sob controle visual; a colocação de endopróteses, inicialmente plásticas e posteriormente metálicas, autoexpansivas, para paliação de tumores localizados no esôfago, estômago, duodeno, vias biliares e pancreáticas e cólon; a secção diatérmica de estenoses esofágicas e colônicas pós-cirúrgicas, também tratadas por dilatação usando balões hidrostáticos; a gastrostomia, jejunostomia e a cecostomia percutâneas; o tratamento de hemorragia aguda, quer pela injeção de hemostáticos diretamente sobre as lesões sangrantes (esclerosantes, álcool absoluto, adrenalina etc.), quer pela utilização de eletrocoagulação bipolar, do *heater probe*, do plasma de argônio ou de raios *laser* (também empregados para tunelização paliativa de tumores inoperáveis localizados tanto no esôfago quanto no estômago, duodeno e cólon), quer pela aplicação de clipes metálicos diretamente sobre o vaso que sangra, e a remoção de tumores malignos restritos à mucosa (a mucosectomia). A papilotomia endoscópica teve suas indicações ampliadas e atualmente é o tratamento de escolha para os pacientes com colangite hipertensiva aguda e, igualmente, para a pancreatite aguda biliar. Surgiram a coledocoduodenostomia endoscópica, a colocação de substâncias radioativas em hepatocolédoco (*internal irradiation – afterloading technique*) na tentativa de tratamento de tumores malignos ali localizados, a litotomia de cálculos biliares de grandes dimensões, quer mecanicamente quer com ultrassom, raios *laser* ou ondas de choque, para citar apenas as técnicas mais utilizadas em nossos dias. O epitélio metaplásico de Barrett (lesão esofágica pré-maligna), anteriormente tratado apenas cirurgicamente (esofagectomia), já pode ser erradicado por via endoscópica utilizando eletrofulguração deste epitélio com plasma de argônio, mucosectomia ou terapêutica fotodinâmica (PDT).

Para estes procedimentos terapêuticos por via endoscópica, foram desenvolvidos os mais sofisticados aparelhos, como a videoendoscopia que, além de gerar imagens de qualidade superior, oferece, também, a possibilidade de documentação científica digital, tornando-a indispensável nos centros de treinamento especializado; o endoscópio equipado com um transdutor ultrassonográfico em sua extremidade distal, indispensável para o estadiamento dos tumores gastrointestinais e das vias bilipancreáticas; a cápsula endoscópica, capaz de descortinar os 6-8 metros do intestino delgado, considerado um segmento inacessível, anteriormente visitado apenas pela radiologia por meio do estudo contrastado do trânsito intestinal e, mais recentemente, a videoenteroscopia com duplo balão (Fujinon) ou com um único balão (Olympus) que, além da visualização possibilita, também, a complementação diagnóstica mediante biópsias de lesões porventura encontradas, bem como a terapêutica daquelas passíveis de tratamento por via endoscópica, pela utilização de acessórios apropriados para cada caso.

Em uma demonstração de que a tecnologia está em constante evolução, os modernos videoendoscópios já dispõem de sofisticado sistema de ampliação das imagens que possibilita o estudo detalhado da superfície da mucosa examinada (**NBI** – *Narrow Band Image*, Olympus; **endomicroscopia confocal**, Pentax).

Acompanhando tamanho progresso, um sem-número de artigos, livros, atlas e tratados dedicados à especialidade acumulam-se em uma verdadeira explosão de informações.

Convidado para escrever um capítulo sobre o papel da endoscopia nas emergências bilipancreáticas, após exaustiva pesquisa bibliográfica, percebi que existia um número considerável de publicações que tratavam do valor da endoscopia nesta e/ou naquela emergência. Constatei, porém, que faltavam publicações que tratassem **exclusivamente** da importância da endoscopia nas emergências gastroenterológicas como um todo. Eis a razão da concepção desta obra, que objetiva oferecer aos endoscopistas, clínicos e cirurgiões uma visão panorâmica das situações clínicas emergenciais mais frequentes em gastroenterologia e, particularmente, mostrar o papel que desempenha a endoscopia nestas eventualidades.

Considerando os problemas financeiros por que passa o nosso País, somente os idealistas investem em livros científicos. Há que se enaltecer a Editora Revinter, líder da divulgação da literatura médica no Brasil, na pessoa de Sergio Dortas, amigo de longos anos, pela confiança depositada, não medindo esforços para a publicação desta obra.

Certamente muito em breve novas técnicas endoscópicas juntar-se-ão às aqui descritas, o que torna esta especialidade (endoscopia digestiva) cada vez mais fascinante. Entretanto, é necessário que nos conscientizemos de que nada, nenhuma tecnologia, por mais sofisticada que seja, poderá substituir o homem, a sua inteligência, a sua habilidade, o seu discernimento, o seu bom-senso e a sua honestidade no lidar com a saúde de seu semelhante. É aí, neste ponto, que se insere o futuro imprevisível, pois nada poderá substituir a nossa criatividade. Para que este futuro alcance seus objetivos plenos, há que se cuidar da preparação técnico-científica do novo endoscopista, ao que se deve agregar um conhecimento clínico adequado, de modo a lhe propiciar o desenvolvimento de todas as suas potencialidades.

**Glaciomar Machado**

# PREFÁCIO

Emergencies in the field of gastroenterology are common. Not only are emergencies frequently encountered, but the range of diagnoses that are possible from any presenting symptom can be voluminous. As an example, hematemesis can be caused by a variety of pathology from the esophagus, stomach or duodenum.

This book, written by one of the most outstanding gastrointestinal endoscopists in the world brings everybody up-to-date on how to approach the patient with a gastrointestinal emergency, what equipment is needed, how to evaluate and resuscitate the patient and then goes on to detail the therapeutic management of the problem. Dr. Glaciomar Machado, the author and editor of this book, details every aspect of gastrointestinal endoscopy medicine. The area to cover is vast and ranges from handling the patient with vomiting and progresses on to rectal bleeding, and looks at ingested foreign body, acute cholangitis, and even to taking care of emergencies caused by our own hand, those complications of therapeutic endoscopy. This book encompasses all the information about gastrointestinal emergencies that can possibly arise.

Not only gastroenterologists, but surgeons would be wise to use this book as a reference text for handling acute problems that arise in the gastrointestinal tract. Internists, family practitioners, and anyone wishing to know about the overall management of emergency medicine as related to the gastrointestinal tract are urged to read this book. Each section begins with emergency clinical management, and then delves into the various diagnostic and therapeutic maneuvers necessary to treat each subset of categories of gastroenterological emergencies. Anesthesiologists also need to know about handling emergencies, and there is a section dealing with anesthesiology in emergency situations.

The main theme of the book is to provide the best patient care that is possible. Dr. Glaciomar Machado, who got a Ph.D. degree in the United Kingdom, has drawn on his vast experience to bring this knowledge to us. He brought modern flexible endoscopy to Brazil in February 1967, and has been at the forefront of education, teaching, and clinical and academic practice since that time. In May 2004, during Digestive Disease Week (DDW), the American Society for Gastrointestinal Endoscopy (ASGE), the most prestigious Society of the especiallity, recognized his "dedication to Gastrointestinal Endoscopy" and honored him as Honorary Member.

We are fortunate to have Dr. Glaciomar Machado share his expertise with us, and look forward to a wide distribution of this exciting, well written, fully illustrated and comprehensive text.

**Jerome D. Waye**
*Clinical Professor of Medicine, Mount Sinai Medical School, New York*
*Director of Gastrointestinal Endoscopy, Mount Sinai Hospital, New York*
*President-Elect of the World Organization for Digestive Endoscopy (OMED)*
*Past-President of the American Society for Gastrointestinal Endoscopy*
*Past-President of the American College of Gastroenterology*

# COLABORADORES

**Adávio de Oliveira e Silva**
Professor Livre-Docente do Departamento de Cirurgia da
Faculdade de Medicina da Universidade de São Paulo
Diretor Clínico do CETEFI – Centro Terapêutico Especializado em Fígado do
Hospital da Beneficência Portuguesa de São Paulo

**Admar Borges da Costa Junior**
Coordenador do Setor de Endoscopia Digestiva do Hospital da Restauração,
Emergência Pública Estadual, Recife – PE

**Betânia da Silva Rocha**
Médica do CETEFI – Centro Terapêutico Especializado em Fígado do
Hospital da Beneficência Portuguesa de São Paulo

**Cláudio Vieira**
Anestesiologista do Corpo Clínico da Casa de Saúde São José – RJ
Anestesiologista do Corpo Clínico do Hospital do Andaraí – RJ
Membro da Sociedade Brasileira de Anestesiologia

**Eduardo Raia**
Anestesiologista do Corpo Clínico da Casa de Saúde São José – RJ
Anestesiologista do Corpo Clínico do Hospital Francisco da Silva Telles – RJ
Membro da Sociedade Brasileira de Anestesiologia

**Evandro Oliveira Souza**
Médico do CETEFI – Centro Terapêutico Especializado em Fígado do
Hospital da Beneficência Portuguesa de São Paulo

**Fabio Guimarães de Miranda**
Especialização em Terapia Intensiva pela AMIB
Chefe do CTI do Hospital dos Servidores do Estado – MS, RJ
Coordenador do Programa de Residência Médica em Terapia Intensiva do
Hospital dos Servidores do Estado – MS, RJ
Diretor do Departamento de Residência Médica e Pós-Graduação da
Sociedade Brasileira de Clínica Médica, Regional Rio de Janeiro
Preceptor do Internato em Terapia Intensiva da Faculdade de Medicina da
Universidade Severino Sombra – Vassouras, RJ

**Fátima Aparecida Ferreira Figueiredo**
Professora-Adjunta de Gastroenterologia e
Endoscopia Digestiva da Faculdade de Ciências Médicas da
Universidade do Estado do Rio de Janeiro
Médica do Serviço de Gastroenterologia e
Endoscopia Digestiva do Hospital Universitário Clementino
Fraga Filho da Universidade Federal do Rio de Janeiro

**Fauze Maluf Filho**
Professor Livre-Docente do Serviço de Endoscopia
Gastrointestinal do Hospital das Clínicas da Faculdade de
Medicina da Universidade de São Paulo
Médico-Endoscopista do CETEFI – Centro Terapêutico
Especializado em Fígado do Hospital da Beneficência
Portuguesa de São Paulo

**Fernando Cordeiro**
Professor Titular de Clínica Cirúrgica da
Faculdade de Medicina do CCV da PUC-Campinas
Ex-Mestre do Colégio Brasileiro de Cirurgiões – SP
TSBCP, TCBC, TCBCD, TALACP, FISUCRS, FASCRS

**Flávio Antonio Quilici**
Professor Titular de Gastroenterologia da
Faculdade de Medicina do CCV da PUC-Campinas
Ex-Presidente da Sociedade Brasileira de
Endoscopia Digestiva
Ex-Presidente da Sociedade Brasileira de Coloproctologia
Presidente da Associação Brasileira para o Estudo da SII
TSBCP, TSOBED, TCBC, TCBCD, TALACP, TSGNSP, FISUCRS,
FASCRS

**Francisco Leôncio Dazzi**
Médico do CETEFI – Centro Terapêutico Especializado em
Fígado do Hospital da Beneficência Portuguesa de São Paulo

**Glaciomar Machado**
Professor Titular de Gastroenterologia da UFRJ
Ph.D. pela Universidade de Bristol, Inglaterra
Membro Titular da Academia Nacional de Medicina (Cadeira 18)
Membro Fundador, Honorário e Titular –
Especialista da SOBED
Presidente Nacional da Sociedade Brasileira de
Endoscopia Digestiva (1982-1984)
Presidente da Sociedade Interamericana de
Endoscopia Digestiva (1987-1989)
Presidente da Organização Mundial de
Endoscopia Digestiva (1998-2002)
Presidente-Honorário da Organização Mundial de
Endoscopia Digestiva (2005 ~)

**Heloisa Novaes**
Anátomo-Patologista do Instituto Fernandes Figueira,
FIOCRUZ – Rio de Janeiro, RJ
Mestre em Anatomia Patológica pela
Universidade Federal do Rio de Janeiro

**José Galvão-Alves**
Chefe da 18ª Enfermaria do Hospital Geral da Santa Casa da
Misericórdia do Rio de Janeiro, Serviço de Clínica Médica
Professor Titular de Clínica Médica da
Universidade Gama Filho
Professor Titular de Clínica Médica da Faculdade de
Medicina da Fundação Técnico-Educacional Souza Marques
Professor Titular de Pós-Graduação em Gastroenterologia da
Pontifícia Universidade Católica do Rio de Janeiro Membro
Titular da Federação Brasileira de Gastroenterologia
Membro Titular da Academia Nacional de Medicina

**Lisandra Carolina M. Quilici**
Especialização em Cirurgia Gastrointestinal do HMCP da
Faculdade de Medicina da PUC-Campinas

**Luis Fernando de Freitas Arecco**
Mestrando do Programa de Pós-Graduação em Ciências
Médico da Universidade do Estado do Rio de Janeiro

**Luiz Augusto Carneiro D'Albuquerque**
Diretor Cirúrgico do CETEFI – Centro Terapêutico
Especializado em Fígado do Hospital da
Beneficência Portuguesa de São Paulo
Professor-Associado do Departamento de
Gastroenterologia da Faculdade de Medicina da
Universidade de São Paulo

**Marta Carvalho Galvão**
Chefe do Serviço de Imagem do Ambulatório do Hospital
Geral da Santa Casa da Misericórdia do Rio de Janeiro
Médica *Staff* da 18ª Enfermaria do Hospital Geral da Santa
Casa da Misericórdia do Rio de Janeiro, Serviço de Clínica
Médica do Prof. José Galvão-Alves
Coordenadora dos Cursos de Radiologia da Faculdade de
Medicina da Fundação Técnico-Educacional Souza
Marques e da Universidade Gama Filho
Radiologista do Hospital da Lagoa – Rio de Janeiro, RJ
Mestre em Radiologia pela Universidade Federal do
Rio de Janeiro
Membro Titular do Colégio Brasileiro de Radiologia

**Octavio Pires Vaz**
Membro Titular da Academia Nacional de Medicina
Professor Livre-Docente de Clínica Cirúrgica da UNIRIO
Professor Adjunto da UGF
*Master of Science – University of Illinois at Chicago*
*Fellow of the American College of Surgeons*
Membro Titular do Colégio Brasileiro de Cirurgiões
Chefe do Serviço de Cirurgia Geral do
Hospital de Ipanema – MS, RJ

**Raul Carlos Wahle**
Médico do CETEFI – Centro Terapêutico Especializado em
Fígado do Hospital da Beneficência Portuguesa de São Paulo

**Ricardo Henrique R. Rodrigues**
Médico da 18ª Enfermaria do Hospital Geral da
Santa Casa da Misericórdia do Rio de Janeiro, Serviço de
Clínica Médica do Prof. José Galvão-Alves
Professor da Universidade Gama Filho

**Rubens Basile**
Médico da 18ª Enfermaria do Hospital Geral da
Santa Casa da Misericórdia do Rio de Janeiro,
Serviço de Clínica Médica do Prof. José Galvão-Alves
Professor-Assistente da Universidade Gama Filho e da
Escola de Medicina na Fundação Técnico-Educacional
Souza Marques
Mestre, em Gastroenterologia pela
Universidade Federal do Rio de Janeiro – UFRJ

**Tatiana Salua Tribulato**
Médica do CETEFI – Centro Terapêutico Especializado em
Fígado do Hospital da Beneficência Portuguesa de São Paulo

**Verônica Desirée Samudio Cardozo**
Médica do CETEFI – Centro Terapêutico Especializado em
Fígado do Hospital da Beneficência Portuguesa de São Paulo

**Yanne Villanova Batista**
Médica do CETEFI – Centro Terapêutico Especializado em
Fígado do Hospital da Beneficência Portuguesa de São Paulo

# SUMÁRIO

**1** O QUE O CLÍNICO ESPERA DO ENDOSCOPISTA NAS EMERGÊNCIAS GASTROENTEROLÓGICAS? ............ 1
*Fabio Guimarães de Miranda*

**2** O QUE O CIRURGIÃO ESPERA DO ENDOSCOPISTA NAS EMERGÊNCIAS GASTROENTEROLÓGICAS ............ 3
*Octavio Pires Vaz*

Esôfago, estômago e duodeno ............ 5
Cólon ............ 5
Via biliar e pâncreas ............ 6

**3** O SERVIÇO DE ENDOSCOPIA DIGESTIVA DE URGÊNCIA ............ 7
*Glaciomar Machado*

Introdução ............ 7
Endoscopia de emergência ............ 7
Indicações ............ 7
Serviço de endoscopia e setor de emergência ............ 8
Equipamentos ............ 8
Equipe para atendimento emergencial ............ 10
Controle de qualidade ............ 10
Considerações finais ............ 10

**4** CORPO ESTRANHO – AVALIAÇÃO E ABORDAGEM DO PACIENTE ............ 11
*Fátima Aparecida Ferreira Figueiredo*
*Luis Fernando de Freitas Arecco*

Avaliação ............ 11
Decisão ............ 14
Ação ............ 16

**5** HEMORRAGIA DIGESTIVA AGUDA NÃO VARICOSA ............ 19
■ **ATENDIMENTO CLÍNICO EMERGENCIAL** ............ 19
*José Galvão-Alves* ■ *Ricardo Henrique R. Rodrigues*

Definições ............ 19
Etiologia ............ 20
Diagnóstico ............ 21
Exames complementares ............ 22
Tratamento ............ 23

■ **HEMORRAGIA DIGESTIVA ALTA AGUDA – O PAPEL DO ENDOSCOPISTA** ............ 26
*Glaciomar Machado*

Considerações gerais ............ 26
Procedimentos endoscópicos terapêuticos ............ 31
Escolha do hemostático ............ 35
Terapêutica combinada ............ 42
Tratamento único ou repetido? ............ 43
Comentários finais ............ 43

■ **HEMORRAGIA DIGESTIVA BAIXA AGUDA – O PAPEL DO ENDOSCOPISTA** ............ 46
*Flávio Antonio Quilici* ■ *Fernando Cordeiro*
*Lisandra Carolina M. Quilici*

Introdução ............ 46
Diagnóstico da HDB ............ 46
Tratamento da HDB ............ 51

**6** HEMORRAGIA DIGESTIVA AGUDA POR VARIZES ESOFAGOGÁSTRICAS ............ 55
■ **MEDIDAS CLÍNICAS INICIAIS** ............ 55
*Adávio de Oliveira e Silva* ■ *Fauze Maluf Filho*
*Verônica Desirée Samudio Cardozo* ■ *Betânia da Silva Rocha*
*Evandro Oliveira Souza* ■ *Raul Carlos Wahle*
*Francisco Leôncio Dazzi* ■ *Tatiana Salua Tribulato*
*Yanne Villanova Batista* ■ *Luiz Augusto Carneiro D'Albuquerque*

Sistema de gradação das varizes . . . . . . . . . . . . . 55
Aspectos diagnósticos . . . . . . . . . . . . . . . . . . . . . 55
Mas, por que ocorre tal evolução? . . . . . . . . . . . . 56
Aspectos clínicos . . . . . . . . . . . . . . . . . . . . . . . . . 56
Como definir a importância do sangramento
digestivo no cirrótico . . . . . . . . . . . . . . . . . . . . . . 57
Medidas clínicas iniciais visando à condução
desses cirróticos . . . . . . . . . . . . . . . . . . . . . . . . . . 57

- **TRATAMENTO ENDOSCÓPICO EMERGENCIAL DE
  VARIZES LOCALIZADAS NO ESÔFAGO** . . . . . . . . . 59
  *Glaciomar Machado*

Momento da endoscopia . . . . . . . . . . . . . . . . . . . 59
Escleroterapia endoscópica na emergência . . . . . 59
Mecanismo de ação . . . . . . . . . . . . . . . . . . . . . . . 60
Resultados . . . . . . . . . . . . . . . . . . . . . . . . . . . . . . 60
Complicações e comentários . . . . . . . . . . . . . . . . 61
Ligadura elástica na emergência . . . . . . . . . . . . . 62
Mecanismo de ação . . . . . . . . . . . . . . . . . . . . . . . 63
Complicações e comentários . . . . . . . . . . . . . . . . 63
Comentários finais . . . . . . . . . . . . . . . . . . . . . . . . 64

- **TRATAMENTO ENDOSCÓPICO EMERGENCIAL DE
  VARIZES GÁSTRICAS** . . . . . . . . . . . . . . . . . . . . . . 68
  *Admar Borges da Costa Junior*

Introdução . . . . . . . . . . . . . . . . . . . . . . . . . . . . . . 68
Fisiopatologia . . . . . . . . . . . . . . . . . . . . . . . . . . . 68
Diagnóstico . . . . . . . . . . . . . . . . . . . . . . . . . . . . . 68
Classificação . . . . . . . . . . . . . . . . . . . . . . . . . . . . 69
Tratamento endoscópico . . . . . . . . . . . . . . . . . . . 69
Tratamento não endoscópico . . . . . . . . . . . . . . . 72

## 7 COLANGITE HIPERTENSIVA AGUDA . . . . 75

- **CONSIDERAÇÕES INICIAIS** . . . . . . . . . . . . . . . . . 75
  *Glaciomar Machado*

- **ATENDIMENTO CLÍNICO EMERGENCIAL** . . . . . . . 77
  *Fabio Guimarães de Miranda*

Introdução . . . . . . . . . . . . . . . . . . . . . . . . . . . . . . 77
Definição . . . . . . . . . . . . . . . . . . . . . . . . . . . . . . . 77
Etiopatogenia . . . . . . . . . . . . . . . . . . . . . . . . . . . 77
Quadro clínico . . . . . . . . . . . . . . . . . . . . . . . . . . . 77
Tratamento . . . . . . . . . . . . . . . . . . . . . . . . . . . . . 78

- **O PAPEL DO ENDOSCOPISTA** . . . . . . . . . . . . . . . 80
  *Glaciomar Machado*

Drenagem biliar . . . . . . . . . . . . . . . . . . . . . . . . . . 80
Considerações finais . . . . . . . . . . . . . . . . . . . . . . 82

## 8 PANCREATITE AGUDA . . . . . . . . . . . . . . . 85

- **ATENDIMENTO CLÍNICO EMERGENCIAL** . . . . . . . 85
  *José Galvão-Alves ▪ Marta Carvalho Galvão
  Rubens Basile*

Introdução . . . . . . . . . . . . . . . . . . . . . . . . . . . . . . 85
Definição . . . . . . . . . . . . . . . . . . . . . . . . . . . . . . . 85
Classificação . . . . . . . . . . . . . . . . . . . . . . . . . . . . 85
Etiologias . . . . . . . . . . . . . . . . . . . . . . . . . . . . . . . 86
Diagnóstico clínico . . . . . . . . . . . . . . . . . . . . . . . 88
Diagnóstico laboratorial . . . . . . . . . . . . . . . . . . . 89
Diagnóstico por imagem . . . . . . . . . . . . . . . . . . . 90
Tratamento . . . . . . . . . . . . . . . . . . . . . . . . . . . . . 91

- **O PAPEL DO ENDOSCOPISTA** . . . . . . . . . . . . . . . 94
  *Glaciomar Machado*

Patogênese . . . . . . . . . . . . . . . . . . . . . . . . . . . . . 94
Intervenção endoscópica – Quando e por quê? . 94
Discussão . . . . . . . . . . . . . . . . . . . . . . . . . . . . . . . 96
Conclusões . . . . . . . . . . . . . . . . . . . . . . . . . . . . . 97

## 9 DESCOMPRESSÃO EMERGENCIAL DOS CÓLONS . . . . . . . . . . . . . . . . . . . . . . . . . 101
*Glaciomar Machado*

Pseudo-obstrução aguda do cólon (POAC) . . . . 101
Vólvulo . . . . . . . . . . . . . . . . . . . . . . . . . . . . . . . 114

## 10 TRATAMENTO ENDOSCÓPICO EMERGENCIAL DAS COMPLICAÇÕES DA ENDOSCOPIA TERAPÊUTICA . . . . . . . . 117
*Glaciomar Machado*

Hemorragia . . . . . . . . . . . . . . . . . . . . . . . . . . . . 117
Perfuração . . . . . . . . . . . . . . . . . . . . . . . . . . . . . 128
Outras complicações pós-papilotomia
endoscópica . . . . . . . . . . . . . . . . . . . . . . . . . . . 131

## 11 O PAPEL DO ANESTESIOLOGISTA NAS EMERGÊNCIAS ENDOSCÓPICAS . . . . . . . 139
*Cláudio Vieira
Eduardo Raia*

Introdução . . . . . . . . . . . . . . . . . . . . . . . . . . . . . 139
Anestesia nas emergências endoscópicas . . . . . 140

## 12 CASOS ILUSTRATIVOS . . . . . . . . . . . . . . 147
*Glaciomar Machado
Heloisa Novaes*

## ÍNDICE REMISSIVO . . . . . . . . . . . . . . . . 179

# A Endoscopia nas Emergências Gastroenterológicas

# O QUE O CLÍNICO ESPERA DO ENDOSCOPISTA NAS EMERGÊNCIAS GASTROENTEROLÓGICAS?

CAPÍTULO 1

Fabio Guimarães de Miranda

Quanto mais a sociedade se desenvolve economicamente, mais sofisticada e tecnicista ela se torna, assim como os indivíduos que a compõem. Por conseguinte, o mesmo ocorre com as várias profissões, principalmente as que dependem de tecnologia para o seu desenvolvimento, uma delas, a medicina.

Por ser uma profissão em que se lida diretamente com o ser humano, em geral, em um momento de fragilidade e de sofrimento, este desenvolvimento tecnológico tende a ser prejudicial ao relacionamento médico-paciente, criando equipamentos e aparelhos sofisticados que acabam reduzindo o contato direto, o toque das mãos no exame físico e o tempo disponível para a indispensável atenção às queixas e angústias do paciente.

Em um de seus aforismos, Hipócrates nos ensina: "Onde houver amor pela medicina, haverá amor pela humanidade", dando-nos a exata dimensão da forte ligação entre o médico e o seu paciente.

Há cerca de um século, o clínico contava apenas com o seu conhecimento teórico, suas habilidades e experiência pessoais para exercer sua profissão. Não dispunha de qualquer aparelho além do estetoscópio e de uma meia dúzia de dosagens laboratoriais simples. Raramente fazia uso da ajuda de outros colegas especialistas, até porque havia poucos. Estes, entre outros fatores, contribuíam para uma forte e saudável cumplicidade entre os dois personagens principais e insubstituíveis do dia a dia da medicina: o paciente e seu médico.

O clínico, cada vez mais, deve estar atento para eventuais problemas e armadilhas de sua profissão, como o citado anteriormente, não permitindo que este elo com o seu paciente seja colocado em segundo plano.

Seria total insensatez, entretanto, ignorar os enormes benefícios que esta tecnologia tem trazido para a cura de uma infinidade de doentes. Se a medicina é a conjunção de uma ciência com uma arte, certamente desta última deve fazer parte a identificação do ponto exato em que os malefícios do avanço tecnológico se tornam superiores aos seus benefícios.

Não devemos esquecer também que o custo da medicina, ao subir extraordinariamente por conta desta tecnologia em constante desenvolvimento, pode acarretar dificuldades financeiras para os indivíduos e governos. Por outro lado, a humanidade deve refletir sobre a importância da manutenção de sua saúde, direcionando mais investimentos para a saúde em detrimento de outras áreas que têm sido muito privilegiadas ultimamente.

Por tudo isso, o bom médico será sempre aquele que atender às necessidades físicas e emocionais daqueles que o procuram, dedicando-se por inteiro a esta árdua tarefa ao mesmo tempo em que procura não onerar seus pacientes com exames desnecessários e, por vezes, potencialmente perigosos.

A endoscopia digestiva, certamente, representa um dos maiores avanços da medicina nas últimas décadas, não só por possibilitar o diagnóstico de um sem-número de doenças, mas também por proporcionar a cura de boa parte delas. Engloba procedimentos com baixo índice de morbimortalidade, além de não representar um item dos mais importantes no custo do tratamento médico.

Para responder de forma direta e sucinta à pergunta que constitui o título deste capítulo, poderíamos dizer que o clínico espera que o endoscopista tenha qualidades e características que todos os outros médicos deveriam ter. De pronto, vêm-me à mente: capacidade profissional e disponibilidade. Uma sem a outra de nada adianta, pois para que serviria um gênio da endoscopia se ele nunca tem tempo para atender a uma emergência? Por outro lado, de que adiantaria o endoscopista estar sempre presente e não conseguir realizar corretamente o exame? Existem outras qualidades, as quais poderíamos considerar fundamentais também a todos os médicos, que o clínico deseja ver no endoscopista por ele convidado para o exame de seu paciente: o desejo de fazer o bem ao próximo, com certeza, é um dos prioritários. O endoscopista que vê no seu ofício um trabalho como outro qualquer, apenas como uma forma que encontrou para ganhar a vida, certamente não o fará tão bem quanto outro que tem prazer em sentir que está sendo importante para a recuperação de um semelhante. A remuneração do médico deve ser vista obrigatoriamente, e sempre, como uma consequência e não como uma finalidade de seu trabalho.

A busca incessante pela qualidade em seu trabalho deve ser a sua meta, pensando na forma mais eficiente e humana de fazê-lo.

O endoscopista não pode esconder-se atrás de seus equipamentos, usando-os como um escudo que o exima de ser a pessoa amiga e reconfortante que o paciente espera encontrar em seu médico. Ele não pode ser apenas um mero "realizador de exames", mas tem que assumir a sua parte de responsabilidade no tratamento do paciente.

Por último, o clínico espera que o endoscopista seja seu companheiro e amigo, assim como de seu paciente, sendo (como todo médico deveria agir) interessado em aprimorar-se constantemente, sem deixar de estar presente nos momentos em que for necessário.

# CAPÍTULO 2

# O QUE O CIRURGIÃO ESPERA DO ENDOSCOPISTA NAS EMERGÊNCIAS GASTROENTEROLÓGICAS

Octavio Pires Vaz

Acostumado hoje a atender o paciente em um contexto multidisciplinar, torna-se às vezes difícil para o cirurgião lembrar dos primórdios da cirurgia, quando sua ação era solitária, não só em relação ao diagnóstico quanto ao tratamento. Sua integração ao meio médico não aconteceu antes das últimas décadas do século 19, quando se tornou respeitado e reconhecido como médico.

Em 1890, trabalhava com base em um axioma que definia como quatro os pré-requisitos fundamentais para que o tratamento cirúrgico pudesse ser considerado: 1. o conhecimento adequado da anatomia pelo cirurgião; 2. os conhecimentos dos recursos disponíveis para promover e manter a hemostasia durante o procedimento cirúrgico; 3. que os métodos anestésicos disponíveis permitissem ao cirurgião a execução do procedimento sem que o paciente sentisse dor; 4. o conhecimento necessário sobre infecção, para poder operar o paciente em uma sala de cirurgia, a mais asséptica possível.

Ao longo dos séculos todos esses problemas foram sendo resolvidos e a vida do cirurgião facilitada. Andreas Vesalius, em 1500, com sua contribuição ao estudo da anatomia e da cirurgia; Ambroise Paré, com seus ensinamentos sobre hemostasia, quando disse que em uma amputação era mais seguro ligar os vasos em separado do que realizar uma ligadura em massa; John Hunter, em 1700, com suas contribuições sobre fisiopatologia; William T. G. Morton, com a introdução do éter sulfúrico como anestésico; e muitos outros aqui não citados, que contribuíram para a realização cada vez mais segura do ato operatório. No diagnóstico, não poderíamos deixar de citar Wilhelm Roentgen que, em 1800, incorporou os raios X como um dos valiosos métodos diagnósticos.

Na prática médica atual, o cirurgião conta com métodos cada vez mais sofisticados não só em relação ao diagnóstico quanto à terapêutica. A ultrassonografia, tomografia computadorizada, ressonância nuclear magnética, PET-CT são exemplos da sofisticação em relação tanto ao diagnóstico quanto ao tratamento. Nesse contesto de modernidade, a endoscopia digestiva passou de um método puramente diagnóstico a um método diagnóstico e terapêutico em algumas patologias do tubo digestivo e bilipancreáticas. Seus limites ainda não foram estabelecidos e hoje assistimos perplexos ao rompimento de barreiras antes consideradas impossíveis por alguns dos procedimentos executados ainda em laboratório. Por essa razão, faremos referência às situações mais frequentes em que o cirurgião pede auxílio ao endoscopista tanto para dividir sua atuação, minimizando os riscos do paciente, como, por exemplo, no tratamento do paciente com colelitíase e coledolitíase, quanto na solução definitiva do problema; o que acontece às vezes no tratamento de uma hemorragia digestiva alta, causada por uma úlcera duodenal. É uma mudança radical desde que meu pai, Octavio Freitas Vaz,[1] em 1942, publicou seu primeiro livro intitulado "Gastroscopia: valor diagnóstico", hoje nos arquivos da Sociedade Brasileira de Endoscopia Digestiva. Naquela época, desenhava a óleo os achados endoscópicos pela impossibilidade de fotografá-los por meio do endoscópio rígido (Fig. 2-1).² A endoscopia contribuía no diagnóstico da patologia ulcerosa da seguinte forma: 1. diagnosticando uma úlcera que havia passado despercebida ao exame radiológico; 2. controlando o tratamento clínico determinando o momento de cicatrização da lesão; 3. fazendo o diagnóstico entre lesões benigna e maligna; 4. determinando a extensão do processo inflamatório periulceroso; 5. na hemorragia digestiva alta contribuindo com o diagnóstico etiológico. As grandes limitações do método se davam, entre outras

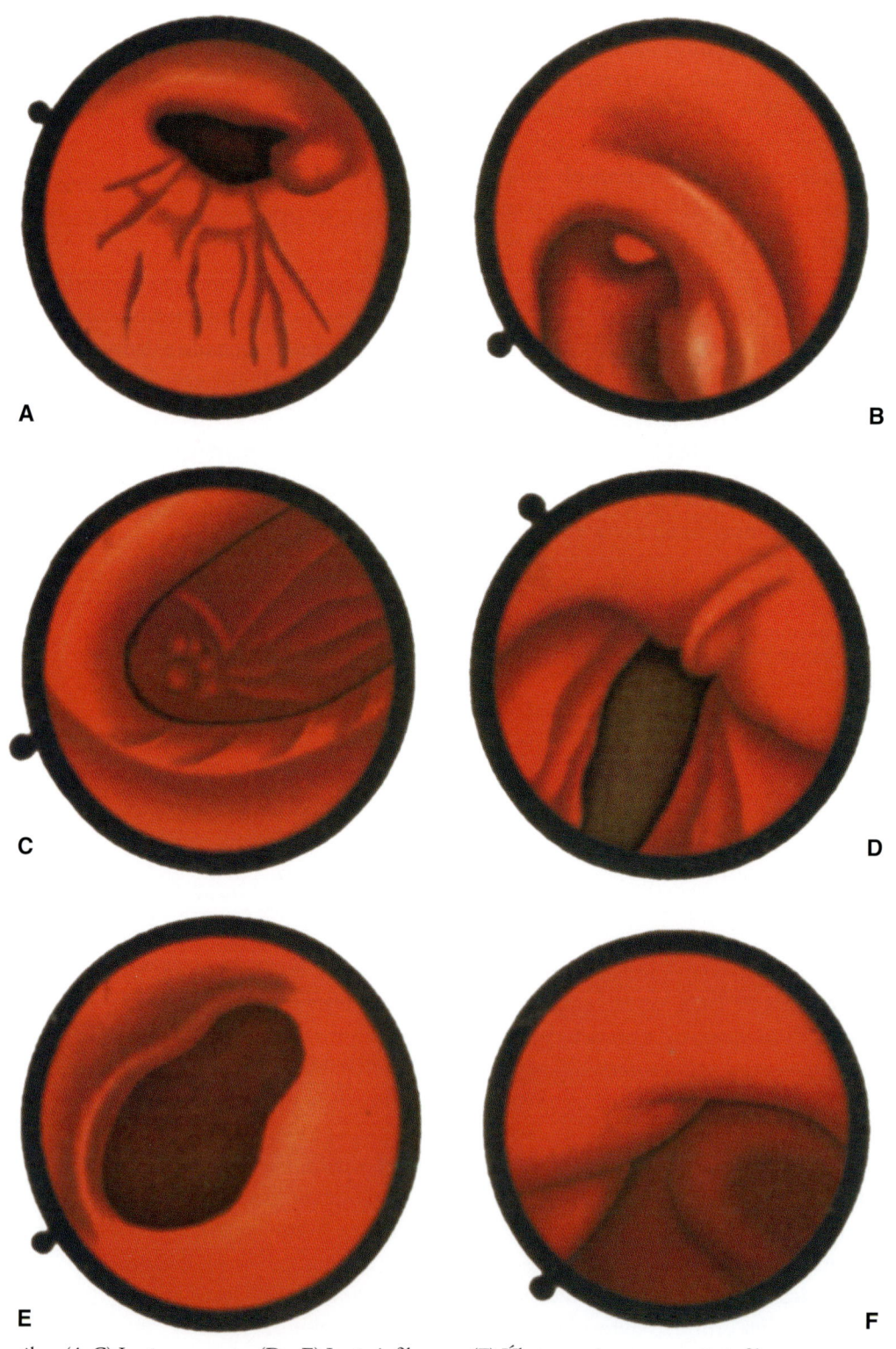

Fig. 2-1. Desenhos a óleo. (A-C) Lesão vegetante. (D e E) Lesão infiltrante. (F) Úlcera carcinomatosa não infiltrante.

coisas, segundo Octavio Vaz,[3] por dificuldades intrínsecas ao método, falhas técnicas do gastroscópio flexível e erros de interpretação.

## ■ ESÔFAGO, ESTÔMAGO E DUODENO

É no tubo digestivo alto que a endoscopia digestiva tem sua maior utilização, sobretudo, na hemorragia. Aqui ela é utilizada não só como meio diagnóstico como, em um bom número das vezes, terapêutico. A hemorragia digestiva alta (HDA) é hoje classificada como de origens varicosa, cujo sangramento se deve a varizes esofágicas, e não varicosa, onde entram as demais patologias do tubo digestivo alto. A HDA não varicosa tem sua incidência variando entre 103 e 172 novos casos por cada 100.000 habitantes.[4,5] Sua principal causa ainda é a úlcera péptica e, em particular, a úlcera duodenal. Com os recentes avanços diagnósticos e terapêuticos, a HDA tem hoje sua mortalidade variando em torno de 10% segundo vários autores.[6-8]

Considerando as diversas causas de sangramento digestivo alto, que fogem ao escopo desse capítulo, e modernamente sendo esses pacientes tratados por uma equipe multidisciplinar, é muito importante que, ao ser chamado o endoscopista, se atrele a um cirurgião para que juntos possam estabelecer qual o melhor tratamento para o paciente em questão. Essa decisão envolve: habilidade e conhecimento da patologia pelo endoscopista, recursos disponíveis tanto para o tratamento endoscópico quanto para o cirúrgico, idade do paciente e comorbidades. Os pacientes de alto risco, idosos e com comorbidades são os de decisão mais difíceis. Embora o tratamento endoscópico seja preconizado por alguns[9] por ter um vulto menor, esses pacientes dificilmente toleram um insucesso. Às vezes, dependendo da lesão, é melhor operar mais precocemente. É nesses casos que a equipe multidisciplinar mais deve atuar.

O exame endoscópico, ainda que não seja terapêutico, é extremamente útil no diagnóstico etiológico do sangramento, possibilitando ao cirurgião a escolha do acesso adequado para tratamento da lesão encontrada. Em relação ao esôfago, exceto para as hemorragias varicosas, o grande valor do exame endoscópico repousa no diagnóstico precoce da lesão. O diagnóstico de uma esofagite péptica, infecciosa, Mallory-Weiss, carcinoma e mais raramente de uma úlcera esofágica em muito ajuda na instituição precoce do tratamento adequado. É importante o conhecimento de que quanto mais precoce ela for executada, maiores são as chances diagnósticas. Suas contraindicações são muito poucas e devem ser discutidas com o endoscopista. No sangramento de origem varicosa, o tratamento endoscópico se tornou a primeira opção. A escolha do método, se ligadura elástica ou esclerose, é decidida pelo endoscopista e tem base na sua experiência. Os índices de mortalidade e de ressangramento caíram de 43 para 14% e 47 para 13% respectivamente.[10]

Na hemorragia de origem gastroduodenal sua contribuição já é por demais conhecida. Hoje já não se admite mais a realização de uma "gastrectomia cega", tão utilizada no passado. Seu papel terapêutico é incontestável, e vários são os métodos utilizados. Na avaliação dos resultados a classificação de Forrest (Quadro 2-1) é a mais utilizada. Ela informa com alguma precisão sobre as possibilidades de ressangramento da lesão a despeito do método endoscópico utilizado. A associação com o Doppler melhorou ainda mais o fator preditivo em relação à recidiva de sangramento. A classificação de Forrest e o Doppler concordam em 58% dos casos. A revisão endoscópica desses pacientes pode ser feita e, em mãos experientes, se acompanha de um baixo índice de complicação, diminuindo a necessidade de uma operação de emergência.[11] Essa decisão deve ser acordada entre o cirurgião, o endoscopista e o clínico do paciente.

Existem situações em que o vulto do sangramento impede o diagnóstico adequado. Cheng et al.,[12] analisando retrospectivamente 1.459 pacientes que utilizam a endoscopia por HDA, não conseguiram fazer o diagnóstico em 1,7%. É importante salientar que a injeção de adrenalina, mesmo diluída, não deve ser feita a esmo nesses casos, pois compromete em muito a sutura duodenal, criando uma grande dificuldade para o cirurgião.

## ■ CÓLON

É mais comum atualmente do que a HDA e é responsável por 20 a 30 hospitalizações por ano.[13] Sua maior incidência está associada à doença diverticular difusa dos cólons e à angiodisplasia, ambas muito comuns em pacientes idosos. Quando existe alguma dúvida entre o diagnóstico de uma hemorragia digestiva baixa ou alta, o exame endoscópico, iniciando-se pela parte alta do tubo digestivo, é aconselhado. Aqui também o endoscopista pode, além do diagnóstico, tratar a causa, poupando o paciente de uma operação. Existe ainda alguma controvérsia sobre o momento de sua realiza-

**Quadro 2-1. Classificação de Forrest**

- Tipo I: sangramento ativo
  - Ia: sangramento em jato
  - Ib: sangramento contínuo
- Tipo II: estigmas de sangramento
  - IIa: vaso visível vermelho
  - IIb: vaso visível preto/branco
  - IIc: mancha plana vermelha
- Tipo III: base limpa

ção. Green[14] em um estudo randomizado conseguiu demonstrar mais vezes a causa do sangramento quando a colonoscopia foi indicada precocemente. Esse fato, porém, não alterou a mortalidade, tempo de hospitalização, necessidade de operação ou necessidade de transfusão. A maioria das vezes a colonoscopia é realizada mais tardiamente para que se possa obter um bom preparo de cólon. A vantagem de sua realização precoce é a possibilidade de se realizar algum procedimento terapêutico, o que é realizado em 10 a 15% dos pacientes.[15] A realização desses procedimentos deve ser sempre realizada com a presença de um cirurgião no caso. Essa medida facilita quando a decisão de se operar o paciente tem que ser tomada. Segundo Hoedema,[16] a realização da colonoscopia no sangramento maciço de cólon é, por vezes, frustrante e perigosa. Atualmente com os recursos terapêuticos disponíveis, cirurgiões e gastroenterologistas têm sido mais liberais nas indicações de colonoscopia de emergência.[17]

## ■ VIA BILIAR E PÂNCREAS

Desde sua entrada na prática médica em 1968,[18] a colangiopancreatografia passou a fazer parte da investigação do paciente com obstrução da via biliar principal. Sua utilização como método terapêutico, contudo, foi iniciada em 1974[19] tornando-se, desde então, o método de escolha para tratamento da litíase coledociana. Durante esse tempo, embora tenha cedido lugar como método diagnóstico à colangiorressonância, sua utilização como método terapêutico aumentou. Embora isso pareça simples, ainda hoje os cirurgiões não conseguiram se entender quanto à melhor maneira de se equacionar o tratamento da colelitíase e da coledocolitíase, especialmente depois da introdução da cirurgia videolaparoscópica.[20] São vários os algoritmos encontrados na literatura equacionando o tratamento do cálculo coledociano. uma vez que a colangiorressonância não é utilizada como rotina na avaliação pré-operatória dos pacientes com colelitíase e em muitos com coledocolitíase. Nós temos utilizado de rotina a colangiorressonância na avaliação dos pacientes com colelitíase, sobretudo, se existe algum dado na história clínica que nos oriente quanto à possibilidade de cálculo coledociano. Dessa forma realizamos sempre a esfincteroplastia com retirada dos cálculos antes da colecistectomia videolaparoscópica, salvo alguma contraindicação. Sua utilização é igualmente importante nos pacientes com pancreatite biliar ou colangite aguda. A cirurgia, no último caso, fica reservada aos pacientes que o endoscopista não conseguiu descomprimir a via biliar.[21]

Em resumo, o papel do endoscopista na emergência gastroenterológica vem auxiliar o cirurgião em alguns pontos fundamentais: diagnóstico da lesão, tratamento completo da lesão como no caso de uma hemorragia digestiva por úlcera duodenal, colocação de *stents* viscerais nos casos de obstrução ou contribuindo como parte do tratamento no caso da coledolitíase associada à colelitíase.

## ■ REFERÊNCIAS BIBLIOGRÁFICAS

1. Vaz O. *Gastroscopia: valor diagnóstico.* Rio de Janeiro: Guanabara Waissman Koogan, 1945.
2. Vaz O. *Gastroscopia: câncer do estômago.* Série Endoscopias Roche.
3. Vaz O. A gastroscopia no diagnóstico da úlcera gástrica: vantagens do exame gastroscópico na úlcera duodenal. *Rev Bras Gastroenterol* 1949;1:1-3.
4. Rockall TA, Logan RF, Devlin HB et al. Incidence of and mortality from acute upper gastrointestinal haemorrhage in the United Kingdom. Sterering Committee and members of the national audit of acute upper gastrointestinal haemorrhage. *BMJ* 1997;315:510-14.
5. Blatchford O, Davidson LA, Murray WR et al. Acute upper gastrointestinal haemorrhage in west of Scotland: case ascertainment study. *BMJ* 1997;315:510-14.
6. Galvão-Alves J, Braga DC, Rodrigues RHR. Hemorragia digestiva alta. In: Galvão-Alves J (Ed.). *Emergências clínicas.* Rio de Janeiro: Rubio, 2007. p. 311-27.
7. Esrailian E, Gralnek IM. Nonvariceal upper gastrointestinal bleeding: epidemiology and diagnosis. *Gastroenterol Clin N Am* 2005;34:589-605.
8. Rockey DC. Gastrointestinal bleeding. In: Feldman M, Friedman LS, Brandt LJ (Ed.). *Sleisenger and Fordtran's gastrointestinal and liver disease: pathophysiology, diagnosis, management.* Philadelphia: Saunders-Elsevier, 2006. p. 255-99.
9. Vargas C. Hemorragia digestiva alta não varicosa. In: Galvão-Alves J (Ed.). *Emergências clínicas.* Rio de Janeiro: Rubio, 2007. p. 329-39.
10. Luna LL, Luna PA, Luna RA. *Hemorragia digestiva alta varicosa.* In: Galvão-Alves J (Ed.). *Temas de atualização em gastroenterologia.* Rio de Janeiro: 2007. p. 287-98.
11. Ferguson CB, Mitchell RM. Nonvariceal upper gastrointestinal bleeding: standard and new treatment. *Gastroenterol Clin N Am* 2005;34:607-21.
12. Cheng CL, Lee CS, Liu NJ et al. Overlooked lesions at emergency endoscopy for acute nonvariceal upper gastrointestinal bleeding. *Endoscopy* 2002;34:527-30.
13. Rockey CD. Lower gastrointestinal bleeding. *Gastroenterology* 2006;130:165-71.
14. Grenn BT, Rockey DC, Portwood G et al. Urgent colonoscopy for evaluation and management of acute lower gastrointestinal hemorrhage: a randomized controlled trial. *Am J Gastroenterol* 2005;100:2395-402.
15. Green BT, Rockey DC. Management of lower gastrointestinal hemorrhage. *Gastroenterol Clin North Am* 2005;34:665-78.
16. Hoedema RE, Luchtefeld MA. The management of lower gastrointestinal helorrhage. *Dis Colon Rectum* 2005;48:2010-24.
17. Machado G. Hemorragia digestiva baixa. In: Galvão-Alves J (Ed.). *Temas de atualização em gastroenterologia.* Rio de Janeiro: 2007. p. 299-305.
18. McCune WS, Shorp PE, Moscovitz H. Ensoscopic cannulation of the ampulla of vater: a preliminary report. *Ann Surg* 1968;167:752-56.
19. Kawai K, Akasaka Y, Murakami K et al. Endoscopic sphincterotomy of the ampulla of vater. *Gastrointest Endosc* 1974;20:148-51.
20. Patel AP, Lokey JS, Harris JB et al. Current management of common bile duct stones in a teaching community hospital. *The American Surgeon* 2003;69:555-61.
21. Galvão-Alves J. Colangite aguda. In: Galvão-Alves L (Ed.). *Emergências clínicas.* Rio de Janeiro: Rubio, 2007. p. 404-13.

# O SERVIÇO DE ENDOSCOPIA DIGESTIVA DE URGÊNCIA

CAPÍTULO 3

Glaciomar Machado

## ■ INTRODUÇÃO

Até a década de 1970, quando a endoscopia digestiva se limitava quase que exclusivamente ao diagnóstico, os exames eram realizados em salas simples, constituídas por uma mesa, onde o paciente era examinado, um vaso com água corrente para lavagem dos aparelhos, uma mesa de apoio onde eram colocados os medicamentos e o restante do material a ser empregado durante o exame, caso necessário, como pinça para biópsias, escova para citologia, cubas, luvas, algodão, seringas, agulhas etc., aspirador, "bala" de oxigênio e armários para armazenagem dos endoscópios e demais equipamentos.

Com o desenvolvimento dos aparelhos, o aprimoramento da técnica por parte dos endoscopistas e o surgimento da indústria de acessórios, a endoscopia passou a ser utilizada igualmente com finalidades terapêuticas, especialmente em situações emergenciais. Com esta expansão de horizontes, as indicações se ampliaram e, consequentemente, o número de pacientes e de exames, tornando-se necessário o ajuste dos locais onde eram executados estes procedimentos. Como decorrência natural desta evolução, seguiu-se a utilização de mais de uma sala destinada à endoscopia, a organização de setores e, finalmente, do planejamento de serviços de endoscopia. Neste planejamento já se incluíam salas separadas para endoscopias digestivas alta e baixa (colonoscopia) e, em alguns hospitais, uma sala destinada às emergências passou a ser considerada.

Neste capítulo serão discutidos:

- Conceito de endoscopia de emergência.
- Indicações para endoscopia de emergência.
- A unidade de endoscopia de emergência.
- Os equipamentos básicos e avançados a serem utilizados em situações emergenciais.
- A equipe endoscópica para atendimentos de emergência.
- Como fazer o controle de qualidade da unidade.

## ■ ENDOSCOPIA DE EMERGÊNCIA

Condição de alto risco em que a endoscopia é fundamental, não somente para o diagnóstico, mas também por oferecer alternativas terapêuticas, quer temporárias ou provisórias, quer definitivas.

## ■ INDICAÇÕES

Como nem todas as "emergências" requerem abordagem endoscópica imediata, há necessidade de uma triagem dos pacientes.[1] Portanto, o momento da realização da endoscopia precisa ser adaptado a determinados parâmetros, que visam, não apenas ao custo-benefício e à melhor qualidade no atendimento, mas também à segurança para o paciente e para o endoscopista. Embora ainda não exista um completo consenso sobre estes parâmetros, aceita-se que a decisão de realizar uma endoscopia durante a noite ou postergá-la até a manhã seguinte se baseia no quadro clínico do paciente, na disponibilidade do equipamento a ser utilizado e na existência de equipe treinada para atendimentos emergenciais (endoscopista e enfermeira).[2,3]

Constituem indicações para a realização de endoscopia de emergência (compõem este livro e serão abordados detalhadamente nos capítulos pertinentes):

- Hemorragia digestiva aguda alta.
- Hemorragia digestiva aguda baixa.
- Colangite aguda hipertensiva.
- Descompressão intestinal.
- Pancreatite aguda biliar (indicação ainda controversa).
- Ingestão de corpo estranho (aqueles que podem causar perfurações e/ou obstruções no tubo digestivo).

## SERVIÇO DE ENDOSCOPIA E SETOR DE EMERGÊNCIA

As endoscopias de emergência devem ser realizadas em hospitais e/ou casas de saúde. Entretanto, ter uma sala exclusiva para atendimento de emergências depende principalmente do número estimado de pacientes a serem atendidos na instituição e do espaço disponível para esta finalidade. Considera-se que duas salas de endoscopia são suficientes para unidades pequenas; uma delas destinada à endoscopia digestiva alta, e a outra, à colonoscopia. Nestas circunstâncias, um único endoscopista, trabalhando com dois assistentes, pode realizar exames nas duas salas alternadamente, sem dificuldades. Neste caso, as emergências serão atendidas, respectivamente, em uma ou noutra sala, de acordo com o segmento do tubo digestivo comprometido. Em unidades maiores, especialmente nos hospitais universitários, é desejável ter uma sala para cada 1.000 atendimentos anuais. Nestas unidades, se forem realizados mais de 200 procedimentos/ano que requeiram radiologia, é recomendável ter uma área com equipamento radiológico e uma sala separada para outros procedimentos, tais como ultrassom endoscópico e emergências.[4] A Sociedade Britânica de Gastroenterologia recomenda um mínimo de 2 + 1 salas para unidades que atendem cerca de 3.000 endoscopias por ano.[5] A terceira sala se destina ao atendimento das emergências, sem necessidade de interrupção dos procedimentos agendados previamente e os exames que necessitem acompanhamento radiológico. Todas as salas devem ser apropriadas para administração de anestesia geral. A Figura 3-1 é a planta da atual Unidade de Endoscopia Digestiva do Hospital Universitário Clementino Fraga Filho da Faculdade de Medicina da Universidade Federal do Rio de Janeiro, que tive a honra de coordenar nas décadas de 1980/ 1990. A Unidade é parte importante do Serviço de Gastroenterologia, atualmente dirigido pela Professora Celeste Elia.

Especial atenção deve ser dada aos pacientes internados em unidades de terapia intensiva, sem condições clínicas para serem transportados até o Serviço de Endoscopia Digestiva, ou que serão atendidos no Departamento de Radiologia por não disporem de equipamentos radiológicos na área de endoscopia (como, por exemplo, nos casos de colangite hipertensiva aguda). Nestas situações, há necessidade de levar o equipamento a ser utilizado até o local onde se encontra o paciente. Portanto, é importante fazer parte do Serviço de Endoscopia de Emergência uma unidade móvel contendo endoscópios e acessórios próprios para esta finalidade. Em adição, é imprescindível ter à disposição equipamentos para anestesia geral e ressuscitação do paciente.

Quando o tema é produtividade, é necessário ter em mente que os procedimentos terapêuticos requerem mais tempo para sua realização e que o ensino está relacionado com um acréscimo de até 30% no tempo habitualmente utilizado na realização dos exames.

Neste ponto, uma pergunta se impõe: "qual o equipamento recomendável para um serviço de endoscopia de emergência?"

## EQUIPAMENTOS

O equipamento básico deve ser constituído por panendoscópio, colonoscópio e duodenoscópio (preferencialmente vídeos); dois monitores (um para uso do endoscopista; o outro para o auxiliar); um *trolley* com o restante do equipamento de endoscopia; outro *trolley* equipado para a anestesia e ressuscitação dos pacientes. O *trolley* com equipamento endoscópico deve conter os seguintes acessórios básicos: pinças para biópsias e para extração de corpo estranho; cateteres com agulhas para injeção de substâncias vasoconstritoras e esclerosantes (como adrenalina, álcool absoluto, etanolamina, polidocanol – acrescentar cateteres com agulhas de 18-20 gauge para administração de cianoacrilato em varizes gástricas sangrantes); equipamento completo para ligadura elástica de varizes esofágicas; hemoclipes e alças para polipectomia. A estes acessórios básicos, podem ser acrescentados outros, ditos avançados, como unidades para eletrocoagulação com plasma de argônio ou para eletrocoagulação bipolar; *endoloops*; trombina e selante de fibrina (com os respectivos acessórios para administração por via endoscópica); *overtubes* e endoscópios de duplo canal.

# CAPÍTULO 3 | O SERVIÇO DE ENDOSCOPIA DIGESTIVA DE URGÊNCIA

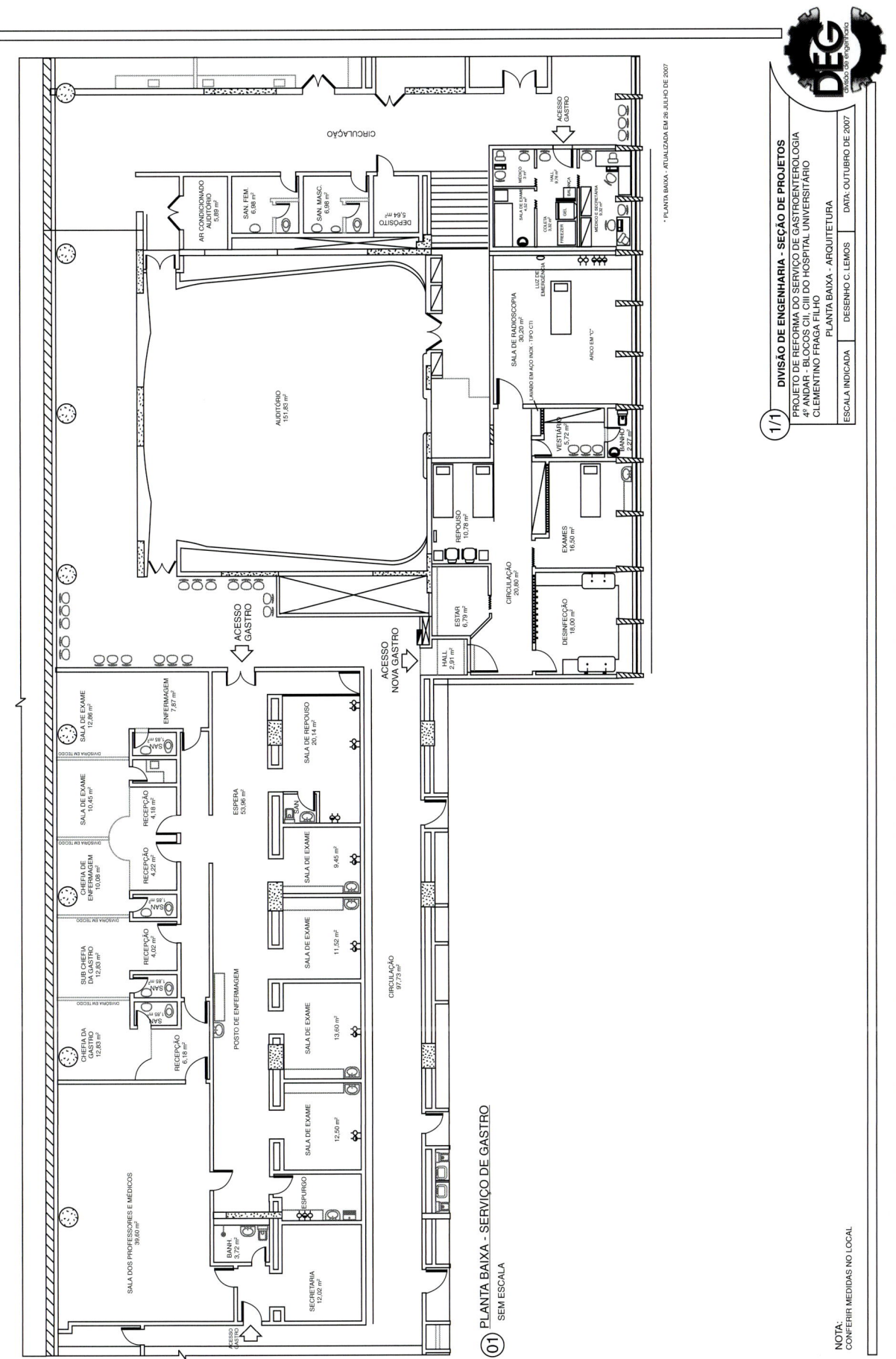

**Fig. 3-1.** Planta da atual Unidade de Endoscopia Digestiva do Hospital Universitário Clementino Fraga Filho da Faculdade de Medicina da Universidade Federal do Rio de Janeiro.

## EQUIPE PARA ATENDIMENTO EMERGENCIAL

Importante lembrar que as emergências frequentemente exigem atendimento por equipe multidisciplinar constituída por gastroenterologista/endoscopista/enfermeira, intensivista, hematologista, radiologista intervencionista, anestesiologista e cirurgião.

Do ponto de vista da equipe endoscópica, esta deve ser composta por endoscopistas treinados para atendimento de emergências e por enfermeiras igualmente treinadas, não somente para procedimentos endoscópicos de rotina, mas também para emergências.

Questão ainda em aberto refere-se à manutenção de equipe de plantão ou de sobreaviso para atendimento de emergências, à exceção dos hospitais com serviços de emergência e os hospitais universitários que atendam emergências, os quais devem contar com equipes preparadas para este tipo de serviço. Nestes hospitais é recomendável dispor de equipes de plantão em vez de estender o tempo de permanência no hospital do endoscopista que trabalhou no horário convencional. Douglas et al.[6] mostraram que a frequência de complicações, após o horário normal de trabalho, é significativamente maior, e questionam as causas desta maior frequência: atendimento a pacientes em piores condições clínicas; equipe médica mais cansada ou equipe médica menos eficiente, concluindo que a equipe médica sobrecarregada do trabalho de rotina em adição às emergências é a principal causa destes números negativos.

## CONTROLE DE QUALIDADE

Assunto de inquestionável importância, o controle de qualidade é extremamente valioso para o desenvolvimento e a credibilidade do serviço. Para que seja efetivado, são recomendáveis as seguintes medidas:

- Uniformização de conceitos, terminologia e procedimentos.
- Avaliação periódica das taxas de morbimortalidade.
- Auditorias regulares, realizadas por serviços externos especialmente contratados para esta finalidade.

## CONSIDERAÇÕES FINAIS

1. As endoscopias de emergência devem ser realizadas em ambiente hospitalar.
2. As emergências frequentemente requerem atendimento multidisciplinar.
3. Duas salas de endoscopia (uma para esofagogastroduodenoscopia; a outra para colonoscopia e ambas para atendimento de emergências) são suficientes para serviços de endoscopia digestiva pequenos.
4. Para hospitais maiores, é desejável ter uma sala para cada 1.000 endoscopias/ano.
5. Nos Serviços em que forem realizados mais de 200 procedimentos endoscópicos que requeiram acompanhamento radiológico, é recomendável ter uma sala adicional para esta finalidade, além de outra sala para exames especiais como ecoendoscopia e atendimento de emergências.
6. Todas as salas devem ser apropriadas para aplicação de anestesia geral e estar equipadas para ressuscitação dos pacientes.
7. Necessário dispor de unidade móvel de endoscopia para atendimento aos enfermos impossibilitados de deslocamento até o Serviço de Endoscopia Digestiva.

## REFERÊNCIAS BIBLIOGRÁFICAS

1. Lee JG, Turnipseed S, Romano PS et al. Endoscopy-based triage significantly reduces hospitalization rates and costs of treating upper GI bleeding: a randomized controlled trial. *Gastrintest Endosc* 1999;50:755-61.
2. Silveira EB, Lam E, Martel M et al. The importance of process issues as predictors of time to endoscopy in patients with acute upper GI bleeding using the RUGBE data. *Gastrintest Endosc* 2006;64:299-309.
3. Barkun A, Bardou M, Marshall JK. Consensus recommendations for managing patients with nonvariceal upper gastrintestinal bleeding. *Ann Intern Med* 2003;139:843-57.
4. Mulder CJJ. The endospy unit. In: Tytgat GNJ, Mulder CJJ (Eds.). *Procedures in hepatogastroenterology.* 2nd ed. Dordrecht: Kluver Academic, 1997. p. 345-53.
5. Provision of gastrintestinal endoscopy and related services for a district general hospital: Working Party of the Clinical Services Committee of the British Society of Gastroenterology. *Gut* 1991;32:95-105.
6. Douglas A, Brambel MG, Barrison I. National survey of UK emergency endoscopy units. *BMJ* 2005;330:1000-1.

# CAPÍTULO 4

# CORPO ESTRANHO – AVALIAÇÃO E ABORDAGEM DO PACIENTE

Fátima Aparecida Ferreira Figueiredo
Luis Fernando de Freitas Arecco

Após as hemorragias digestivas, a ingestão de corpos estranhos (CE) e a impactação de *bolus* alimentar são as emergências endoscópicas mais frequentes nos Serviços de Emergência. Estima-se, de acordo com Organização Mundial de Saúde (OMS), que a incidência mundial seja de 13 episódios para cada 100 mil pessoas. Destes, cerca de 10 a 20% necessitarão de intervenção terapêutica para remoção, mas a grande maioria dos CE que alcançam o estômago passam sem a necessidade de intervenção.[1] Portanto, '**remover ou não remover**', esse é o primeiro questionamento que fazemos. A resposta a essa questão dependerá de uma série de fatores que precisam ser avaliados rapidamente.

## ■ AVALIAÇÃO

### Anatomia

Os corpos estranhos tendem a se alojar mais frequentemente nas áreas de estreitamento do trato gastrointestinal, seja fisiológico ou patológico. O esôfago é a localização mais comum da obstrução por CE e da impactação alimentar. O esôfago normal tem quatro sítios de estreitamento fisiológico: o esfíncter esofágico superior (EES – músculo cricofaríngeo), o nível do arco aórtico, o nível do brônquio principal esquerdo e o esfíncter esofágico inferior.[2] A localização da obstrução é influenciada pelo tamanho e forma do objeto. É bom lembrar que objetos pontiagudos, tais como espinha de peixe ou osso de galinha, podem se alojar antes do esôfago, na hipofaringe, e ser acessíveis por laringoscopia. Estreitamentos patológicos do esôfago podem decorrer de estenoses pépticas e cáusticas, anel de Schatzki, esofagite eosinofílica, compressões extrínsecas, anastomoses cirúrgicas, fundoplicaturas, disfunções motoras e neoplasias.

Outras áreas de possível impactação de um CE são o piloro, o C duodenal, o ligamento de Treitz e a válvula ileocecal.[2] O piloro é uma região de estreitamento que, em teoria, permite a passagem de objetos com até 5 cm de comprimento e 2 cm de diâmetro.[2] Geralmente, o C duodenal não permite a passagem de objetos mais longos que 10 cm em decorrência de sua localização fixa no retroperitônio.[3] Geralmente, se o objeto ultrapassa a válvula ileocecal e alcança o colo, o CE será envolvido pelas fezes, protegendo a parede intestinal, sendo eliminado posteriormente.

Corpos estranhos localizados no colo ou reto podem advir de ingestão ou, mais comumente, da introdução pelo ânus. Quando introduzidos, podem levar a edema, lesão e espasmo do esfíncter anal e/ou um efeito de vácuo, se de dimensões grandes, dificultando sua remoção.[2] O ângulo da junção retossigmoide também pode dificultar a remoção de objetos introduzidos além desse ponto. A tentativa de remoção pelo próprio paciente pode agravar ainda mais essa situação e retardar o atendimento médico adequado.

## Tipo, tamanho e características do corpo estranho

Deve-se indagar ao paciente sobre o tipo e o tamanho de objeto ingerido.

1. **Impactação de *bolus* alimentar:** o diagnóstico de impactação de *bolus* alimentar é, geralmente, muito fácil, pois o paciente refere o tipo de alimento ingerido e o tempo de início dos sintomas.
2. **Objetos arredondados:** moedas no Brasil (Quadro 4-1), tais como as de 1 centavo (17 mm), raramente causam problemas após a ingestão. Por outro lado, moedas de 1 real (27 mm) e de 25 centavos (25 mm) geralmente ficam aprisionadas no esôfago proximal. Similarmente, objetos arredondados com mais de 20 mm de diâmetro geralmente não passam no piloro.
3. **Objetos longos ou pontiagudos:** há uma grande preocupação com objetos longos ou pontiagudos pelo risco de perfuração. No esôfago, representam uma emergência médica e um desafio para o endoscopista. Pequenos ossos de galinha ou espinhas de peixe, pedaços de vidro, palitos de dente e próteses dentárias são os objetos mais comuns. Entretanto, há descrições de ingestão de escovas de dentes, colheres, canivetes e garfos entre outros.
4. **Baterias:** o maior problema das baterias é a presença de solução alcalina na sua composição, geralmente de hidróxido de potássio ou de sódio, elementos que podem causar necrose de liquefação dos tecidos. Além disso, pode haver queimadura tecidual por descargas de baixa voltagem. Dessa forma, baterias podem causar necrose e perfuração quando impactadas no esôfago, requerendo remoção emergencial.
5. **Pacotes de narcóticos:** a ingestão de pacotes de narcóticos tem se tornado um problema nas áreas pertencentes às rotas do tráfico internacional de drogas. Os pacotes frequentemente contêm cocaína, heroína, anfetamina ou *ecstasy* envoltas em preservativos ou látex.
6. **Magnetos:** a popularidade crescente de brinquedos com ímãs ou magnetos, geralmente muito pequenos e potentes, aumentou os relatos de ingestão dos mesmos e suas complicações. A atração de 2 ou mais ímãs nas alças intestinais pode levar à erosão e necrose da parede intestinal entre os 2 ímãs, podendo causar complicações importantes, tais como perfuração intestinal, isquemia, obstrução intestinal, vólvulo e morte.[4]

## Idade e fatores de risco do paciente

As crianças são responsáveis por cerca de 80% dos objetos ingeridos, sendo as moedas os objetos mais frequentes.[5,6] O pico de incidência é de 6 meses a 6 anos.[1] Outros objetos incluem pequenos brinquedos ou pequenas partes de um brinquedo, joias, chaves, agulhas, alfinetes etc.

Em adultos, geralmente está relacionado com a impactação de *bolus* alimentar.[5,7] Nessa população, um dos principais fatores de risco para a impactação de CE ou *bolus* alimentar é o uso de dentaduras.[2] As dentaduras reduzem a sensibilidade tátil da boca, tornando difícil sentir o tamanho do *bolus* alimentar ou a presença de pequenos ossos. Pacientes sem dentes e com déficit visual também são grupos de risco. Mesmo os adultos podem deliberadamente ingerir um CE, como, por exemplo, para ganho secundário de hospitalização (p.ex: prisioneiros), para transporte de drogas (pacotes de narcóticos) ou por distúrbio mental (drogas, álcool, demência, doenças psiquiátricas).

A população mais frequentemente envolvida com introdução de objetos pela via anal são os homens da faixa etária de 20-40 anos.[2] Os objetos mais introduzidos são vibradores, vegetais, frutas, pedras, latas, garrafas entre outros.

## Presença ou ausência de sintomas

Pacientes com um CE impactado no esôfago tipicamente se apresentam com disfagia, odinofagia e desconforto torácico.[2] Quando a obstrução é total ou quase total, geralmente o paciente apresenta hipersalivação. Em crianças, sialorreia e recusa alimentar podem ser os únicos sintomas.[3]

Objetos pontiagudos, como ossos ou espinhas de peixe, podem lesar a mucosa esofagiana ao passar, dando a sensação de CE persistente mesmo após a sua eliminação. Uma minoria de pacientes com CE impactado no esôfago poderá ter

**Quadro 4-1. Diâmetro e composição das moedas no Brasil**

| Valor facial | Diâmetro (mm) | Material |
|---|---|---|
| 1 centavo | 17 | Aço revestido de cobre |
| 5 centavos | 22 | Aço revestido de cobre |
| 10 centavos | 20 | Aço revestido de cobre |
| 25 centavos | 25 | Aço revestido de cobre |
| 50 centavos (1998-2001) | 23 | Cuproníquel |
| 50 centavos (2002 em diante) | 23 | Aço inoxidável |
| 1 real (1998-2001) | 27 | Cuproníquel e alpaca |
| 1 real (2002 em diante) | 27 | Aço inoxidável e bronze |

Fonte: www.bcb.org.br.[4]

sintomas respiratórios, como estridor e tosse.[2] Para um CE impactado próximo ao EES, causando sintomas respiratórios obstrutivos, a manobra de Heimlich pode ser salvadora.

Após alcançarem o estômago, a maioria dos corpos estranhos não causará sintomas. Entretanto, atualmente, tem crescido a incidência de impactação alimentar no remanescente gástrico pós-cirurgias bariátricas, causando sintomas similares às impactações esofágicas. Geralmente, a impactação de *bolus* alimentar, comprimidos ou outros CE ocorre no pós-operatório recente em sua maioria, está associada ao erro alimentar e/ou estenose ao nível do anel redutor ou da anastomose gastrojejunal.

Um CE localizado no reto pode ser assintomático ou se apresentar com dor retal, sangramento, prurido ou obstrução intestinal.[2]

Obstrução, aspiração, sangramento, perfuração, fistulização e sepses são algumas das complicações relacionadas com o CE ou impactação alimentar que devem ser pesquisadas na admissão do paciente. Febre, taquicardia, sudorese, saliva sanguinolenta, crepitação subcutânea na região cervical e sinais de irritação peritoneal indicam provável complicação.

## Localização do corpo estranho

Na avaliação inicial, deve-se determinar o tipo de CE e sua localização. Embora seja importante estimar o nível de impactação, a informação fornecida pelo paciente sobre o nível de obstrução é de acurácia limitada.[2] O exame físico é importante para avaliar o estado geral de saúde do paciente e para detectar possíveis sinais de complicações como febre, taquicardia, enfisema subcutâneo, sinais de peritonite ou obstrução intestinal.

As radiografias de pescoço, tórax e abdome são o meio mais rápido e barato de se localizar a presença de corpos estranhos radiopacos, tais como moedas. Incidências combinadas anteroposterior e em perfil são necessárias para uma avaliação mais correta (Fig. 4-1).

Recomenda-se que crianças com suspeita de ingestão de CE sejam radiografadas da base do crânio ao ânus pela possibilidade de ingestão de mais de um CE.[2] Detectores de metais têm sido estudados com esse fim, apresentando uma sensibilidade de quase 100% para moedas, o que poderia minimizar a exposição à radiação em crianças.[8]

Os radiologistas também podem ajudar a diferenciar moedas de baterias. Quando vistas na projeção anteroposterior, as baterias apresentam um halo devido a sua estrutura bilaminar e, quando vistas na projeção lateral, apresentam-se mais arredondadas e lisas.[9] Outro CE que geralmente é visto nas radiografias simples são os pacotes de narcóticos.

É importante lembrar que carne, pequenos ossos, alumínio, plástico, vidro e madeira podem ser radioluzentes e não vistos nas radiografias simples. Exames contrastados não devem ser feitos rotineiramente em virtude do risco de broncoaspiração, especialmente nas obstruções totais, do risco de extravasamento do contraste para o mediastino e pleura nas perfurações e do fato de comprometer uma endoscopia sub-

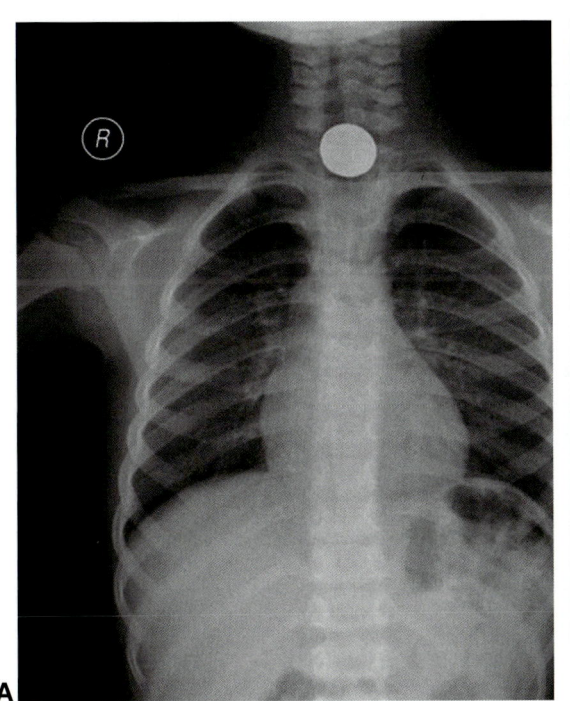

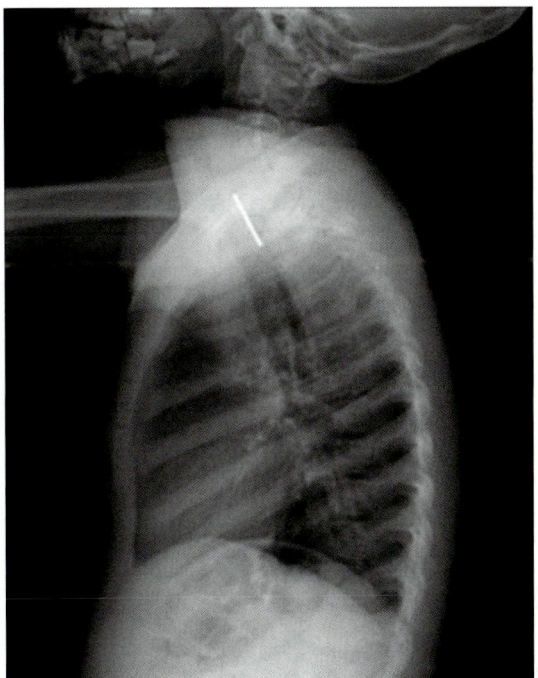

**Fig. 4-1.** Radiografia simples de criança com relato de ingestão de moeda – visão AP (**A**) e em perfil (**B**), localizando uma moeda em esôfago.

sequente.[1] Embora haja pouco papel para os estudos contrastados, na suspeita de perfuração, podem-se administrar contrastes iodados para sua confirmação.

A tomografia computadorizada (TC) pode ser útil por detectar objetos não detectados pelos outros métodos. Além disso, também ajuda na avaliação das possíveis complicações. É nossa rotina realizar uma avaliação com TC de qualquer CE esofagiano com tempo de impactação longo (12 horas) ou de paciente que tenha realizado tentativa de remoção do CE prévia.

A endoscopia também pode ser usada com fins diagnósticos, especialmente no caso de ingestão de objetos longos e pontiagudos não detectados pelos métodos radiológicos. Além de removê-los, pode diagnosticar condições esofagianas subjacentes, por exemplo.

### Tempo decorrido da ingestão

Objetos impactados no esôfago devem ser manejados rapidamente em função do risco de complicações. As complicações mais temidas, como fístula aortoesofágica e perfuração, têm relação direta com o tempo, aumentando de forma substancial após 12 a 24 horas de impactação.

Após alcançado o estômago, a abordagem é individualizada. Objetos longos (> 5 cm), largos (> 2 cm) e pontiagudos ou pacientes com alterações anatômicas devem ser submetidos à remoção do CE.[2] O momento da remoção será guiado de acordo com o risco de broncoaspiração e de perfuração.[1]

### Tempo decorrido da última refeição

Duas situações devem ser consideradas. Exames realizados de emergência têm risco de aspiração do conteúdo gástrico, pois não seguem o jejum pré-anestésico. Por outro lado, se a endoscopia for retardada em um paciente incapaz de manejar suas secreções, pneumonia por aspiração é uma complicação potencial.

Se houver sintomas respiratórios ou afagia, a abordagem nunca deve ser retardada, independente do tempo de jejum, sob pena de evolução para insuficiência respiratória aguda ou broncoaspiração, com posteriores complicações pulmonares. Por outro lado, pacientes assintomáticos poderão aguardar tempo de jejum adequado (de 6 a 8 horas), minimizando os riscos da sedação ou da anestesia, de acordo com o caso.

### Comorbidades

A impactação alimentar geralmente se relaciona com uma patologia subjacente, como estenose péptica, estenose cáustica, distúrbios de motilidade, esofagite eosinofílica, anastomoses cirúrgicas e câncer de esôfago. Deve-se sempre perguntar na anamnese sobre a presença de DRGE conhecida, episódios de impactação prévios e de patologias esofagianas subjacentes. Conway et al.[7] diagnosticaram alguma patologia gastrointestinal alta ou uma condição pós-cirúrgica em cerca de 80% dos pacientes com impactação alimentar.

Nos últimos anos, uma condição importante de se reconhecer relacionada com a impactação de corpos estranhos é a esofagite eosinofílica. Tem sido descrita em pacientes jovens que se apresentam com disfagia e/ou impactação alimentar. Kerlin et al.[10] relataram 50% de diagnóstico de esofagite eosinofílica, por meio de biópsias endoscópicas, em pacientes com disfagia secundária à impactação de *bolus* alimentar no esôfago.

### ■ DECISÃO

Após o esclarecimento dos fatores enumerados anteriormente, propomos uma abordagem diferenciada conforme as Figuras 4-2 e 4-3. Essas orientações têm a intenção de ajudar o endoscopista no manejo de pacientes com possível ingestão de CE, porém não substituem o juízo crítico independente.

Então tomamos duas decisões: se é ou não necessária a remoção endoscópica e qual o grau de urgência dessa intervenção. A intervenção endoscópica deve ser urgente no caso de percepção de risco de broncoaspiração e de perfuração.[1] Em nenhuma circunstância, qualquer CE ou *bolus* alimentar deve permanecer impactado no esôfago por mais de 24 horas.

A taxa de sucesso da remoção endoscópica é alta, maior do que 98% em algumas séries.[5] O exame endoscópico pode ser feito com sedação ou com anestesia geral. A escolha por um ou outro método leva em consideração a idade e condição clínica do paciente, a sua capacidade em cooperar, o tipo e número de objetos a serem removidos. Em crianças e pacientes com grande risco de aspiração, recomendamos realizar a endoscopia sob anestesia geral com entubação traqueal.

Consideramos que a endoscopia flexível é mais apropriada do que a rígida por permitir uma avaliação do esôfa-

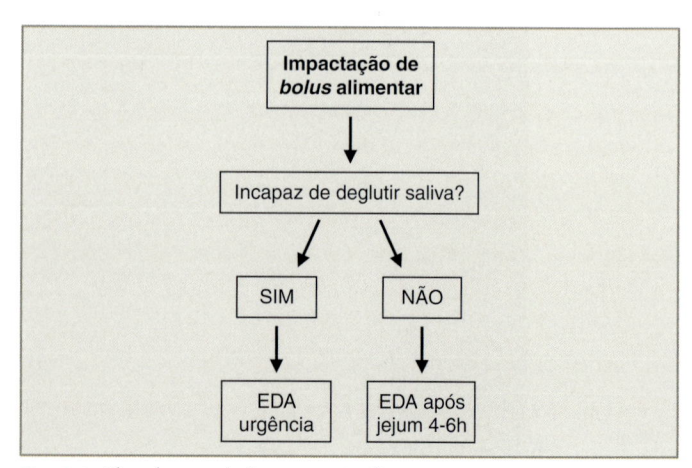

**Fig. 4-2.** Abordagem da impactação alimentar.

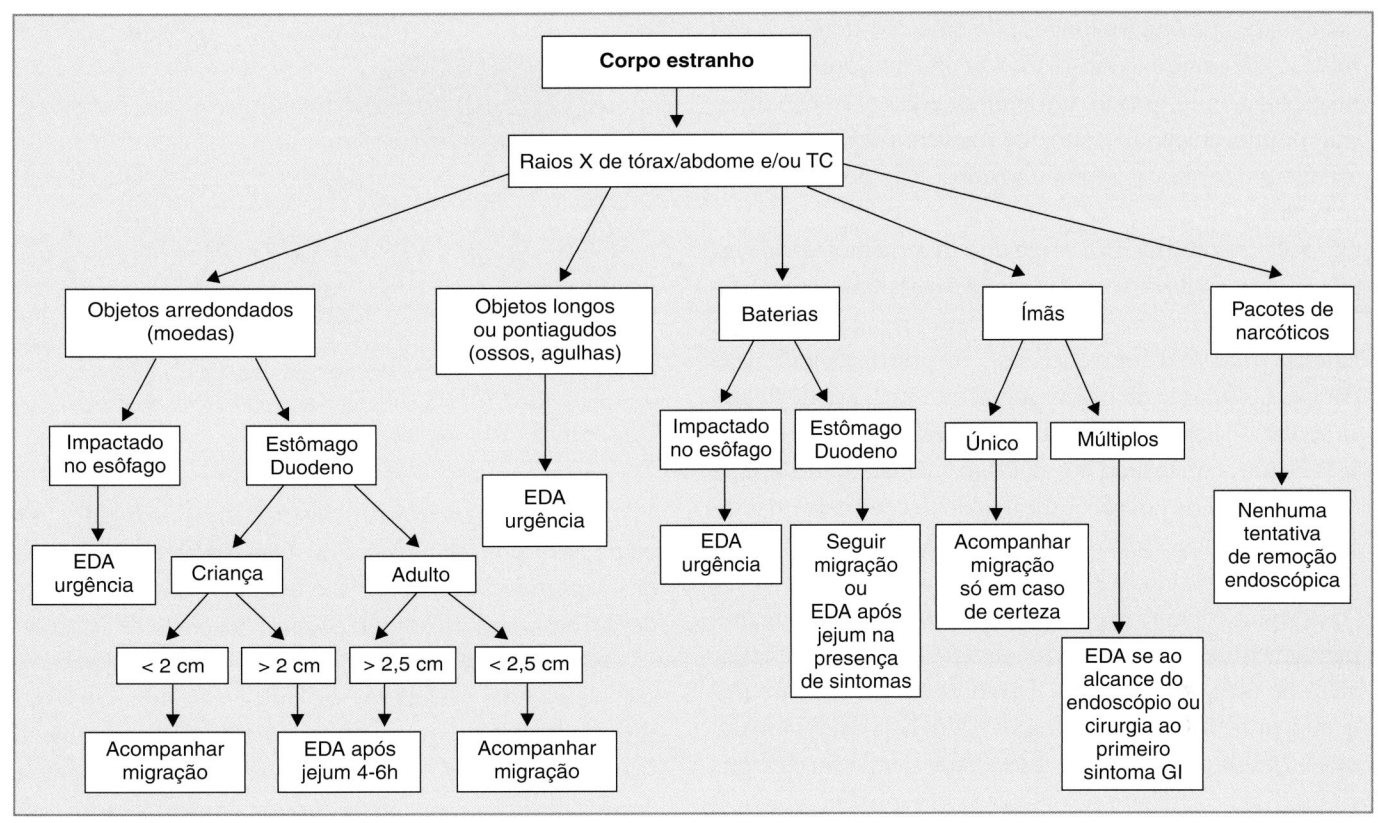

## Fig. 4-3. Abordagem do corpo estranho.

**Corpo estranho** → Raios X de tórax/abdome e/ou TC

- **Objetos arredondados (moedas)**
  - Impactado no esôfago → EDA urgência
  - Estômago/Duodeno
    - Criança
      - < 2 cm → Acompanhar migração
      - > 2 cm → EDA após jejum 4-6h
    - Adulto
      - > 2,5 cm → EDA após jejum 4-6h
      - < 2,5 cm → Acompanhar migração
- **Objetos longos ou pontiagudos (ossos, agulhas)** → EDA urgência
- **Baterias**
  - Impactado no esôfago → EDA urgência
  - Estômago/Duodeno → Seguir migração ou EDA após jejum na presença de sintomas
- **Ímãs**
  - Único → Acompanhar migração só em caso de certeza
  - Múltiplos → EDA se ao alcance do endoscópio ou cirurgia ao primeiro sintoma GI
- **Pacotes de narcóticos** → Nenhuma tentativa de remoção endoscópica

go, estômago e duodeno ao mesmo tempo. Além disso, é mais disponível, mais bem tolerada e apresenta menor taxa de complicações.[11] Entretanto, a esofagoscopia rígida ou a laringoscopia podem ser úteis para a remoção de CE na hipofaringe e no EES. Uma dúvida que surge, especialmente entre os menos experientes, é o uso do endoscópio flexível de adulto para a remoção de CE em crianças pequenas. A maioria da população pediátrica pode acomodar um endoscópio de adulto desde que sob anestesia geral e entubação orotraqueal.[3]

No caso de impactação alimentar, com sintomas de afagia, onde o paciente é incapaz de manejar suas secreções, realizaremos a remoção endoscópica de urgência.[1] Em pacientes sem desconforto e com capacidade de manejar suas secreções, postergaremos a intervenção até um período mínimo de jejum. Nesse caso, o *bolus* alimentar poderá passar espontaneamente em uma parcela significativa de pacientes. O uso de substâncias proteolíticas, como papaína, capazes de amolecer o *bolus* alimentar, é contraindicado, pois esses agentes podem causar a digestão da parede do esôfago com consequente perfuração, e edema pulmonar hemorrágico em caso de aspiração ou hipernatremia.[3]

No caso de ingestão de CE, sempre realizamos um exame de imagem para tentar definir a sua localização e diagnosticar possíveis complicações. Objetos redondos (tipo moedas) impactados no esôfago seguirão intervenção endoscópica de urgência. Caso tenha havido passagem do objeto para o estômago, a abordagem será individualizada. Como regra geral, diâmetros de 20 mm para crianças e de 25 mm para adultos são usados como ponto de corte para indicação de remoção endoscópica.

Na indicação de remoção de um objeto arredondado e na ausência de sintomas, postergaremos o exame até um período mínimo de jejum. É bom ressaltar que na opção de retardar a remoção endoscópica para após um período de jejum, o exame de imagem deve ser repetido imediatamente antes da mesma, para confirmar a localização do CE e evitar um exame desnecessário em pacientes onde o CE já tenha passado.

Ao optarmos pela não remoção endoscópica de um objeto arredondado em um paciente assintomático, devemos orientar o paciente a manter sua dieta regular e a observar a possível saída do CE nas fezes, enquanto acompanhamos a sua migração com exames de imagem seriados até sua completa eliminação. A maioria dos objetos passa em 4-6 dias, entretanto, pode levar até 4 semanas.[1,3] A não saída do objeto do estômago nesse período indica a necessidade de remoção endoscópica. Uma vez que o objeto passou pelo estômago, a sua permanência na mesma localização por mais de 1 semana ou a presença de febre, vômitos ou dor abdominal são indicações para uma avaliação cirúrgica de emergência.[1]

No caso de objetos longos (> 5 cm) e pontiagudos está indicada a remoção endoscópica de urgência, quer estejam no esôfago ou estômago. Entretanto, essa opção não diminui a importância do exame de imagem prévio, que deve ser sempre realizado para o diagnóstico de possíveis complicações.

Baterias alojadas no esôfago devem ser removidas de urgência em virtude do risco de perfuração e complicações fatais. Entretanto, uma vez alcançado o estômago, a maioria das baterias passa sem consequências.[1] As principais indicações para a sua remoção do estômago seriam a presença de sinais e sintomas de lesão gástrica, diâmetro igual ou maior que 20 mm ou sua permanência no estômago por mais de 48 horas.

A ruptura de um pacote de narcótico dentro do organismo pode ser fatal, e nenhuma tentativa de remoção endoscópica deve ser realizada. Se o paciente for assintomático, deve-se seguir conduta expectante, com radiografias de acompanhamento e verificação do conteúdo das fezes eliminadas, além de dieta sem resíduos. Laxantes e lavagem intestinal geralmente estão contraindicados. Caso haja demora maior que 48 horas na eliminação dos pacotes, a remoção cirúrgica está indicada. Quando há obstrução intestinal ou qualquer manifestação clínica de intoxicação, recomenda-se procedimento cirúrgico de urgência.

Embora a ingestão de um ímã possa ser inofensiva, a ingestão de dois ou mais tem consequências fatais. Portanto, a primeira definição a se ter é se foi ingestão única ou múltipla. Como é uma situação que normalmente ocorre com crianças pequenas, fora da visão dos pais, geralmente é difícil ter essa confirmação. Vale a pena ressaltar que os exames radiológicos e tomográficos podem ter baixa sensibilidade para essa definição, já que os ímãs atraídos podem simular um objeto único.[4] Por causa disso, uma revisão dos algoritmos de CE tem sido sugerida para a ingestão múltipla de ímãs, incluindo a remoção quando o ímã está ao alcance do endoscópio e a intervenção cirúrgica ao primeiro sinal de dor abdominal ou obstrução intestinal. Butterworth e Feltis[4] defendem essa conduta mesmo para ingestão única, pela dificuldade de seu diagnóstico.

### ■ AÇÃO

Tendo estabelecido que o CE deve ser removido endoscopicamente, o endoscopista deve se preparar com o armamentário adequado. Diversos acessórios podem ser usados para a remoção endoscópica, tais como *overtubes*, alças de polipectomia, pinça fórceps de corpo estranho, redes de remoção *(Roth net)*, cestas de Dormia, adaptadores da ponta do aparelho como os *caps* de ligadura ou ressecção endoscópica, capuz protetor de látex ou manualmente, feito de preservativos[12-15] (Figs. 4-4 a 4-6).

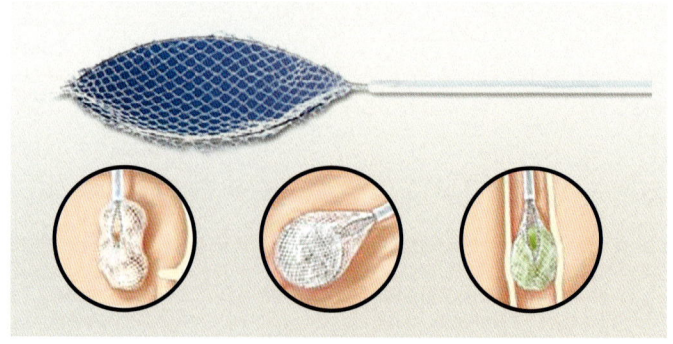

**Fig. 4-4.** Rede de remoção (*Roth net*, produto da US Endoscopy) para apreensão e remoção de corpo estranho e *bolus* alimentar. Reproduzido e adaptado de Bounds (2006).

Extrator magnético para instrumentos imantados também está disponível no mercado. *Overtubes* têm sido associados à perfuração esofagiana e hemorragias, e esses riscos devem ser pesados contra o possível benefício de seu uso.

Para a remoção de *bolus* alimentar, as alças de polipectomia ou as cestas geralmente são suficientes. Entretanto, se o alimento permaneceu impactado por longo período antes da sua remoção, pode ter amolecido, e sua remoção pode ser desafiadora e cansativa. Nesse caso, geralmente sairá em pedaços, requerendo várias entubações ou o uso de um *overtube*. Em qualquer dos casos, deve-se ter cuidado para proteger a via aérea do paciente. A prática de empurrar às cegas um *bolus* impactado com o endoscópio ou com um dilatador em direção ao estômago é extremamente perigosa em decorrência da

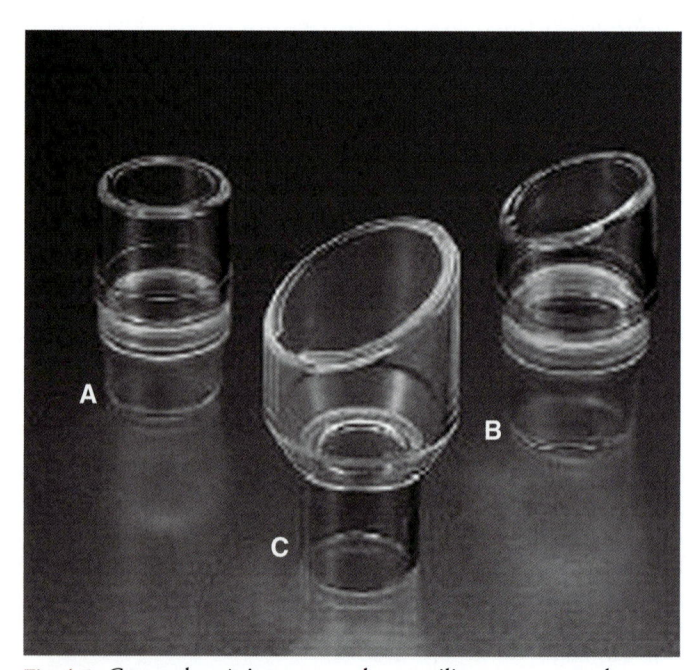

**Fig. 4-5.** *Caps* endoscópicos que podem auxiliar na remoção de corpo estranho ou *bolus* alimentar, de vários formatos: reto (A), oblíquo pequeno (B) e grande (C). Reproduzido e adaptado de Sumiyama e Rajan (2006).

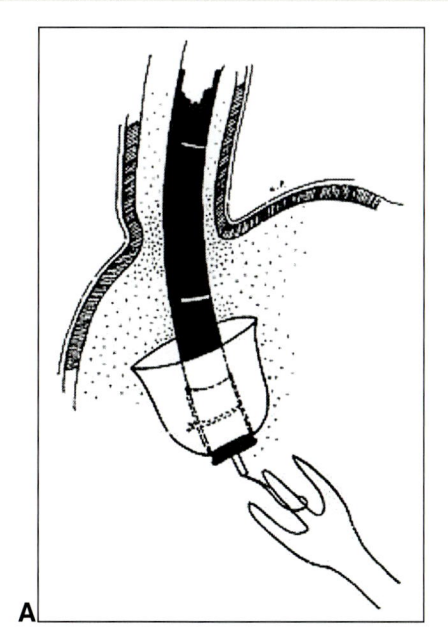

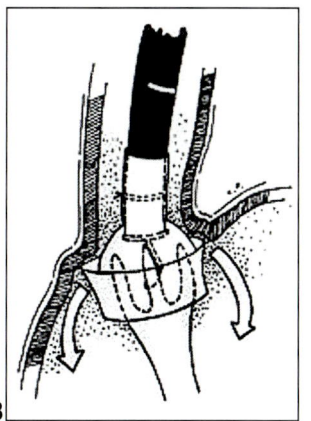

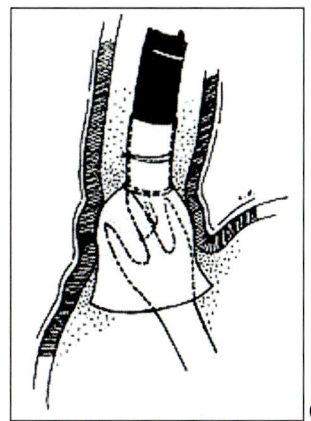

**Fig. 4-6.** Demonstração do uso da capuz protetor *(hood)* para remoção de corpo estranho. Entrada no estômago invertido para expor a ponta do endoscópio (**A**). Na retirada, no esfíncter esofagiano inferior, a parte distal em forma de sino é empurrada para frente, retomando a sua forma original, o que protege o esôfago e a faringe das pontas traumáticas do corpo estranho (**B** e **C**). Reproduzido e adaptado de Bertoni *et al.* (1992).

incidência elevada de patologias esofagianas. Um outro ponto a se comentar nessa situação é a realização de biópsias do esôfago para afastar esofagite eosinofílica, após a remoção do CE, especialmente, em pacientes sem uma patologia esofagiana que justifique tal impactação.

Objetos arredondados e atraumáticos podem ser retirados com fórceps de extração tipo jacaré ou dente de rato, alças de polipectomia, cestas de Dormia ou redes de extração. Objetos muito pequenos ou lisos, tais como baterias, são removidos com maior segurança usando uma rede ou cesta de Dormia, em virtude do risco de uma perda inadvertida.[14] Eventualmente, pode-se avançar um objeto do esôfago ao estômago para melhor apreensão. Embora descrita na literatura com sucesso,[9] os autores não recomendam o uso da técnica de extração de CE com balão tipo cateter de *Foley*, exceto em locais onde não exista endoscopia disponível e haja médicos experientes nessa técnica, pois ela não permite o controle do CE na retirada e não avalia as patologias de esôfago associadas.

O uso de um capuz protetor de látex, adaptadores da ponta do aparelho ou de um *overtube* deve ser considerado no caso de remoção de objetos longos ou pontiagudos. Eles podem ser úteis por diminuir o risco de lesão da mucosa na retirada do CE. Administração de glucagon ou buscopan venoso pode ajudar a diminuir a motilidade. O uso de fórceps de extração pode ser preferido ao uso de alças, cestas ou redes que não permitem um controle adequado do material, podendo causar lesões da mucosa.[14] Em muitos casos, os objetos podem ser empurrados para o estômago e, então, reorientados, de forma que a ponta traumática esteja sempre voltada caudalmente, evitando laceração da mucosa durante o deslocamento cranial no esôfago. Objetos longos devem ser retirados paralelos ao eixo do esôfago.

Um CE no reto, quando palpável, não requer a remoção endoscópica e pode ser extraído manualmente. Pacientes com objetos grandes e de localização mais alta, que não atingem o reto baixo em 12-24 horas, devem ter esses CE removidos por endoscopia caso sua forma permita a apreensão com algum dos acessórios descritos anteriormente.[13]

O atendimento desses pacientes não termina com a remoção do CE. Após qualquer remoção endoscópica de um CE ter sido conseguida, precisamos sempre considerar a possibilidade de complicações, sendo a perfuração uma das mais temidas. Em casos de remoções difíceis, devemos manter o paciente em observação para sinais e sintomas de complicações, e realizar exames radiográficos com ou sem contraste e tomográficos para detecção das mesmas.

### ■ REFERÊNCIAS BIBLIOGRÁFICAS

1. Eisen GM, Baron TH, Dominitz JA *et al.* Guideline for the management of ingested foreign bodies. *Gastrintest Endosc* 2002;55(7):802-6.
2. Smith MT, Wong RK. Foreign bodies. *Gastrintest Endosc Clin N Am* 2007;17(2):361-82, vii.
3. Kay M, Wyllie R. Techniques of foreign body removal in infants and children. *Techniques in Gastrintestinal Endoscopy* 2002;4(4):188-95.
4. Butterworth J, Feltis B. Toy magnet ingestion in children: revising the algorithm. *J Pediatr Surg* 2007;42(12):e3-5.
5. Webb WA. Management of foreign bodies of the upper gastrintestinal tract: update. *Gastrintest Endosc* 1995;41(1):39-51.
6. Kay M, Wyllie R. Pediatric foreign bodies and their management. *Curr Gastroenterol Rep* 2005;7(3):212-18.
7. Conway W, Sugawa C, Ono H *et al.* Upper GI foreign body: an adult urban emergency hospital experience. *Surg Endosc* 2007;21(3):455-60.
8. Lee JB, Ahmad S, Gale CP. Detection of coins ingested by children using a handheld metal detector: a systematic review. *Emerg Med J* 2005;22(12):839-44.

9. Little DC, Shah SR, St Peter SD *et al.* Esophageal foreign bodies in the pediatric population: our first 500 cases. *J Pediatr Surg* 2006;41(5):914-18.
10. Kerlin P, Jones D, Remedios M *et al.* Prevalence of eosinophilic esophagitis in adults with food bolus obstruction of the esophagus. *J Clin Gastroenterol* 2007;41(4):356-61.
11. Gmeiner D, von Rahden BH, Meco C *et al.* Flexible *versus* rigid endoscopy for treatment of foreign body impaction in the esophagus. *Surg Endosc* 2007;21(11):2026-29.
12. Bertoni GD, Pacchione R, Conigliaro *et al.* (1992). Endoscopic protector hood for safe removal of sharp-pointed gastroesophageal foreign bodies. *Surg Endosc* 6(5):255-58.

# HEMORRAGIA DIGESTIVA AGUDA NÃO VARICOSA

CAPÍTULO 5

## ATENDIMENTO CLÍNICO EMERGENCIAL

José Galvão-Alves ■ Ricardo Henrique R. Rodrigues

Hemorragia Digestiva (HD) ou Gastrointestinal é um evento comum que responde por cerca de 1 a 2% das admissões de emergência e resulta em mais de 300.000 hospitalizações por ano nos Estados Unidos.[1]

Soma-se a isto o fato de, frequentemente, complicar situações clínicas e cirúrgicas em paciente já internado, especialmente, em Unidade de Terapia Intensiva.

Apesar de apenas 5-10% das HD necessitarem de intervenção cirúrgica, nunca é demais salientar a importância de um manejo multidisciplinar precoce, envolvendo clínicos, endoscopistas e cirurgiões.[2]

A perda aguda de sangue gastrointestinal pode ser um processo benigno, de pequena monta, e cessar espontaneamente, porém, em cerca de 10-20%[3] dos casos, o sangramento persiste, colocando em risco a vida do paciente, em especial, os idosos e com comorbidades (Quadro 5-1).

## DEFINIÇÕES

Entende-se a hemorragia digestiva como qualquer perda de sangue interposta entre a boca e o ânus.

Classicamente subdivididas em "alta" quando o sangramento origina-se da boca até o ângulo de Treitz (junção duodenojejunal) e "baixa" quando entre o jejuno e a região anorretal. Há uma predominância da Hemorragia Digestiva Alta (HDA) 80%, sobre a Baixa (HDB), e neste grupo, 15% originam-se dos cólons, e apenas 5%, do intestino delgado.[4]

O sangramento digestivo alto, geralmente, manifesta-se por melena e/ou hematêmese e, menos comumente, por enterorragia e hematoquezia (Quadro 5-2).

Define-se melena como a evacuação de fezes enegrecidas, de consistência pastosa, extremamente fétidas, decorrente da ação de enzimas digestivas sobre a hemoglobina, transformando-a em hematina.

Estudos experimentais mostram que a melena necessita de, no mínimo, 50-100 mL de perda sanguínea alta, e sua ocorrência estaria relacionada com a permanência do sangue na luz intestinal por, no mínimo, 14 horas.[5]

**Quadro 5-1. Hemorragia gastrointestinal aguda – Fatores de gravidade**

- Idade > 60 anos
- Comorbidades
  - Cardiopatias
  - Renais
  - Hepatopatas
  - Insuficiência respiratória
- PAS < 100 mmHg na admissão
- Hemorragia persistente e recorrente
- Início da hemorragia durante hospitalização

Já a hematêmese corresponde ao vômito de sangue vivo ou em "borra de café" e é bastante sugestiva de hemorragia digestiva alta.

Em um grupo pequeno de pacientes, a HDA pode manifestar-se por hematoquezia ou enterorragia, ou seja, a eliminação de sangue vivo via anal, e isto pode correlacionar-se com perdas volêmicas substanciais (> 1.000 mL) ou fístulas gastrocólicas, estas mais raras.[6]

Em cerca de 5-10% nos deparamos com hemorragias obscuras, ou seja, aquelas em que a fonte da perda sanguínea não é identificada por endoscopias altas ou baixas.

Já a Hemorragia Digestiva Baixa, interposta entre o ângulo de Treitz e a região anorretal, é menos comum e menos grave do que a HDA, embora seja mais frequente em idosos, onde as comorbidades podem agravar a evolução. Expressa-se geralmente por sangue vivo peranal com ou sem fezes.

Ainda dentro das hemorragias digestivas, estas podem expressar-se por instabilidade hemodinâmica (hipotensão/taquicardia) ou anemia ferropriva sem exteriorização macroscópica de sangramento. Este último grupo pode ser denominado hemorragia oculta, e a pesquisa de sangue oculto nas fezes se impõe.

### ETIOLOGIA

A partir da década de 1970, o acesso à endoscopia digestiva alta (EDA) nos setores de emergência aumentou progressivamente, permitindo que as causas de HDA fossem mais bem-avaliadas e adequadamente revistas. As principais causas de HDA são a doença ulcerosa péptica, erosões gástricas e varizes esofagogástricas.

Em um estudo multicêntrico realizado pela Sociedade Americana de Endoscopia Digestiva,[7] em 2.225 pacientes, a doença ulceropéptica, as lesões agudas da mucosa gastroduodenal e as varizes esofagogástricas foram as causas mais comuns identificadas, contribuindo com 45,6, 23,4 e 10,3% dos casos, respectivamente.

Em nosso meio, Luna *et al.*, ao avaliarem a HDA em 5.345 pacientes do Centro de Hemorragia Digestiva do Hospital do Andaraí, verificaram como principais causas a úlcera duodenal (31,4%) e as varizes esofágicas (24,3%).[8] A incidência elevada de HDA por varizes deve-se à maior frequência em nosso meio de hipertensão porta, não só decorrente de cirrose hepática pós-viral e alcoólica, como também da forma hepatoesplênica da esquistossomose mansônica.

As causas de HDA encontram-se listadas no Quadro 5-3.

Inúmeros estudos endoscópicos têm sugerido a doença ulceropéptica e a lesão aguda de mucosa como etiologia de até 75% dos casos de HDA.[7] Na maioria dos estudos, a proporção entre a taxa de sangramento por úlcera duodenal em relação à úlcera gástrica é de cerca de 2:1.

**Quadro 5-3. Causas da hemorragia digestiva alta**

**Esôfago**
- Sangramento por varizes
- Esofagite erosiva
- Ulceração por vírus (citomegalovirose e herpesvírus)
- Medicamentos (comprimidos)
- Carcinoma

**Estômago**
- Síndrome de Mallory-Weiss
- Úlcera péptica
- Carcinoma gástrico
- Linfoma gástrico
- Leiomioma gástrico
- Úlcera de estresse
- Úlcera por AINH
- Malformações vasculares
- Lesão de Dieulafoy
- Ruptura de aneurisma de artéria esplênica
- Varizes

**Diversas**
- Hemobilia
- Úlcera de "boca" anastomótica pós-operatória
- Pseudocisto pancreático
- Síndrome de Rendu-Osler-Weber

**Quadro 5-2. Indicação clínica de hemorragia GI e provável fonte**

| Indicação clínica | Probabilidade Trato superior | Probabilidade Trato inferior |
|---|---|---|
| Hematêmese | Quase certa | Raro |
| Melena | Provável | Possível |
| Hematoquezia | Possível | Provável |
| Fezes com sangue | Raro | Quase certo |
| Sangue oculto nas fezes | Possível | Possível |

Nas duas últimas décadas houve uma grande revolução no conhecimento da etiopatogenia da doença ulceropéptica, que era até então considerada como decorrente de estresse emocional, dieta inadequada e hipersecreção ácida. Atualmente, embora o estado de hipercloridria seja significativo, especialmente na úlcera duodenal e nos estados de hemorragia aguda, sabe-se que os grandes agentes etiológicos envolvidos são o *Helicobacter pylori* (Hp) e o uso de anti-inflamatórios não hormonais (AINH). A hipercloridria isolada, capaz de induzir a ulceração da mucosa digestiva, pode ser observada na síndrome de Zollinger-Ellison e na mastocitose sistêmica. Apesar disso, vários estudos sugerem que a redução do pH local é uma importante medida na terapêutica desses pacientes. A infecção pelo Hp é fortemente associada à doença ulcerosa péptica, e a sua erradicação determina uma redução significativa nas recidivas da doença e das taxas de ressangramento.[9] Vários esquemas terapêuticos, envolvendo antibióticos e agentes antissecretores, são capazes de erradicar a bactéria em cerca de 80 a 90% dos casos. A utilização indiscriminada de AINH tem sido considerada como fator de importância relevante no crescimento do número de sangramentos por úlceras, principalmente em idosos. O uso de AINH está relacionado com uma prevalência de úlcera gástrica de 5 a 25% e o dobro de risco de sangramento, em comparação com aqueles que não usam esse tipo de medicamento. O uso de AINH é provavelmente o principal fator de risco identificado para o desenvolvimento de HDA nos pacientes com DUP, principalmente quando seu uso ocorre em associação com corticoides, anticoagulantes e antidepressivos.[10,11] Sabe-se que a Hemorragia Digestiva Baixa é muito comum em idosos, e as causas mais frequentes são a doença diverticular, angiodisplasia, neoplasias e doença anorretal, em especial, as hemorroidas e as fissuras anais.[10]

## ■ DIAGNÓSTICO

### Anamnese e exame físico

A história clínica e o exame físico fornecem dados fundamentais na avaliação, diagnóstico e tratamento dos pacientes com HD.

Na anamnese, devemos indagar sobre a ocorrência de episódios anteriores de sangramento digestivo, assim como história familiar do mesmo, uso de medicações como anticoagulantes e AINH, e doenças subjacentes que possam aumentar a mortalidade do paciente. Uma história de dor epigástrica ou sintomas dispépticos antes do episódio pode sugerir o diagnóstico de DUP como fator desencadeante, principalmente se acompanhada de fatores de risco como uso de AINH, salicilatos, inibidores de recaptação de serotonina (antidepressivos) e etilismo.[11] A história de etilismo crônico, o conhecimento da presença dos vírus B ou C da hepatite, a origem de zona endêmica de esquistossomose mansônica são condições que nos indicam a possibilidade de hepatopatia crônica e varizes gastroesofagianas.

A história clássica de náuseas e vômitos, ou esforço de vômito, ocorridos durante a gestação, em um episódio de libação alcoólica ou durante o tratamento com agentes quimioterápicos, seguido de episódio de HDA, associa-se a lacerações da junção esofagogástrica (síndrome de Mallory-Weiss) em um terço dos casos. Uma história prévia de pancreatite deve alertar o clínico para a hemorragia por *hemosuccus pancreaticus*, condição rara, porém, de mortalidade elevada. Nos pacientes com insuficiência renal crônica, a angiodisplasia pode ser responsável por até metade dos episódios de HDA, seguida da DUP, que é responsável por 40% dos casos. Nos pacientes submetidos à correção cirúrgica para aneurisma de aorta abdominal, devemos excluir do diagnóstico a fístula aortoentérica. No paciente com história prévia de epistaxe e telangiectasias cutâneas e em cavidade oral, deve-se pensar na síndrome hereditária de Rendu-Osler-Weber.

O exame físico pode ajudar, revelando sinais de insuficiência hepática e de hipertensão porta. Neoplasias subjacentes podem cursar com linfadenopatia de consistência pétrea e aderida aos planos profundos, alterações de pele como *acantosis nigricans* e sarcoma de Kaposi, além de hepatomegalia dolorosa e pétrea.

### Avaliação hemodinâmica

A conduta inicial nos pacientes com HD consiste na avaliação do seu estado hemodinâmico, devendo-se também buscar estabelecer a presença de hemorragia em atividade e condições clínicas associadas que possam agravar o prognóstico. O restabelecimento da estabilidade cardiovascular deve ser o passo inicial e só então procura-se estabelecer a etiologia do sangramento.

No episódio de HDA há uma diminuição do retorno venoso ao coração e do débito cardíaco, o que estimula um mecanismo compensatório de aumento da frequência cardíaca para manter um débito cardíaco adequado (Fig. 5-1). O grau de taquicardia, com algumas exceções, reflete o grau de perda volêmica. Ocasionalmente, um estímulo vagal predomina, resultando em uma bradicardia paradoxal. A perda sanguínea intensa é também compensada por uma importante vasoconstrição nos leitos muscular e esplâncnico, podendo originar um quadro de acidose láctica, isquemia hepática e azotemia pré-renal, que pode progredir para necrose tubular aguda. O déficit de perfusão tecidual, que leva a um

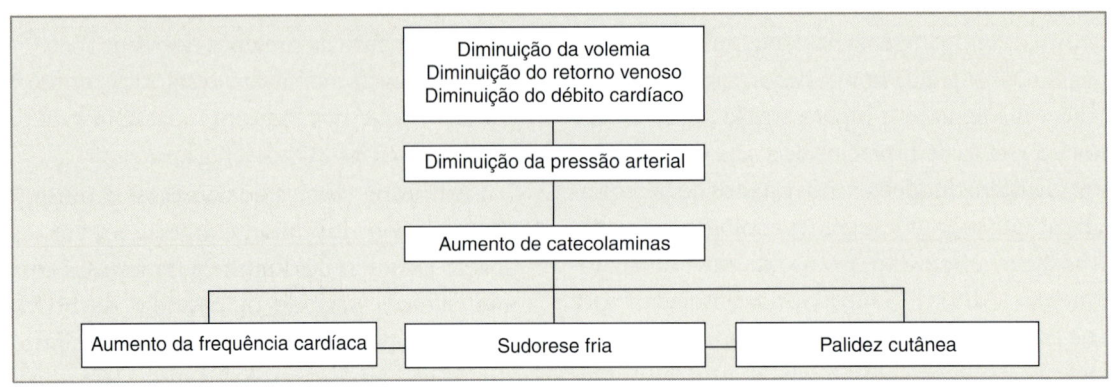

Fig. 5-1. Fisiopatologia das alterações hemodinâmicas no choque hipovolêmico.

quadro de isquemia, é ainda mais acentuado naqueles que apresentam patologias prévias, em especial *diabetes melito*, insuficiência renal e vasculopatia.

O déficit volêmico consequente à hemorragia é uma medida útil para avaliar a gravidade da hemorragia digestiva. Essa avaliação deve ser realizada pela simples medida da pressão arterial nas posições sentado e em pé, buscando evidenciar hipotensão postural (que indica perdas superiores a 1.000 mL, ou seja, HDA moderada a grave), medida da frequência cardíaca, pressão venosa central, diurese e hematócritos seriados (Quadro 5-4).

Assim, a monitorização dos sinais vitais constitui um fator indispensável não só para a avaliação da gravidade da HDA, como também para a resposta terapêutica adequada. A medida da pressão venosa central e da pressão de oclusão da artéria pulmonar (pressão capilar pulmonar) pelo cateter de Swan-Ganz ajuda a prevenir a reposição excessiva de fluidos e consequentes complicações de sobrecarga hídrica em pacientes com doenças cardiovascular grave e renal.

Alguma vezes, os pacientes não apresentam nenhum sinal objetivo de hemorragia digestiva, como hematêmese, melena e enterroragia; nesses casos, os sintomas de perda sanguínea – como taquicardia, hipotensão arterial, dispneia, *angina pectoris*, síncope ou choque – são as primeiras manifestações clínicas.

### Quadro 5-4. Estimativa da gravidade da hemorragia digestiva

| Grau de hemorragia | Perda volêmica | Frequência cardíaca | PA sistólica |
|---|---|---|---|
| Leve | < 10% | < 100 bpm | > 100 mmHg |
| Moderada | 10%-25% | 100-120 bpm | 80-100 mmHg |
| Intensa | > 25% | > 120 bpm | < 80 mmHg |

## ■ EXAMES COMPLEMENTARES
### Exames laboratoriais

Independentemente da etiologia do sangramento digestivo, deverá ser obtida uma amostra sanguínea para hemograma, tipagem sanguínea e prova cruzada, assim como para dosagem de eletrólitos, ureia, creatinina e também para um coagulograma completo. Em casos suspeitos de hepatopatia, impõem-se a avaliação funcional hepática (tempo e atividade de protrombina), proteínas totais e frações, bilirrubinas e as aminotransferases. Um hepatopata com tempo de protrombina alargado, hipoalbuminemia e hiperbilirrubinemia é certamente um paciente de maior risco de morbiletalidade.

O hematócrito inicial nos casos de HDA aguda tem pouco valor porque há inicialmente perdas em proporções iguais de plasma e hemácias, encontrando-se, consequentemente, normal ou pouco diminuído em seus estágios iniciais. À medida que o líquido extravascular entra para o espaço intravascular para restaurar o volume sanguíneo circulante, os níveis de hematócrito diminuem. Esse processo, que se inicia logo após o episódio de HDA, completa-se em torno de 24 a 72 horas;[6] momento em que é atingido o equilíbrio do volume intravascular. Em virtude do fato de o hematócrito continuar a diminuir mesmo após a cessação da hemorragia, ocorre um erro frequente na prática clínica, que é o de atribuir a essa queda o diagnóstico de hemorragia mantida ou recorrente. A avaliação seriada dos níveis de hematócrito é uma medida importante durante a terapêutica, porém não pode, de forma alguma, substituir os dados hemodinâmicos do paciente para determinar a gravidade e a velocidade do sangramento.

Não é incomum encontrarmos ureia muito elevada com creatinina normal como sinal de HDA. Uma relação entre ureia/creatinina sanguíneas igual ou superior a 36 é sugestiva de sangramento digestivo alto. Isto ocorre em função da depleção de volume causado pela hemorragia somada à maior absorção de proteína derivada da hemoglobina nas porções distais do intestino, que é metabolizada em ureia no fígado. As endoscopias digestivas (alta e baixa), de acordo com as indicações, constituem o método "padrão-ouro" para o diagnóstico etiológico da fonte do sangramento, bem como são extremamente úteis para sua terapêutica. Deve-se salientar a necessidade imperiosa de um adequado controle hemodinâmico prévio, sem o que o exame pode ser de risco.

## ■ TRATAMENTO

Na Figura 5-2, delineamos um algoritmo que consideramos adequado à avaliação e à conduta terapêutica frente à hemorragia gastrointestinal aguda.

### Medidas gerais

Cabe-nos salientar que em 80 a 85% dos pacientes com HDA, o sangramento cessa espontaneamente em 48 horas, sendo necessária apenas a terapia de suporte hemodinâmico. Dos restantes 15 a 20% dos casos, em que a hemorragia não cessou, cerca de metade evolui para o óbito como resultado direto da perda volêmica ou por agravamento de condição prévia associada. Portanto, a atividade da hemorragia deve ser cuidadosamente avaliada. A presença de hematêmese, com sangue vivo e enterorragia, traduz certamente a presença de hemorragia ativa; no entanto, a melena pode persistir por 3 a 5 dias após a cessação do sangramento.

O paciente deverá ser mantido em dieta zero, devendo ser realimentado assim que esteja hemodinamicamente estável, e os sinais de hemorragia digestiva estejam ausentes. Uma sonda nasogástrica será introduzida, e uma lavagem gástrica com água ou solução salina em temperatura ambiente será realizada a fim de promover a saída de restos alimentares e coágulos sanguíneos, medida de grande utilidade para posterior avaliação endoscópica.

A aspiração do conteúdo gástrico por meio de sonda nasogástrica (SNG), com a saída de material sanguinolento ou em "borra de café", confirma a HDA e será positivo em cerca de 80% dos casos, quando de sangramento ativo; nos 20% restantes em que houver ausência de sangue no material aspirado, particularmente quando a lavagem não contiver bile, não podemos de forma alguma excluir a HDA. Nesses casos, deve-se suspeitar de parada do sangramento ou pensar que esta esteja ocorrendo abaixo de um piloro fechado. Quanto mais próximo à cavidade oral for o local do sangramento, maior a positividade do aspirado pela SNG. No entanto, esta é considerada uma medida inespecífica quando se deseja estimar a gravidade de um episódio de HDA. A lavagem gástrica por sonda pode ser uma medida eficaz a fim de facilitar posteriormente o diagnóstico e tratamento endoscópico da lesão sangrante e, além disso, diminui o risco de broncoaspiração maciça. Vários estudos demonstraram que a lavagem gástrica com água à temperatura ambiente é tão eficaz quanto com o soro fisiológico gelado. É importante que o paciente esteja alerta e colabore com a lavagem para se evitar a aspiração pulmonar do conteúdo gástrico, fato que, obviamente, aumentaria a mortalidade nesses pacientes. Nos pacientes com diminuição do nível de consciência, a lavagem deverá ser realizada após sedação e entubação orotraqueal ou nasotraqueal (Quadro 5-5).

Contudo, além dos dados clínicos e da SNG, o melhor e mais indicado método para confirmação da presença ativa do sangramento é a EDA. É, pois, a EDA o método diagnóstico imprescindível na HDA, detectando em 95 a 98% a fonte do sangramento. Além disso, tem a capacidade de diminuir a chance de ressangramento, a quantidade de hemotransfusões, o número de intervenções cirúrgicas e os custos hospitalares. Muitas vezes, na busca de um diagnóstico endoscópico precoce, perde-se o momento ideal de compensar o paciente hemodinamicamente.

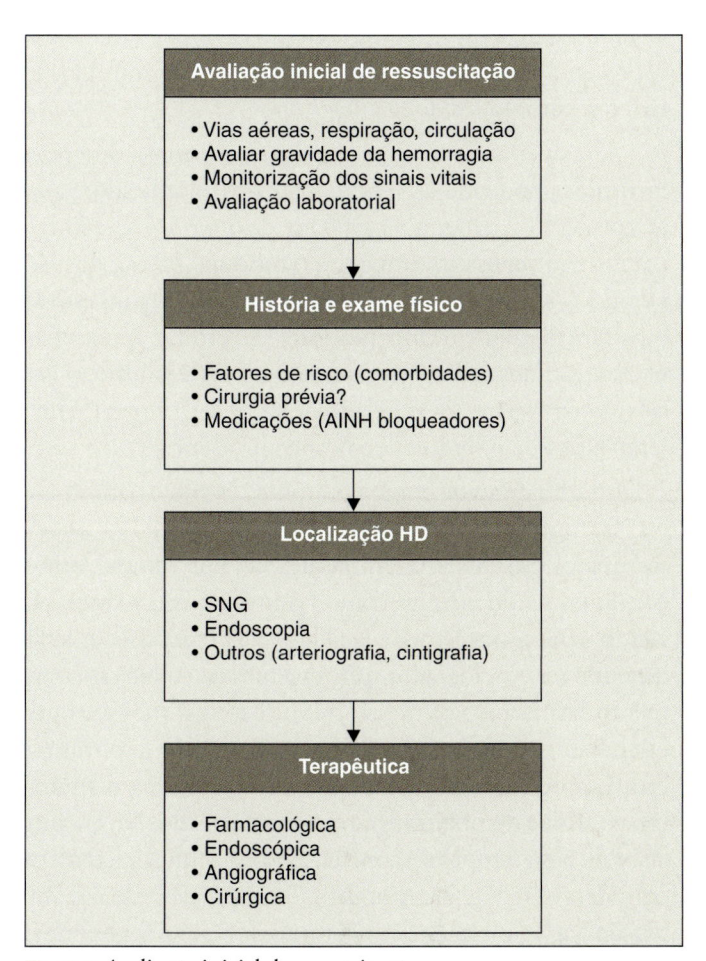

**Fig. 5-2.** Avaliação inicial de ressuscitação.

**Quadro 5-5. Benefícios e fatores adversos da sonda nasogástrica**

**Benefícios da SNG**
- Documentar a presença de sangramento
- Monitorizar a velocidade de sangramento
- Identificar a recorrência do sangramento após controle inicial
- Permitir a lavagem e a descompressão gástrica
- Remover a secreção ácida gástrica

**Efeitos adversos da SNG**
- Provoca desconforto no paciente
- Predispõe a refluxo gastroesofágico e broncoaspiração
- Provoca irritação da mucosa gastroesofágica podendo agravar lesões prévias

## Hidratação e reposição volêmica

Independentemente do sítio de sangramento, todos os pacientes com perda sanguínea ativa pelo trato gastrointestinal deverão ser abordados de maneira similar. Após avaliarmos o seu estado hemodinâmico por meio dos sinais vitais, iniciaremos a terapia de reposição hidreletrolítica para normalização do volume intravascular. A abordagem inicial do tratamento do paciente frequentemente requer uma equipe multidisciplinar treinada, e o médico deverá considerar precocemente se existem critérios para admissão em uma unidade de terapia intensiva. A terapia de reposição hidreletrolítica deve ser iniciada por meio da punção de, no mínimo, duas veias periféricas de grosso calibre com o uso de soro fisiológico a 0,9% ou solução de Ringer lactato. As soluções hipertônicas, como o soro fisiológico a 7,5%, têm seu uso discutido nos estados de choque hipovolêmico; algumas evidências sugerem que elas são capazes de restaurar rapidamente o volume intravascular, possuindo, além disso, um efeito no desempenho miocárdico; porém, o seu uso é, em grande, parte restrito em virtude das complicações do estado de hiperosmolaridade. O uso de soluções coloides é, geralmente, desnecessário e deverá ser considerado caso o paciente possua hipoalbuminemia grave. Os sinais vitais e a monitorização da diurese devem ser obtidos frequentemente durante a terapia de reposição hidreletrolítica.

## Hemotransfusão

Em caso de sangramento volumoso com choque hipovolêmico, ou quando o paciente apresentar condições de risco associadas (p. ex., coronariopatia, insuficiência renal ou hepática), deverá ser considerada a reposição sanguínea. O objetivo é manter a estabilidade hemodinâmica, com níveis de hematócrito em torno de 25 a 30% e hemoglobina em torno de 7 a 8 g/dL no paciente jovem, e em torno de 10 g/dL no paciente idoso, sabendo-se que esses níveis, muitas vezes, não refletirão valores verdadeiros ao menos nas primeiras 24 horas do episódio, sendo simples indicadores de perda sanguínea aguda. O melhor preditor do sucesso terapêutico é o acompanhamento regular dos sinais vitais e da diurese. Os níveis de hematócrito e hemoglobina deverão ser monitorizados frequentemente (p. ex., 6/6 horas), a fim de se observar a resposta e a necessidade de novas hemotransfusões. Considerar que cada unidade de concentrado de hemácias-reposta aumentará o hematócrito em torno de 3% e os níveis de hemoglobina em torno de 1 g/dL. Caso após a reposição sanguínea não ocorrer elevação do hematócrito e da hemoglobina, suspeitar de sangramento mantido. Pacientes com sangramento digestivo e coagulopatia (tempo de atividade da protrombina prolongado com INR > 1,5) ou plaquetopenia (< 50.000/mm$^3$), considerar transfusão com plasma fresco congelado e plaquetas, respectivamente.

## Tratamento farmacológico

Estudos revelam que a secreção ácida gástrica diminui a atividade plaquetária, e que a pepsina ativada é capaz de digerir a placa de fibrina que é formada em torno da parede do vaso lesado. Assim, a supressão da secreção gástrica é um meio de se prevenir que a placa de fibrina se dissolva, permitindo, então, o reparo do tecido lesado.

A terapia antissecretora por via endovenosa deverá ser instituída, podendo-se lançar mão dos bloqueadores dos receptores H2, cimetidina (300 mg de 6/6 h IV ou 40 mg/h em infusão venosa contínua) ou ranitidina (50 mg de 6/6 h IV ou 12,5 mg em infusão venosa contínua). Alguns estudos mostram que o uso de bloqueadores H2 produz pouco efeito na redução dos índices de sangramento, necessidade posterior de cirurgia e mortalidade quando se compara com a terapêutica de inibidores de bomba protônica.

Os inibidores de bomba protônica, como o pantoprazol (40-80 mg IV) e o omeprazol (40 mg de 12/12 h IV), podem ser usados em doses intermitentes ou por infusão venosa contínua, sendo eficazes como agentes antissecretores, elevando o pH intragástrico e facilitando a hemostasia da lesão, devendo ser considerados como agentes de escolha no tratamento farmacológico antissecretor. Estudos mostram que, quando se compara a infusão intermitente com a contínua, a última apresenta resultados mais satisfatórios na manutenção contínua do pH intragástrico mais elevado. No entanto, além de nem sempre disponível, a bomba infusora aumenta consideravelmente o custo. O objetivo é a elevação e manutenção do pH intragástrico em torno de 6 por um período de 72 h.

Alguns estudos experimentais mostram que a somatostatina e o seu análogo octreotídeo são capazes de diminuir a secreção de ácido e pepsina e de promover uma diminuição do fluxo sanguíneo porta, sendo o seu uso consagrado na HDA varicosa. Todavia, o efeito benéfico dessas drogas na HDA não varicosa é controverso, podendo ser utilizadas como medida terapêutica adjuvante antes da endoscopia, ou quando o tratamento endoscópico é ineficaz, contraindicado, ou indisponível. A somatostatina deve ser infundida em *bolus* de 250 microgramas, seguida de 250 microgramas/h por 3 a 5 dias. A dose de octreotídeo é de 50-100 microgramas endovenoso em *bolus*, seguida de infusão contínua de 25 a 50 microgramas/h por 3 a 5 dias. Podem ocorrer efeitos colaterais, como cefaleia, hiperglicemia, dores abdominais e esteatorreia. Não temos indicado essa conduta na doença ulceropéptica e sim nas varizes esofagianas.

Além do controle hemodinâmico e da terapêutica farmacológica, cabe ao clínico a indicação dos métodos endoscópicos, da arteriografia diagnóstica e terapêutica e a participação na decisão cirúrgica.

### ■ REFERÊNCIAS BIBLIOGRÁFICAS

1. Rockey DC. Gastrointestinal bleeding. *Gastroenterol Clin North Am* 2005;34:581-18.
2. Barkun A, Bardou M, Marshall JK. Consensus recommendations for managing patients with nonvariceal upper gastrointestinal bleeding. *Ann Intern Med* 2003;139:843-57.
3. Das A, Wong RC. Prediction of outcome of acute GI hemorrhage. A review of risk scores and predictive models. *Gastrointest Endosc* 2004;60:85-93.
4. Peura DA, Lanza FL, Gostout CJ et al. The American College of Gastroenterology Bleeding Registry: preliminary findings. *Am J Gastroenterol* 1997;92:924-28.
5. Daniel WA, Egan S. The quantity of blood required to produce a tarry stool. *JAMA* 1939;113:2232.
6. Ebert RV, Stead EA, Gibson JG. Response of normal subjects to acute blood loss. *Arch Intern Med* 1941;68:578.
7. Silverstein FE, Gilbert DA, Tedesco FJ et al. The national ASGE survey of upper gastrointestinal bleeding. Clinical prognostic factors. *Gastrointest Endosc* 1981;27:70-93.
8. Luna LL, Vargas C, Luna RA et al. *Hemorragia digestiva alta não varicosa*. In: *Condutas em gastroenterologia*. Rio de Janeiro: Revinter, 2004. p. 687-94.
9. Liu CC, Lee CL, Chan CC et al. Maintenance treatment is not necessary after Helicobacter pylori eradication and lealing of bleeding peptic ulcer: a 5–year prospective, randomized, controlled study. *Arch Intern Med* 2003;163:2020-24.
10. McQuaid KR. Gastroentestinal disorders. In: Tierney Junior LM. *Current medical diagnosis and treatment*. New York: McGraw Hill 2008. p. 473-565.
11. Jones MO, Wessinger S, Williams M et al. Increase use of selective serotonin reuptake inhibitors in patients admitted with acute gastrointestinal hemorrhage: preliminary observations. *Gastroenterology* 2007;129(3):1108.
12. Laine L. Upper gastrointestinal bleeding. *AsGE Clinical Update* 2007;14(3):1-4.
13. Imperiale TF, Birgisson S. Somatostatin or octreotide compared with H2 antagonist and placebo in the management of acute nonvariceal upper gastrointestinal hemorrhage: a meta-analysis. *Ann Inter Med* 1997;127:1062.

# HEMORRAGIA DIGESTIVA ALTA AGUDA – O PAPEL DO ENDOSCOPISTA

Glaciomar Machado

## CONSIDERAÇÕES GERAIS

A hemorragia digestiva alta não varicosa continua representando um constante desafio aos pesquisadores, por ser responsável por elevado índice de internações (250.000 a 300.000 admissões hospitalares e gastos de cerca de 2,5 bilhões de dólares nos Estados Unidos)[1] e de índices de mortalidade que alcançam até 10%.[2]

Pacientes com quadro clínico de hemorragia digestiva alta devem ser atendidos em regime de emergência, em ambiente hospitalar, por equipe composta por clínico, cirurgião, laboratorista, hematologista, eventualmente por radiologista e, obrigatoriamente, pelo endoscopista. Os itens abaixo relacionados são de aceitação universal e devem ser cumpridos para que se obtenham resultados satisfatórios:[3]

1. Estabelecer o diagnóstico correto da causa do sangramento.
2. Identificar o local exato da hemorragia.
3. Decidir acuradamente sobre a possibilidade de tratamento endoscópico.
4. Selecionar o procedimento endoscópico adequado.
5. Assegurar que este procedimento seja seguro e bem tolerado.
6. Promover a hemostasia com sucesso.
7. Prevenir o ressangramento a curto e longo prazos.

Os itens 1, 2, 3 e 4 dependem da qualificação do endoscopista, do equipamento de que dispõe no momento, do ambiente em que realiza o exame, e de seus auxiliares.

Antes que nos detenhamos no endoscopista e nas diferentes técnicas endoscópicas terapêuticas disponíveis, há que se considerar:

1. Quando realizar a endoscopia.
2. O preparo do paciente.
3. O equipamento a ser utilizado.

### Quando realizar a endoscopia

É lícito admitir que o conhecimento da causa do sangramento agudo resulte na instituição da terapêutica correta e, consequentemente, na obtenção de melhores resultados. Assim sendo, Machado[4] demonstrou que as possibilidades de estabelecimento da etiologia e do local do sangramento são significativamente maiores quando a endoscopia é realizada precocemente: foi possível identificar a causa da hemorragia em 98,2% dos pacientes submetidos ao exame decorridas até 24 horas do episódio hemorrágico. O Quadro 5-6 expressa a nossa casuística até 1981.[3]

A análise destes números mostra que o retardo na execução da endoscopia diminui significativamente as possibilidades de identificação inequívoca do ponto de sangramento, constituindo-se no melhor argumento para a afirmativa de que o procedimento deve ser realizado tão logo as medidas de avaliação clínica e de ressuscitação do paciente tenham sido tomadas. Lee *et al.*[5] mostraram, em trabalho randomizado, que, da totalidade dos pacientes com hemorragia digestiva alta aguda não varicosa, submetidos à endoscopia digestiva alta precoce, 46% puderam ser encaminhados para tratamento ambulatorial com segurança, concluindo que a triagem dos pacientes pela endoscopia emergencial é fundamental para a seleção dos pacientes que devem ser tratados em regime de internação hospitalar, reduzindo, substancialmente, os custos. Aqueles que adotam esta conduta, cada vez mais frequente nos últimos 10 anos, argumentam que os pacientes de baixo risco podem receber tratamento ambulatorial ou internação hospitalar de curta duração, enquanto

**Quadro 5-6. Apuro diagnóstico e realização de endoscopia (casuística pessoal, 1981)**

| Intervalo entre HDA/EGD | EGD | Identificação da causa da HDA (*) | |
|---|---|---|---|
| | Nº | Nº | % |
| < 24 horas | 1.120 | 1.100 | 98,2% |
| 24-48 horas | 280 | 250 | 89,3% |
| 48-72 horas | 180 | 160 | 88,3% |
| 4-7 dias | 300 | 240 | 80,0% |
| > 8 dias | 360 | 200 | 55,5% |
| TOTAL | 2.240 | | |

HDA = hemorragia digestiva alta; EGD = esofagogastroduodenoscopia.
(*) Computadas apenas as lesões que apresentavam evidências de sangramento, como coágulos aderidos no fundo de ulcerações; sangue digerido de eliminação recente ou sangramento ativo proveniente de ruptura de varizes esôfago-gástricas, de lacerações ou de úlceras etc.

que aqueles que representam alto risco podem ser rapidamente identificados, recebendo tratamento apropriado para a gravidade de seu quadro clínico.[6] Entretanto, é importante iniciar a triagem antes da realização da endoscopia digestiva, durante a abordagem clínica do paciente, quando se determina se há necessidade de internação hospitalar e, caso positivo, se o paciente necessita admissão na unidade de terapia intensiva (UTI). Pfau et al.[7] desenvolveram critérios para admissão hospitalar e em UTI com base em extensa revisão da literatura. Estes critérios estão expressos no Quadro 5-7.

Como corolário e potencialmente de grande ajuda ao clínico, tem sido recomendada a utilização de sistemas de *pontuação preditiva de risco* que podem não ter a endoscopia emergencial como componente-chave, embora a maioria tenha.[8] Os métodos não endoscópicos seriam muito úteis, uma vez que dispensam a endoscopia de urgência que, na prática clínica atual, seria muito difícil de ser realizada em todos os pacientes. Um dos mais empregados sistemas de pontuação preditiva de risco é o "sistema Rockall", descrito em 1996,[9] para prever o risco de mortalidade dos pacientes com hemorragia digestiva aguda. O sistema de pontuação completo inclui variáveis clínicas e endoscópicas e tem sido validado prospectivamente por investigadores independentes[10,11] (Quadro 5-8).

Evidências sugerem que, empregando a tabela de pontos de Rockall, é possível identificar um subgrupo substancial de pacientes (aproximadamente um terço) com quadro de hemorragia digestiva alta considerada de baixo risco (definido como risco de ressangramento de < 5% e mortalidade < 1%),[12] que pode ser acompanhado, com segurança, ou em regime ambulatorial ou de internação hospitalar de curta duração (24 horas). Utilizando critérios derivados de Rock-

**Quadro 5-7. Critérios de admissão hospitalar para pacientes com hemorragia digestiva alta (Pfau PR et al.[7] modificado)**

**Sinais de sangramento gastrointestinal recente (últimos 3 dias) com qualquer dos seguintes**
- Sangramento em atividade
- Sintomas ortostáticos ou sinais vitais comprometidos
- Hematócrito ≥ 5% abaixo dos valores básicos
- Evidências de distúrbios cardiorrespiratórios
- Uso de anticoagulantes em pacientes com diátese hemorrágica ou trombocitopenia
- Evidências de/ou história de cirrose ou enxerto aórtico abdominal
- Episódio de ressangramento nas duas semanas seguintes à hemorragia inicial

**Admissão em UTI (com qualquer dos seguintes – ou admissão em quarto/enfermaria)**
- Suspeita de sangramento por varizes esofagogástricas
- Hipotensão ortostática após recebimento de 1 litro de solução salina IV
- Combinação de perda de sangue vermelho-vivo pelo reto e sangramento digestivo alto
- Isquemia/infarto miocárdico ao eletrocardiograma ou história de enxerto aórtico abdominal
- Paciente anticoagulado ou apresentando diátese hemorrágica

**Quadro 5-8. O sistema de pontuação de risco de Rockall (modificado)**

| Pontuação | 0 | 1 | 2 | 3 |
|---|---|---|---|---|
| Idade (anos) | < 60 | 60-79 | ≥ | |
| Pressão arterial (mmHg) | ≥ 100 | ≥ 100 | < 100 | |
| Frequência cardíaca (batimentos/minuto) | < 100 | ≥ 100 | | |
| Comorbidades | Nenhuma importante | | Cardiopatia isquêmica; insuficiência cardíaca congestiva | Insuficiência renal ou hepática; metástases |
| Diagnóstico endoscópico | "Mallory-Weiss"; nenhuma lesão ou nenhum sinal de hemorragia recente | Todos as outras causas importantes de hemorragia digestiva alta | | |
| Sinais de hemorragia recente | Úlcera de base clara; presença de pequenino ponto pigmentado | | Sangue no trato digestivo superior, coágulo aderente, vaso visível, sangramento em jato | |

"Sistema de pontuação clínico" (pré-endoscopia alta) = idade + pressão arterial + frequência cardíaca + comorbidades; pontuação mínima = 0; categoria de baixo risco (pontuação clínica) = 0.
"Sistema de pontuação completo" (pós-endoscopia alta) = pontuação clínica + diagnóstico + sinais de hemorragia recente; pontuação máxima (completa) = 11; categoria de baixo risco (pontuação completa): baixa = ≤ 2; intermediário = 3-4; alto = ≥ 5.

wall[9] e de Longstreth et al.,[13] Cipolletta et al.[14] mostraram, em estudo prospectivo randomizado controlado, que pacientes de baixo risco, internados por curto período de tempo e acompanhados ambulatorialmente, evoluíram positivamente, resultando em economia significativa de recursos.

Embora tenha sido concebido originalmente tendo a endoscopia como componente do sistema, evidências acumuladas sugerem que a pontuação de Rockall pode ser utilizada, tanto precedendo, como após a endoscopia, denominando-se, respectivamente, sistema de Rockall "clínico" e "completo".[12] Adicionalmente, alguns autores[8,12] têm empregado os sistemas de Rockall "clínico" e "completo" em sequência, com resultados muito bons. Mesmo assim, e por variadas razões, um número considerável de pacientes de baixo risco ainda permanece hospitalizado por alguns dias, consumindo recursos significativos.[15]

Na eventualidade de atendimento de paciente com hemorragia digestiva alta aguda, adotamos a mesma conduta utilizada por Silveira et al.[16] e Barkun et al.[17]: a decisão entre realizar uma endoscopia durante a noite ou postergá-la até a manhã seguinte deve basear-se na avaliação clínica rigorosa do paciente, na disponibilidade do equipamento a ser utilizado e na existência de equipe treinada para atendimentos emergenciais (endoscopista e auxiliares). Esta conduta visa não somente à melhor qualidade no atendimento, mas também à segurança para o paciente e para o endoscopista, bem como ao custo-benefício.

Mesmo assim, a questão do momento ideal para realização da endoscopia ainda permanece tema de debate, particularmente nos pacientes que respondem rapidamente à administração de líquidos e reposição volêmica e que não apresentam mais evidências de sangramento ativo.[1] Alguns trabalhos[18,19] mostram que a endoscopia emergencial, *exclusivamente diagnóstica*, não melhora as taxas de mortalidade, a frequência de ressangramento, a necessidade de cirurgia, ou o tempo de permanência no hospital. A grande maioria (cerca de 75-80%) dos pacientes com úlceras hemorrágicas cessa o sangramento espontaneamente, limitando o impacto da endoscopia exclusivamente diagnóstica realizada precocemente.[19] Em contrapartida, Laine e Peterson,[20] Lau e Leung[21] e Sacks et al.[22] relataram, independentemente, que a endoscopia precoce, *com finalidades terapêuticas,* nos restantes 20% dos pacientes que continuam sangrando ativamente ou que ressangram, resultou em melhora significativa da morbimortalidade. Destes 20%, úlceras pépticas hemorrágicas podem ser controladas endoscopicamente em 85-90% dos pacientes, com índices de complicações menores que 3% e um decréscimo significativo nos índices de ressangramento e de tratamento cirúrgico. A mortalidade igualmente diminui em quase um terço dos casos.[20-22]

A endoscopia de urgência em pacientes com hemorragia digestiva alta tem sido largamente dirigida para os 20% dos pacientes em que a terapêutica endoscópica emergencial pode mudar a evolução do episódio hemorrágico. Há pouco mais de uma década, a Sociedade Americana de Endoscopia Gastrointestinal (ASGE) recomenda a realização de endoscopia terapêutica de urgência nos pacientes que apresentam sangramento ativo por úlcera e/ou alto risco de ressangramento[23] (o difícil é predizer, *a priori* e com certeza, quais pacientes estão incluídos nesta categoria). Paradoxalmente, entretanto, parece que o melhor indicador de ressangramento nas úlceras pépticas é o seu aspecto endoscópico. Laine e Peterson[20] reuniram os achados endoscópicos disponíveis na literatura e apresentaram uma tabela de riscos de ressangramento com base em critérios endoscópicos (Quadro 5-9).

A presença de vaso visível ou de *coágulo sentinela* na base de uma úlcera indica probabilidade de ressangramento de 43 e 22% respectivamente[24,25] (Fig. 5-3).

Por outro lado, úlceras com ponto pigmentado plano e aquelas com base limpa, sem coágulos, têm um risco de ressangrar de 10 e 5%.[24,25] Na presença de coágulo aderido, é necessário decidir por sua remoção ou não. Antes de tomar esta decisão, é recomendável levar em consideração fatores como as dimensões da úlcera, sua localização e os sinais clínicos indicativos da gravidade da hemorragia.

Preferimos adotar atitude agressiva em relação aos coágulos aderidos, especialmente nas úlceras grandes e profundas, para permitir o tratamento imediato do vaso recoberto. Neste sentido, empregamos lavagem vigorosa da úlcera; caso o coágulo não se desprenda, utilizamos alça para polipectomia para a sua remoção. Para reduzir o risco de sangramento, recomendamos injetar solução (1:200.000) de adrenalina no coágulo e à sua volta, antes de proceder à sua retirada. Habitualmente, não tratamos úlceras com ponto pigmentado ou com base limpa (Fig. 5-4).

**Quadro 5-9. Aspectos endoscópicos preditivos de ressangramento e mortalidade nas úlceras (Laine e Peterson[12] modificado)**

| Achado endoscópico | Risco de ressangramento | Mortalidade |
|---|---|---|
| Sangramento ativo | 55% | 11% |
| Vaso visível | 43% | 11% |
| Coágulo aderido | 23% | 7% |
| Pigmento na base | 10% | 3% |
| Base clara | 5% | 2% |

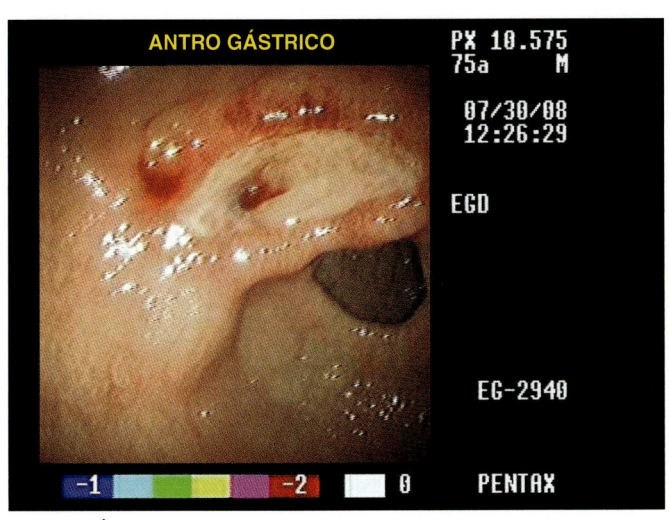

Fig. 5-3. Úlcera gástrica com vaso visível e coágulo aderido, localizada na pequena curvatura do antro.

Neste ponto, é útil definir os diversos sinais de sangramento recente (Quadro 5-10) referidos por Laine e Peterson[20] e já explicitados no Quadro 5-9.

De qualquer forma, uma vez decidida a realização de endoscopia, recomendamos a rotina que utilizamos em nosso serviço, que se baseia em uma série de cuidados, listados adiante, antes de submeter os pacientes ao procedimento (Quadro 5-11).

## Preparo do paciente

O preparo do paciente com quadro emergencial por hemorragia digestiva alta inclui sua remoção para ambiente hospitalar, local onde os dados clínicos e laboratoriais serão avaliados judiciosamente e tomadas todas as providências para sua ressuscitação, conforme já referido anteriormente.

As vantagens da utilização de sonda nasogástrica antes dos procedimentos endoscópicos são discutíveis: Adamapoulos et al.,[26] em estudo prospectivo, encontraram que a presença de sangue vivo na sonda nasogástrica é razão para realização de endoscopia digestiva alta de urgência; por outro lado, as informações que a sonda oferece têm limitações – Gilbert et al.[27] referiram que cerca de 50% dos pacientes com hemorragia recente por lesões duodenais não apresentaram sangue na sonda nasogástrica. O valor diagnóstico da sonda e do aspirado gástrico foi desacreditado em 1990 com a publicação de um estudo[28] que mostrou que o aspirado gástrico obtido imediatamente antes da endoscopia tinha baixa sensibilidade e especificidade como preditivo do achado de sangramento ativo ao exame endoscópico. Leung[29] afirma que, até o momento, a utilização da sonda nasogástrica parece não interferir com os resultados obtidos nos pacientes com hemorragia digestiva alta.

Pessoalmente, preferimos não correr o risco de aspiração durante lavagem do estômago com grande volume de água, motivo pelo qual somente empregamos a sonda nasogástrica

**Quadro 5-10. Definições endoscópicas de sinais de hemorragia recente em úlceras**

**Base limpa:** nenhum sinal de sangramento recente

**Ponto pigmentado plano:** ponto preto, marrom ou vermelho

**Coágulo aderido:** coágulo relativamente grande, amorfo, recobrindo a base da úlcera, resistente à tentativa de remoção com jato d'água

**Vaso visível sem sinais de sangramento:** protuberância pequenina, habitualmente pigmentada de coloração variável, que também pode ser não pigmentada

**Sangramento ativo:** alto risco corresponde a sangramento em jato

**Quadro 5-11. Lista de cuidados prévios à endoscopia emergencial em pacientes com hemorragia digestiva alta aguda**

1. Somente realizar a endoscopia após avaliação clínica minuciosa e tomadas as medidas emergenciais de ressuscitação e estabilização hemodinâmica do paciente
2. Ter dois ou mais assistentes à disposição durante o procedimento
3. Proteger as vias aéreas do paciente:
   Aspirador para sucção oral
   Utilizar entubação orotraqueal ou usar *overtube* em casos que representem alto risco
4. Monitorização através de:
   Oximetria
   Pressão arterial automática
   Eletrocardiograma contínuo
5. Acessórios para terapêutica endoscópica disponíveis e testados
6. Manter equipe cirúrgica de sobreaviso

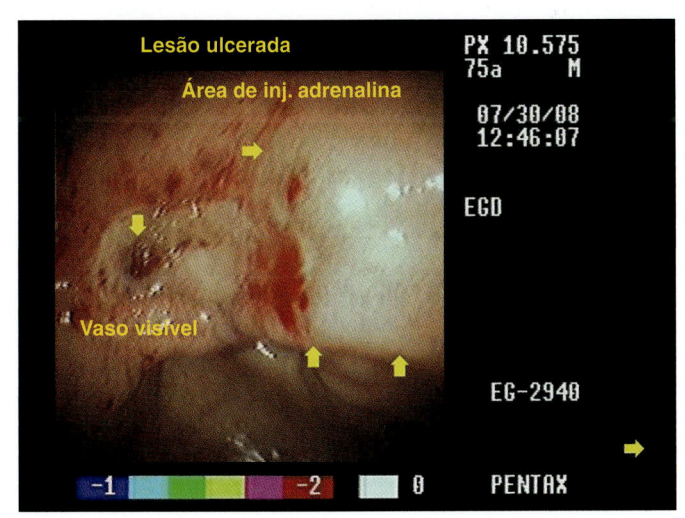

Fig. 5-4. Mesmo caso (vaso visível, coágulo aderido e leve sangramento) após injeção de adrenalina (sol. 1:200.000).

e a lavagem gástrica quando o endoscopista não está presente no momento da solicitação da endoscopia ou nos pacientes em que a esofagogastroduodenoscopia demonstre a existência de grosseiros coágulos sanguíneos, impedindo o exame completo do esôfago, estômago e duodeno, e que sejam impossíveis de remover por aspiração pelo canal de biópsias do endoscópio.[3] É evidente que, da mesma forma, as sondas nasogástricas não têm diâmetro suficiente para a remoção destes coágulos, motivo pelo qual recomendamos, nesses casos, o emprego das sondas de Faucher.[30]

Quanto à pré-medicação utilizada para a endoscopia, esta depende de cada caso, devendo ser levada em consideração: se o paciente está em vigência de sangramento ou se apresentou hematêmese e de que vulto; seu estado geral e sua idade; o seu estado de consciência e a existência de comorbidades. Para aqueles com estado geral comprometido, idosos, que tenham comorbidades, que estão sangrando ativamente ou que apresentaram hematêmeses vultosas, recomendamos a realização da endoscopia sob anestesia geral com Propofol, caso não haja contraindicação, sob assistência de anestesiologista. Nos demais, realizamos a endoscopia sob sedação intravenosa com uma solução de Midazolam (doses tituladas de 2 mg ou 0,01-0,04 mg/kg de peso corporal) e Meperidina (doses tituladas de 15 mg ou 0,15-0,7 mg/kg de peso) em doses individualizadas, tendo como indicadores disartria e/ou ptose palpebral. É importante guardar intervalos de 2 minutos para a administração de nova dose da solução.

Especial atenção deve ser dada à proteção das vias aéreas, especialmente dos pacientes em vigência de hematêmese, dos não cooperativos, pré-comatosos, hemodinamicamente instáveis apesar de ressuscitação vigorosa, e daqueles em que o tratamento cirúrgico foi antecipado. Pneumonia por aspiração pode ocorrer em cerca de 20% dos pacientes sem proteção das vias aéreas.[31] Esta proteção pode ser feita mediante entubação orotraqueal ou pela utilização de *overtube* de 25 cm de extensão.

A entubação orotraqueal, especialmente em pacientes em vigência de hematêmese, pode representar um desafio e frequentemente exige um anestesiologista experiente. Um trabalho retrospectivo de Rudolph, Landsverk e Freeman[32] mostrou não haver diferença significativa nos índices de pneumonia por aspiração e de problemas cardiovasculares em pacientes com e sem entubação orotraqueal profilática. Entretanto, este mesmo trabalho sugere uma tendência à diminuição da ocorrência de aspiração maciça e fatal durante a endoscopia, nos pacientes previamente entubados.

Quanto à utilização de *overtube*, este deve ser empregado como o recomendado e descrito no capítulo *Hemorragia digestiva alta aguda varicosa*.

A presença de grande quantidade de sangue vivo ou de coágulos no lago mucoso, frequentemente, impede o exame do fundo do estômago (Fig. 5-5).

Nesses casos, a mudança de decúbito do paciente, de lateral esquerdo para lateral direito, acrescida da administração de procinético, promove não somente o deslocamento do sangue para o antro (mudança do decúbito), mas também o rápido esvaziamento do estômago[3] (Fig. 5-6).

## Equipamento a ser utilizado

Considerando a presença dos componentes da equipe médica e de eventuais estagiários na sala de exames, é desejável a realização da endoscopia com videoendoscópios, complementados com equipamentos necessários para arquivar a documentação do procedimento, bem como as imagens em DVD. Estes equipamentos devem ser detalhadamente inspecionados previamente e estar em perfeitas condições de funcionamento.

Como coadjuvantes, devemos ter à disposição: aspirador potente, água destilada e soro fisiológico gelados, sonda de Faucher, fonte diatérmica e seus complementos, eletródios mono e bipolares, alças diatérmicas para polipectomia, agulhas para injeção local de esclerosantes, álcool absoluto, adrenalina e, em caso de disponibilidade, equipamento apropriado para eletrocoagulação com plasma de argônio (ver Cap. 3).

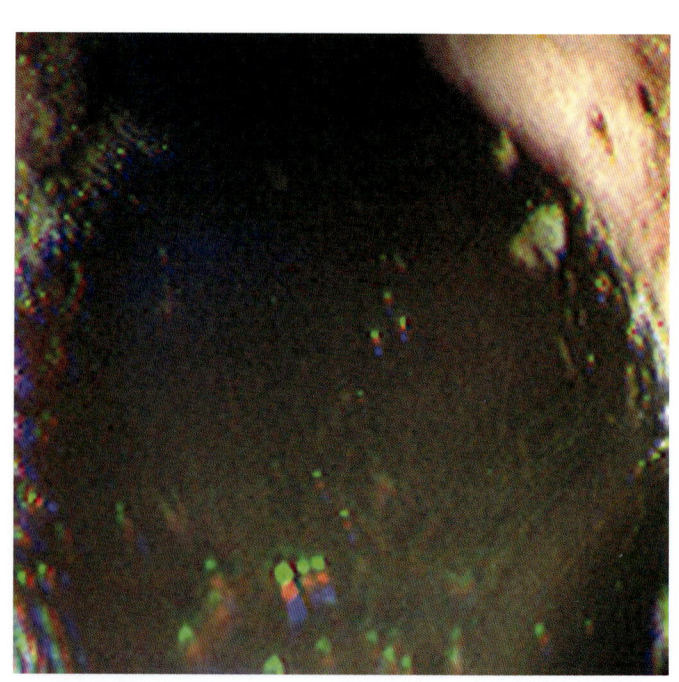

**Fig. 5-5.** Sangue no lago mucoso, impedindo o exame do fundo gástrico.

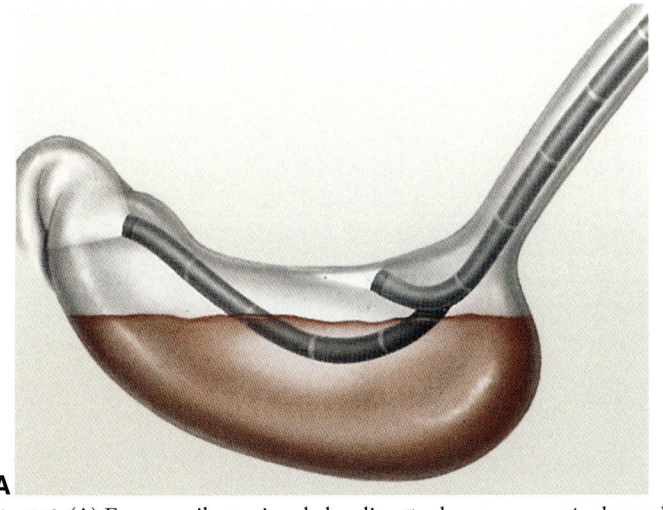

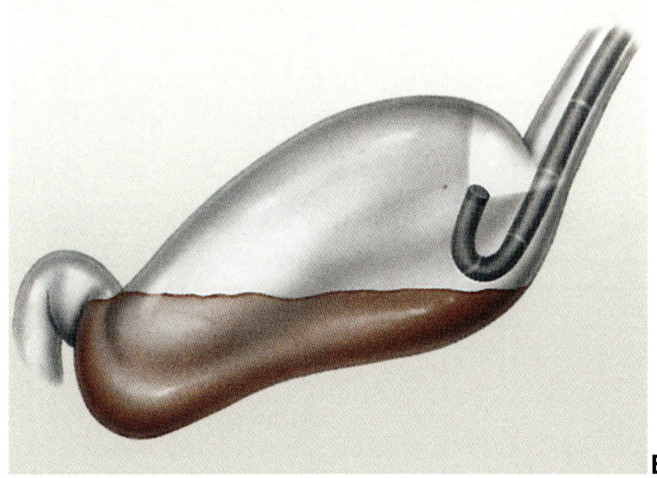

**Fig. 5-6.** (**A**) Esquema ilustrativo da localização de sangue e coágulos ao longo da grande curvatura e no fundo do estômago, dificultando o exame destas áreas, nos pacientes em decúbito lateral esquerdo; (**B**) após mudança de posição do paciente para decúbito lateral direito, sangue e coágulos deslocam-se para a pequena curvatura e o antro, permitindo a visualização da região fúndica. (Extraída de Soehendra N *et al. Praxis der therapeutischen endoskopie.* Stuttgart; New York: Thieme, 1997.)

## ■ PROCEDIMENTOS ENDOSCÓPICOS TERAPÊUTICOS

Do ponto de vista do diagnóstico, um endoscopista experiente é capaz de identificar a causa de hemorragia digestiva alta em mais de 95% dos pacientes.[33]

Quanto à terapêutica, é possível obter-se hemostasia por meio de métodos endoscópicos na maioria dos pacientes que apresentam os principais sinais de hemorragia: sangramento ativo, vaso visível sem sangramento ativo ou coágulos aderidos. Optamos por agrupar estes métodos de acordo com o seu modo de ação no Quadro 5-12.

Estas alternativas endoscópicas de tratamento podem ser utilizadas empregando-se um único método terapêutico (monoterapia) ou a combinação de dois deles (terapêutica combinada).[34]

### Métodos térmicos

Em síntese, o calor aplicado através de eletródios coagula as proteínas tissulares, causa edema e vasoconstrição, ativa a coagulação arterial intrínseca (plaquetas), obliterando, assim, o lúmen arterial (Fig. 5-7).[35]

### Eletrocoagulação monopolar

Nesta forma de eletrocoagulação, o eletródio é colocado em contato com o tecido durante o tratamento, e o fluxo de elétrons atravessa este tecido em direção a uma placa neutra, localizada em posição oposta ao eletródio.

A inexistência de sangue entre o vaso e a extremidade do eletródio, que irá promover a eletrocoagulação, é condição essencial para se obter hemostasia. Portanto, o método é desapontador em vigência de sangramento ativo de grande magnitude.[36]

A **técnica** consiste em aplicar o eletródio circundando todo o vaso a ser cauterizado, nos casos em que é identificado, ou em toda a circunferência da lesão que sangra, quando não é possível a identificação, ou nos casos de sangramento em *nappe*, originado de suas margens.[36]

Em relação aos **resultados**, utilizamos a eletrocoagulação monopolar na década de 1970, obtendo hemostasia em 86% dos casos.[36] Nossa experiência mostra que é impossível prever por quanto tempo a escara do tecido cauterizado irá permanecer e, portanto, quais as chances de ressangramento.

**Quadro 5-12. Métodos endoscópicos de hemostasia**

**Métodos térmicos**
- Eletrocoagulação mono e bipolar
- Eletrocoagulação com plasma de argônio
- Raios *laser*

**Métodos químicos**
- Injeção de fármacos:
  – Adrenalina
  – Álcool absoluto
  – Esclerosantes
  – Agentes trombogênicos:
    Selante de fibrina
    Trombina

**Métodos mecânicos**
- Hemoclipes
- Ligadura elástica

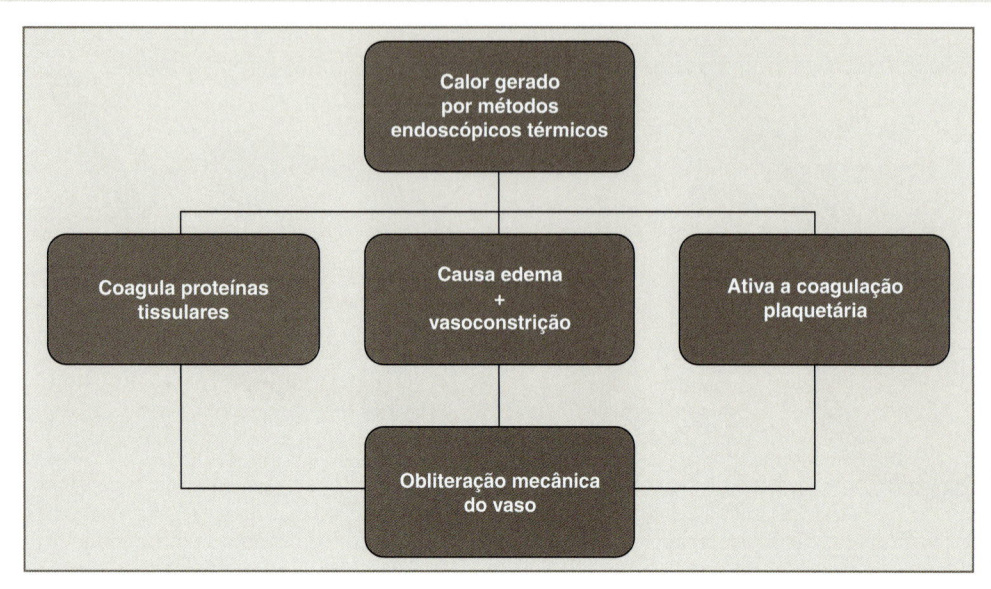

Fig. 5-7. Mecanismos de hemostasia endoscópica para úlceras sangrantes. (Johnston, Jensen e Auth,[33] modificada.)

Constituem **limitações** do método:

- A presença de sangue entre o vaso e o eletródio.
- Eletródio tende a aderir ao tecido coagulado e aos coágulos, facilitando o ressangramento quando é retirado.

Quanto às **complicações**, o risco de perfuração é elevado, uma vez que não é possível controlar a profundidade da coagulação e a consequente destruição tissular, diretamente relacionadas com a pressão e com o tempo de aplicação do eletródio no tecido/vaso que se pretende cauterizar.

### Eletrocoagulação bipolar

É a forma de monoterapia mais utilizada nos Estados Unidos da América.[34]

Foi desenvolvida na tentativa de melhorar a eficiência e a segurança da eletrocoagulação monopolar. Nesse caso, a densidade da corrente elétrica está concentrada em dois eletródios afastados 1-2 mm entre si, que são aplicados diretamente no tecido, não havendo necessidade do uso de placa neutra. Como o fluxo de elétrons se processa entre os dois eletródios, a profundidade da cauterização é limitada, diminuindo significativamente o risco de perfuração.[3] Entretanto, o método, em suas fases iniciais, ainda resultava em aderência do tecido cauterizado na extremidade do eletródio, causa de ressangramento por avulsão, quando da retirada do mesmo. Este problema foi solucionado com um novo tipo de eletródio em que os bipolos são constituídos por uma extremidade cilíndrica que inclui três eletródios longitudinais separados a igual distância, e outros três transversais, perfazendo um total de seis eletródios em uma única peça.[3] Como complemento, o sistema é percorrido, em seu maior eixo, por um tubo conectado, em sua extremidade superior, à pequena bomba hidráulica em comunicação com um frasco para água destilada ou soro fisiológico. A extremidade inferior deste tubo desemboca no centro da parte ativa, onde estão localizados os seis eletródios. Isto permite a infusão dirigida, contínua ou intermitente de líquidos, controlada pelo operador por meio de um pedal. O BICAP, como é denominado, é fabricado em diâmetros de 2,4 mm e 3,2 mm.

No caso de sangramento ativo, impedindo a identificação do vaso que está sangrando, procede-se à lavagem prévia ou concomitante da área hemorrágica por meio do jato dirigido de líquidos. Localizado o vaso, este é tamponado com a extremidade do BICAP.

Atualmente, os eletródios multipolares podem ser aplicados diretamente sobre a área hemorrágica para comprimir moderadamente o vaso subjacente que está sangrando, antes que seja aplicada a coagulação. Após a compressão do vaso e a consequente interrupção do fluxo sanguíneo, procede-se a coagulação com baixa energia e longo tempo de duração (cerca de 10 segundos). Com esta técnica, é possível colabar as paredes das artérias mesentéricas de até 2 mm de diâmetro, obtendo-se, assim, coagulação por coaptação efetiva[37] (Fig. 5-8).

### Eletrocoagulação com plasma de argônio (APC)

Em 1991, Grund[38] introduziu um novo método de eletrocoagulação que não necessita contato com o vaso que sangra e em que a energia é transmitida utilizando a eletrocoagulação monopolar para ionizar gás argônio em plasma e, assim, coagular o tecido. O plasma de argônio é levado à lesão a ser fulgurada por um tubo flexível de *teflon*, que tem um eletródio de tungstênio contido em uma abertura de cerâmica localizada em sua extremidade distal. O gás argônio ionizado, portanto, eletricamente condutor, é introduzido pelo tubo e isto conduz à energia elétrica de alta frequência que é

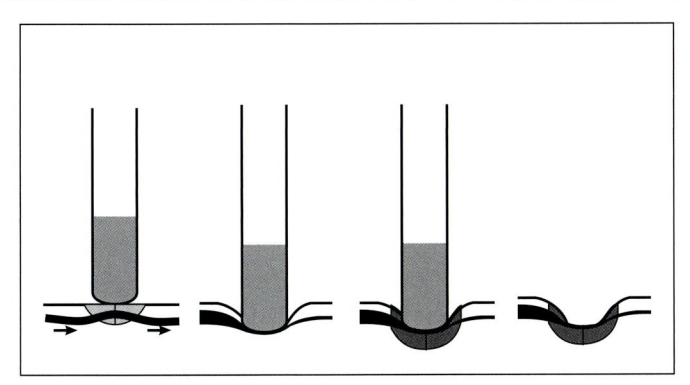

Fig. 5-8. Esquema ilustrativo de compressão de vaso sangrante com eletródio multipolar, seguida de eletrocoagulação. (Extraída de Classen M et al. *Gastroenterological endoscopy.* Stuttgart; New York: Thieme, 2002.)

APC fazem com que a coagulação dos tecidos e a perfuração sejam difíceis de ocorrer. Adicionalmente, o APC pode ser aplicado como se fosse uma escova atingindo grandes áreas, o que é muito útil no tratamento de sangramentos difusos, como na ectasia vascular antral.[38]

Por outro lado, existem também **desvantagens** com o método: a insuflação do gás argônio deve ser monitorizada cuidadosamente, uma vez que pode causar rápida distensão gasosa luminal; o contato do eletródio com as paredes do tubo digestivo durante o tratamento pode causar enfisema da parede por expansão do argônio na submucosa que, embora raramente, pode progredir para pneumatose intestinal e, finalmente, apesar de sua pouca penetração nos tecidos, causar perfuração de paredes muito delgadas (como do ceco, por exemplo).[38]

Em nosso serviço, utilizamos o plasma de argônio da casa ERBE, modelo APC 300 (ERBE Elektromediizin, Tübingen, Germany). Antes de iniciarmos o procedimento, a potência recomendada para cada tecido é selecionada (entre 40 W-100 W) – Quadro 5-13, sendo que o fluxo de argônio é fixado em 1,8 L/min (coagulação) e 3,6 L/min (corte) para a maioria das lesões.

gerada pelo eletródio de tungstênio. Consequentemente, a energia é transmitida ao tecido sem fazer contato com o mesmo. Graças ao fluxo divergente do gás, obtém-se transmissão axial e lateral. Dependendo do fluxo de gás e da força do campo elétrico, a resultante é uma coagulação térmica superficial dos tecidos (2-3 mm de profundidade), porém, se o eletródio tocar a lesão, transforma-se em uma sonda monopolar, e a coagulação pode alcançar 4 mm[39] (Fig. 5-9).

Portanto, não é possível realizar compressão e coaptação de artérias que estejam apresentando sangramento ativo, com os eletródios de plasma de argônio.[39] Esta limitação quanto aos vasos de grosso calibre é semelhante para os vários instrumentos que não requerem contato com o vaso que está sangrando (incluindo os raios *laser*).[35]

Existem diversas **vantagens** do APC sobre a terapêutica convencional a *laser*. O Nd-YAG coagula e remove o tecido por vaporização, e a profundidade de coagulação do tecido é difícil de controlar. Ao contrário, as propriedades físicas do

Após a identificação da lesão a ser tratada, o eletródio é introduzido pelo canal de trabalho do endoscópio, até ficar exposto de 2-4 mm da extremidade distal do aparelho. É essencial a visualização do eletródio e da lesão a ser fulgurada, devendo ser evitado o contato do eletródio com o tecido. O tratamento consiste na aplicação de descargas de argônio de curta duração em uma área específica ou descargas mais demoradas, movimentando-se o eletródio para um lado e para o outro, à semelhança dos movimentos de um pincel *(paint brush)*. O gás argônio deve ser removido frequentemente do tubo digestivo (aspiração utilizando o botão correspondente

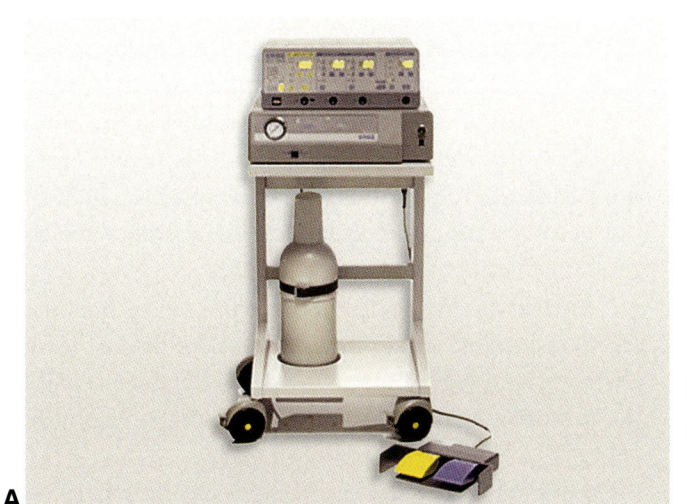

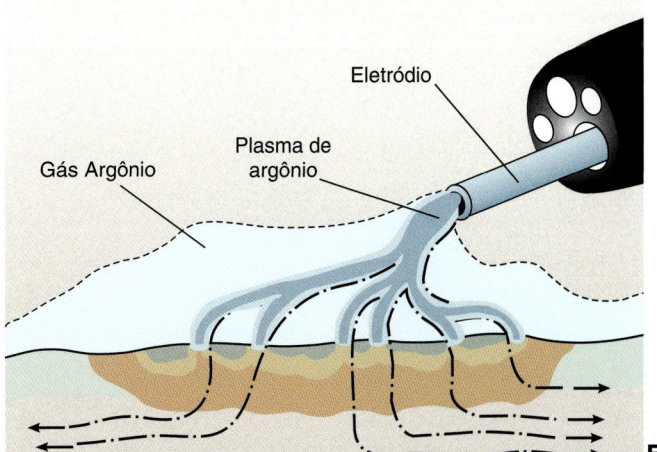

Fig. 5-9. (A) Equipamento para eletrofulguração com plasma de argônio; (B) esquema ilustrativo do mecanismo de ação do plasma de argônio.

**Quadro 5-13. APC: potências recomendadas em diferentes tecidos**

| | Potência (W) |
|---|---|
| Esôfago | 60-80 |
| Estômago | 60-80 |
| Duodeno | 60 |
| Invasão tumoral em *stents* | 60-80 |
| Tumores de grandes dimensões (> 15 mm) | 99 |
| Tumores médios (5-15 mm) | 80 |
| Tumores pequenos | 60-80 |
| Cólon direito | 40-60 |
| Restante do cólon | 60 |
| Reto | 40-60 |

do endoscópio). Isto é particularmente importante quando o APC está sendo usado no cólon ou no intestino delgado.

As recomendações para o uso do APC por via endoscópica estão contidas no manual do fabricante e resumidas no Quadro 5-14.

A principal indicação do APC, desde a sua introdução no armamentário gastroenterológico, é o tratamento das angiodisplasias localizadas no trato gastrointestinal[38,39] (Fig. 5-10).

**Quadro 5-14. Dez recomendações úteis para o uso do plasma de argônio por via endoscópica**

1. Não confunda APC com *laser* de argônio (os mecanismos de ação são diferentes)
2. Teste o APC antes de introduzir o eletródio através do endoscópio
3. Introduza o eletródio pelo canal de trabalho do endoscópio até que o primeiro anel preto seja visível
4. Use o APC sob controle visual (a menos que você seja um especialista)
5. Não permita contato entre o eletródio de APC e a mucosa
6. Nunca pressione as paredes do órgão com o eletródio ativado, pelo risco de causar enfisema/lesão
7. Não toque os *stents* metálicos diretamente com o eletródio
8. Evite distensão luminal causada pelo gás argônio; acione frequentemente o botão de aspiração do endoscópio
9. Selecione a potência a ser utilizada de acordo com a espessura da parede do órgão a ser fulgurada
10. Fulgurações de curta duração são preferíveis às de longa duração (a menos que você seja um especialista)

Indicações adicionais incluem as lesões de Dieulafoy, hemorragia pós-polipectomia e úlcera péptica.

## Raios *laser*

*Lasers* são fótons resultantes da emissão de luz quando os elétrons estimulados de um átomo caem em "estados" de menor energia. Ao ser absorvida, esta energia luminosa é transformada em calor, promovendo a coagulação do sangue e das proteínas tissulares.[3]

Em 1970, Goodale *et al.*[40] foram os primeiros a realizar tentativas de transferir a fotocoagulação, já em uso em oftalmologia, para o trato digestivo. Citando o trabalho de Ketcham *et al.*,[41] que demonstraram que os *raios laser* podiam produzir trombose em vasos de pequeno calibre, eles relataram ter controlado a hemorragia produzida por erosões gástricas, utilizando *laser* de dióxido de carbono com um gastroscópio rígido. Àquela época, ainda não havia sido desenvolvido um condutor flexível que permitisse o uso do *laser* de dióxido de carbono com os endoscópios de fibra óptica.

Nath *et al.*,[42] trabalhando com o grupo de Kiefhaber, foram os primeiros a descrever a transmissão de raios *laser* por meio de um endoscópio flexível, abrindo a possibilidade do emprego de terapêutica endoscópica com *lasers* em patologia gastrointestinal em humanos, e Peter Frühmorgen *et al.*[43] obtiveram hemostasia em pacientes com hemorragia digestiva alta por via endoscópica.

O *Neodymium-Yag laser* (Nd-YAG) e o *laser de Argon* (argônio) são os mais empregados para o tratamento endoscópico das hemorragias digestivas. O argônio se caracteriza por sua tendência de "queimar" seletivamente o vaso sanguíneo e os coágulos, preservando os tecidos adjacentes, enquanto o Nd-YAG estende sua ação às áreas circunvizinhas, sendo, por esta razão, considerado superior para obtenção de hemostasia prolongada.[43]

Do ponto de vista dos resultados obtidos em humanos, Kiefhaber[44] resumiu a experiência mundial, relatando sucesso no controle inicial do sangramento com o método em 84% dos pacientes, em média. Este resultado não considerou nem a incidência de ressangramento, nem a evolução dos pacientes. Do ponto de vista individual, Kiefhaber[45] é o que detém a maior experiência com o método, obtendo hemostasia inicial em 94% dos pacientes.

A partir da década de 1980, tornou-se fato que os raios *laser* podiam ser empregados em outros problemas digestivos além da hemorragia, especialmente no tratamento paliativo dos tumores invasivos (localizados no esôfago, estômago ou cólon).[46]

Considerando o seu custo muito elevado, inclusive de manutenção, sua complexidade, por ser aparelhagem não

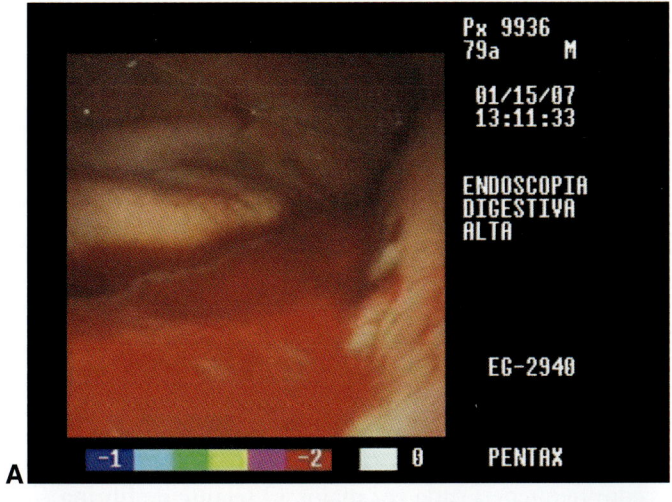

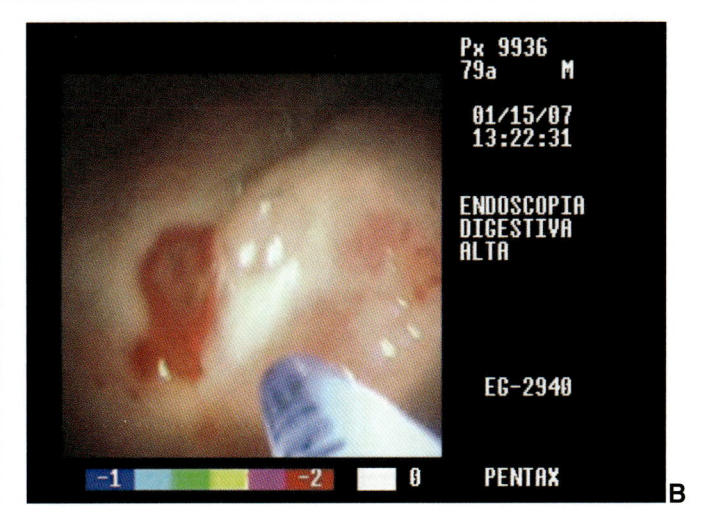

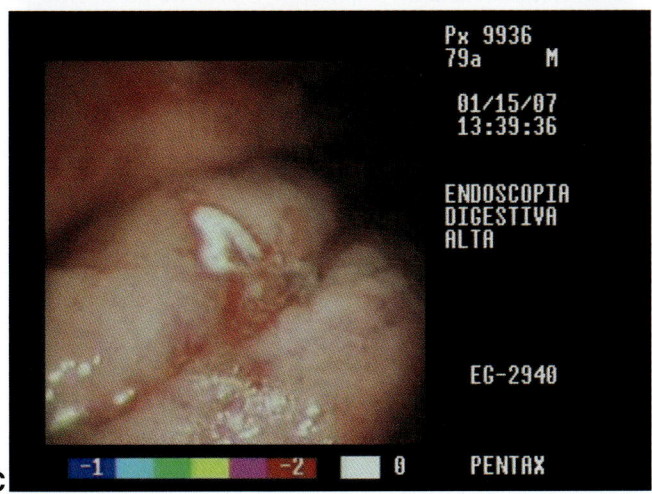

**Fig. 5-10.** Hemorragia digestiva alta aguda por doença de Rendu-Osler (telangiectasia hemorrágica hereditária): (**A**) sangue vivo ao longo da grande curvatura do corpo gástrico; (**B**) eletródio para eletrofulguração com plasma de argônio; (**C**) procedimento concluído. Hemostasia.

portátil, portanto, de difícil aplicabilidade à beira do leito, os riscos de produzir erosão nos vasos ou causar perfuração e sua reconhecida efetividade na terapêutica de lesões malignas avançadas, especialmente as obstrutivas, tornaram este método pouco utilizado no tratamento das hemorragias gastrointestinais atualmente.[34] Adicione-se a estes argumentos o fato de outros métodos, como a eletrocoagulação multipolar e a eletrofulguração com plasma de argônio, empregadas isoladamente ou em combinação com a injeção de fármacos, terem apresentado resultados superiores aos obtidos com os raios *laser* nos últimos anos.[37]

## Métodos químicos

Nib Soehendra e Werner[47] foram os primeiros a relatar hemostasia por meio de injeção de solução a 1% de polidocanol em úlcera gástrica, sangrando ativamente. O mesmo autor e seu grupo[48] apresentaram uma modificação desta técnica injetando, inicialmente, solução de adrenalina seguida de injeção de esclerosante diretamente no vaso que estava sangrando. Desde então, a injeção de hemostáticos por via endoscópica se tornou extremamente popular para o tratamento da hemorragia digestiva de origem não varicosa, em virtude não somente da simplicidade técnica de sua execução, mas também por seu baixo custo e excepcional eficácia (Fig. 5-11).

Estudos isolados indicam que a injeção endoscópica de agentes hemostáticos diretamente sobre lesões hemorrágicas reduz a indicação cirúrgica e a necessidade de transfusões sanguíneas. A metanálise de dados disponíveis mostra, também, uma redução da mortalidade.[49]

## ESCOLHA DO HEMOSTÁTICO

Pesquisas indicam que adrenalina, álcool absoluto, esclerosantes e agentes trombogênicos (fibrina e trombina) são os agentes hemostáticos mais utilizados por via endoscópica com bons resultados.[3]

O uso de **solução de adrenalina** a 1:10.000 foi preconizado em 1976 por Soehendra e Werner,[47] que a utilizaram para hemostasia de lesões ulceradas gastroduodenais, tornando-se, atualmente, o hemostático mais usado em endoscopia.

A **técnica** consiste em injetar a solução em múltiplos pontos, em toda a circunferência do vaso que está sangrando, até perfazer um volume total que pode atingir 10 mL, em média. Obtém-se hemostasia pelos seguintes mecanismos[50]:

1. Mecânico, por compressão do vaso pelo volume da solução injetado.
2. Químico, resultante da ação vasoconstritora da adrenalina.
3. Agregação plaquetária.

Sung et al.[51] documentaram a absorção sistêmica de adrenalina injetada em lesão, relatando que os efeitos adversos são incomuns. Entretanto, considerando sua ação sobre o músculo cardíaco, podendo desencadear arritmias, preferimos diluir ainda mais esta solução (1:10.000), tomando 1 mL da mesma e acrescentando 19 mL de água destilada, transformando-a, então, em uma solução a 1:200.000, sem que isto interfira na obtenção da hemostasia desejada e permitindo ao endoscopista injetar volumes bem maiores que os 10 mL anteriormente recomendados, com segurança, mesmo porque a adrenalina não causa danos locais nos tecidos (Fig. 5-12).

Pesquisas em animais mostraram que a adrenalina é superior aos esclerosantes em relação ao efeito hemostático imediato, porém, como não induz trombose vascular, seu efeito pode ser transitório.[49]

O oleato de etanolamina e o polidocanol são os **esclerosantes** mais empregados em nosso meio. De comprovada eficácia na hemorragia por ruptura de varizes esofagianas, os esclerosantes passaram também a ser utilizados para coibir sangramentos de várias etiologias, como úlceras, lacerações (Mallory-Weiss) e malformações arteriovenosas (angiodisplasias) entre outras. Causam necrose tissular e ulceração dose-dependente.

As opiniões variam quanto ao **preparo** e à **concentração** das soluções: o esclerosante pode ser diluído em água destilada, solução fisiológica isotônica ou glicose hipertônica (25%), em concentrações que variam de 1 a 5%. O volume injetado depende da gravidade da hemorragia e das dimensões da lesão que está sangrando. Desde 1978, temos utilizado esclerosantes (preferencialmente o Polidocanol a 1%, por ser menos irritativo) em injeções múltiplas de 0,5 mL–1 mL à volta da lesão, até promover a hemostasia, o que ocorre, em média, com cerca de 10 mL.

O **álcool absoluto** produz desidratação rápida e fixação dos tecidos, resultando em vasoconstrição, degeneração da parede vascular e, finalmente, trombose. É muito mais potente que os esclerosantes na indução de trombose vascular e conceitualmente leva à necrose tecidual e aumento das dimensões das ulcerações.[49] Deve ser administrado em seringas próprias para insulina, em alíquotas de 0,2-0,4 mL, até o máximo de 2 mL, não repetindo o tratamento em caso de ressangramento, pela possibilidade de perfuração.[52]

Os **agentes trombogênicos** têm sido usados na Europa com frequência cada vez maior. O **selante de fibrina** (*Beriplast*) é composto de duas soluções separadas (fibrinogênio e trombina, reconstituídos com aprotinina e cloreto de cálcio) (Fig. 5-13).

A resultante é uma solução viscosa que necessita seringas de 1 mL adaptadas com agulhas de duplo lúmen, o maior para o fibrinogênio reconstituído, e um mecanismo de alta pressão para a injeção desta solução (Fig. 5-14).

A mistura é obtida na extremidade distal da agulha, e é frequente o entupimento do injetor. A **técnica** de injeção é semelhante à dos outros esclerosantes. O agente deve ser injetado em alíquotas de 0,5 mL nos quatro quadrantes à volta do vaso e no próprio vaso. Após a injeção de cada alíquota, 1 mL de soro fisiológico isotônico é usado para eliminar o que restou de selante no cateter. Um total de 3-5 mL deste hemostático é injetado em cada sessão. Uma "rolha" submucosa de fibrina é formada após a injeção. O selante de fibrina representa o agente trombogênico mais natural que inicia o mecanismo da coagulação, podendo ser empregado repetitivamente em caso de ressangramento.[53] A **Trombina** (bovina ou humana) pode ser usada sozinha quando dissolvida em soro fisiológico. A solução reconstituída é aquosa e pode ser injetada através de agulhas empregadas para escleroterapia de rotina.[49] Selante de Fibrina e Trombina têm custo elevado e por serem produtos do sangue, derivados de estoques de plasma, há uma preocupação pequena, mas real, de transmitirem enfermidades originadas do sangue. Outras possíveis complicações são anafilaxia e trombose sistêmica relacionada com injeções intravasculares.[49]

**Fig. 5-11.** (**A**) Úlcera com vaso visível e coágulo aderido, localizada na parede anterossuperior do canal pilórico; (**B**) injeção de adrenalina (sol. 1:200.000) na borda proximal da lesão; (**C**) segue-se injeção de álcool absoluto na base da lesão; (**D**) aspecto após a injeção dos hemostáticos; (**E**) nova endoscopia decorridas 24 horas da injeção de adrenalina, à volta da lesão, seguida de injeção de álcool absoluto no vaso que sangrava; (**F**) endoscopia de controle do tratamento decorridos 40 dias – a úlcera está em fase avançada de cicatrização, rasa, com diâmetro reduzido.

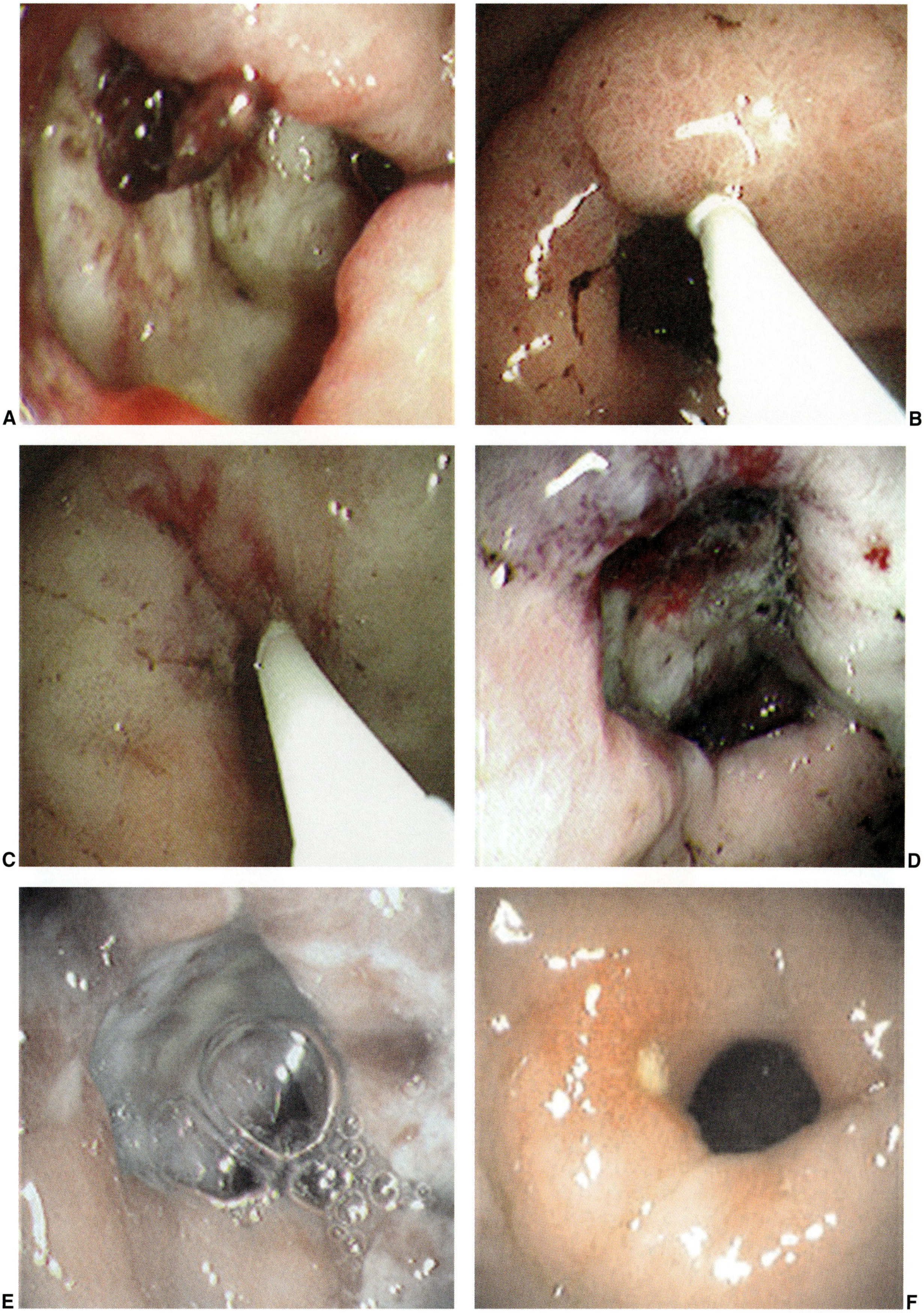
A
B
C
D
E
F

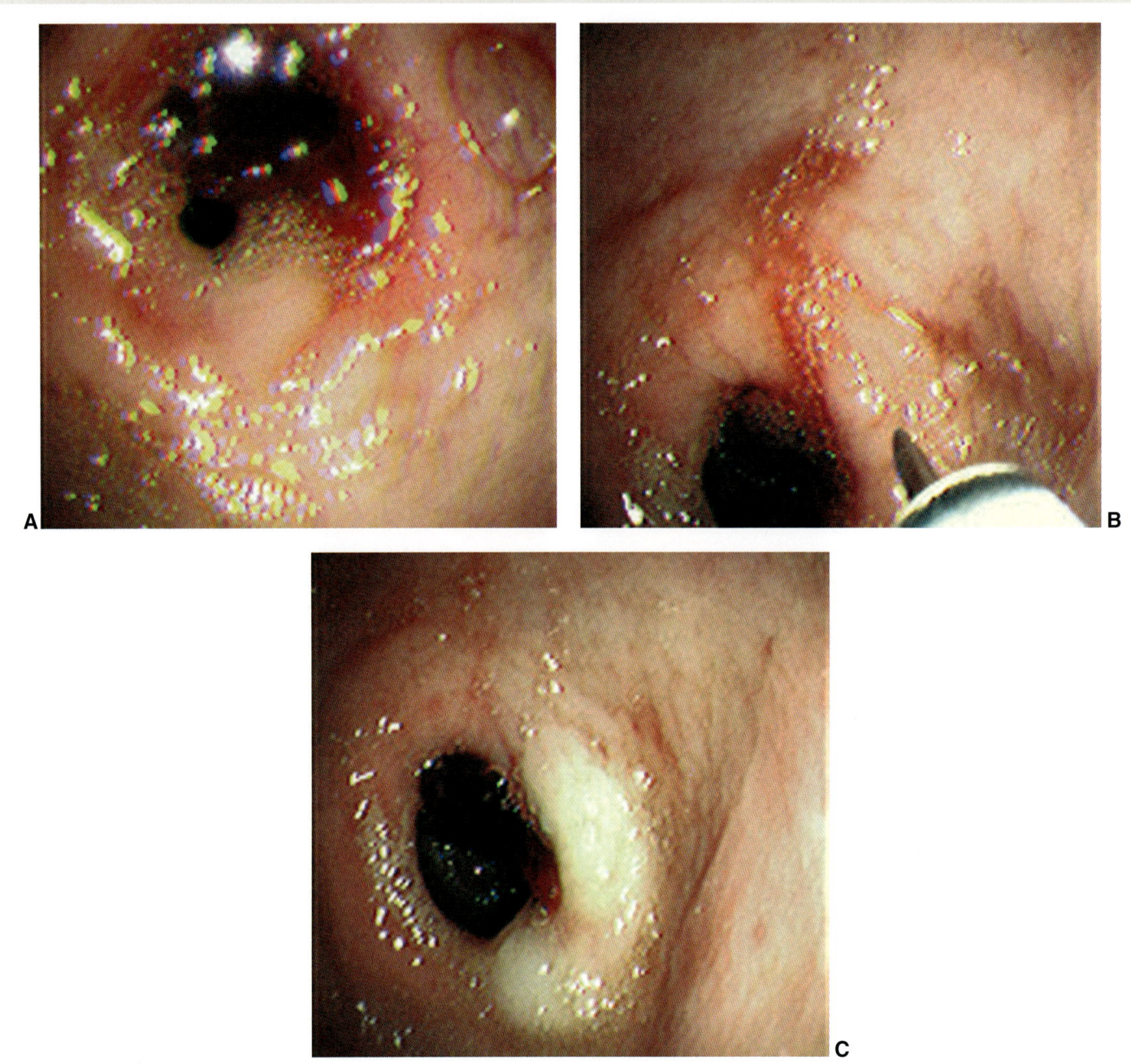

Fig. 5-12. (**A**) Úlcera com coágulo de formação recentemente aderido, localizada em parede posterior do bulbo duodenal, junto do piloro; (**B**) piloro e cateter-agulha sendo posicionados para aplicação de adrenalina (sol. 1:200.000) nas bordas da lesão; (**C**) aspecto após a injeção de adrenalina.

## Métodos mecânicos

O controle endoscópico do sangramento de origem não varicosa ainda não é totalmente satisfatório, apesar da existência das diversas alternativas químicas e térmicas disponíveis e já comentadas neste mesmo capítulo, por algumas razões: os métodos térmicos inevitavelmente danificam os tecidos circunvizinhos; a adrenalina tem efeito hemostático de curta duração; os esclerosantes podem causar ulcerações profundas e, consequentemente, risco potencial de perfuração, e os agentes trombogênicos são dispendiosos, têm risco de transmitir enfermidades de origem sanguínea e carecem de casuística que atestem sua real capacidade de produzirem hemostasia duradoura. Todas estas técnicas podem resultar em hemostasia inicial em aproximadamente 90% dos casos. Entretanto, em cerca de 25% pode ocorrer ressangramento arterial.[54] Como o ressangramento é um dos mais importantes fatores prognósticos,[27] o objetivo do tratamento endoscópico deveria ser a hemostasia definitiva, a partir de sua detecção inicial. Considerando a experiência da cirurgia,

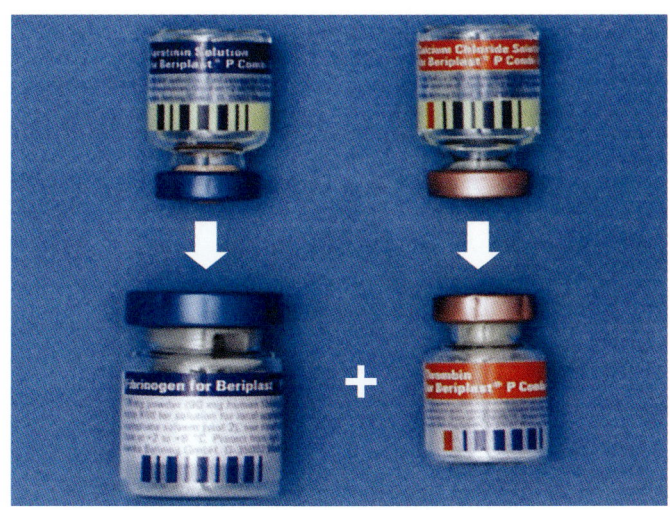

**Fig 5-13.** Selante de fibrina e seus dois componentes: fibrinogênio-concentrado de fator XIII a ser reconstituído em solução de aprotinina e concentrado de trombina a ser reconstituído em solução de cloreto de cálcio. (Extraída de Classen M et al. *Gastroenterological endoscopy*. Stuttgart; New York: Thieme, 2002.)

dimensões da lesão hemorrágica. Em adição, apesar de o hemoclipe ser um acessório muito simples, o sucesso de sua aplicação é altamente dependente da habilidade do endoscopista. Em um número apreciável de casos, o procedimento é tecnicamente trabalhoso face à limitada capacidade de movimentos do endoscópio, quando da abordagem da lesão.

Estes fatos podem estar implicados nos resultados controversos, obtidos da literatura, quanto à efetividade dos hemoclipes. Diversos estudos, realizados em pacientes com úlcera péptica hemorrágica grave, demonstraram que os métodos mecânicos resultaram em índices de hemostasia superiores a 90%.[56-59] Contudo, dados disponíveis não endossam a superioridade deste método sobre os outros métodos endoscópicos de hemostasia.[60] A falta de evidência conclusiva não se deve à impossibilidade de demonstrar a segurança e a eficácia mas, muito mais, à já supramencionada aplicabilidade limitada dos hemoclipes.

Os últimos anos vêm experimentando uma contínua melhora, tanto no material quanto na tecnologia dos clipes e dos sistemas de liberação que, certamente, ampliarão o seu uso em futuro próximo, especialmente se as lesões mais apropriadas para o seu emprego forem identificadas com precisão.

Atualmente, os clipes são manufaturados para um único uso, já preparados para utilização sem a necessidade de recolocação do clipe no sistema de liberação, em caso de repetição do procedimento. O sistema *Olympus* é composto por um clipe com a possibilidade de rotação, o que facilita sobremaneira o seu posicionamento, uma vez identificada a lesão a ser tratada; o clipe da *Boston Scientific* tem capacidade de reabrir, isto é, é possível abrir e fechar o clipe cinco vezes antes de sua liberação, de grande ajuda quando há necessidade de reposicionamento do clipe; o sistema *Wilson-Cook* permite lavar a lesão antes de liberar o clipe. Uma vez posicionado, não há necessidade de exercer pressão contra o tecido, já que o sistema apreende a área a ser tratada com as três hastes que compõem o clipe.

especula-se que as técnicas mecânicas, como a ligadura e os clipes, aplicados diretamente sobre o vaso que sangra, poderiam oferecer melhores resultados, particularmente no que se refere à taxa de ressangramento precoce. Além disso, como os clipes têm a vantagem de não danificar os tecidos, esta técnica, teoricamente, seria a mais apropriada para as lesões com risco potencial de perfurar.

### Hemoclipes

Comparando experimentalmente os diferentes métodos de hemostasia endoscópica (mecânicos, químicos e térmicos), Hepworth e Swain[55] mostraram que somente os mecânicos (ligadura e clipes) foram efetivos em vasos de mais de 2 mm de diâmetro. Entretanto, esta conjunção, aparentemente ideal entre segurança e eficácia, tem sua aplicabilidade limitada, principalmente por estar relacionada com o local e as

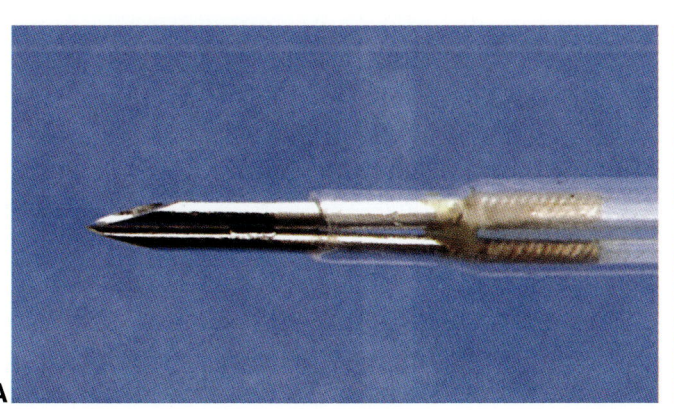

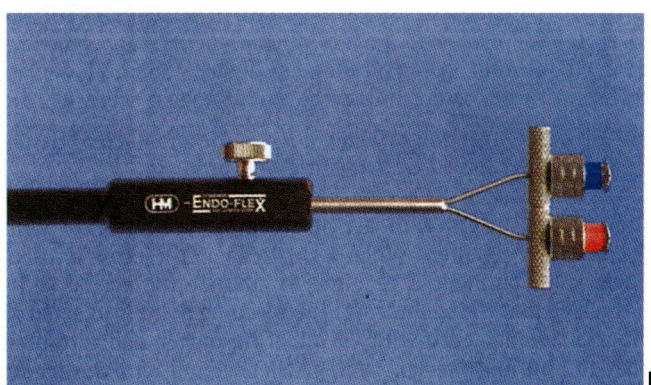

**Fig. 5-14.** (**A**) Agulha calibrosa de duplo lúmen para permitir a injeção do fibrinogênio reconstituído, que é viscoso; (**B**) injetor de duplo canal, marcado com as mesmas cores que os frascos, para assegurar que as soluções corretas são injetadas nos canais correspondentes. (Extraída de Classen M et al. *Gastroenterological endoscopy*. Stuttgart; New York: Thieme, 2002.)

A **técnica** que utilizamos para a colocação de clipes depende da anatomia local, da localização, das dimensões e da consistência da base da úlcera, bem como do posicionamento do vaso que sangra. O acesso mais fácil é orientar o endoscópio de modo a ficar tangente ou perpendicular à lesão. Se o vaso for protruso, um clipe pode ser suficiente (Fig. 5-15).

Quando o vaso corre longitudinalmente ao longo da superfície, são necessários, pelos menos, dois clipes, um proximal e outro distal ao ponto de sangramento, para se obter o controle completo da hemorragia (Fig. 5-16).

Em ulcerações de grandes dimensões, pode ser útil a aproximação das margens laterais da lesão com dois clipes antes da colocação do clipe final sobre o vaso. Nas lesões de difícil acesso, Shimoda et al.[58] recomendam o uso de "capa" transparente, que é colocada na extremidade distal do endoscópio para facilitar o posicionamento do clipe. As lesões localizadas no fundo gástrico requerem manobra de retroflexão máxima do endoscópio, o que dificulta ou impossibilita a exposição do clipe. Nesses casos, recomendamos a retificação do instrumento, a exposição do sistema de liberação com o clipe montado para, somente então, proceder a angulação do endoscópio, posicionando-o de forma que a lesão possa ser tratada. Constituem limitação do método os casos de úlceras crônicas, cuja colocação de clipes é difícil pela impossibilidade de ancorar as hastes no tecido fibroso.

Os clipes são o tratamento de escolha para os pacientes com lesão de Dieulafoy, uma vez que a lesão é pequena, e o tecido circunvizinho é saudável (Fig. 5-17).

Essas lesões podem também ser tratadas com sucesso utilizando-se a ligadura elástica.[61]

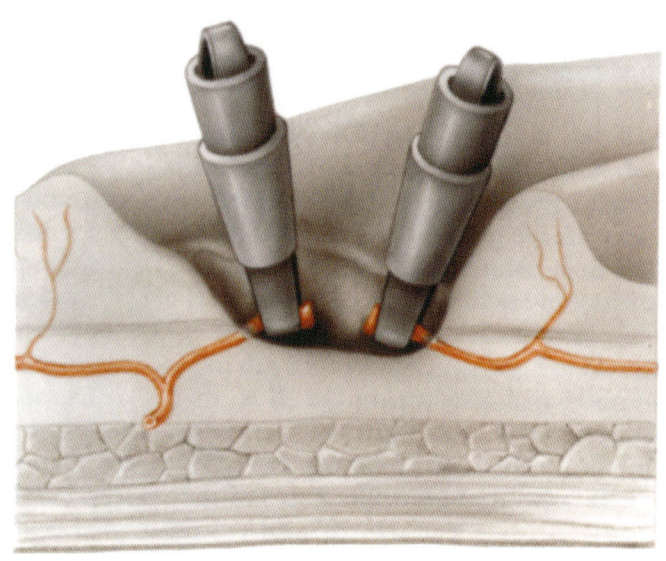

**Fig. 5-16.** Esquema ilustrativo da técnica de aplicação dos endoclipes: na eventualidade de o vaso estar situado longitudinalmente ao longo da superfície da lesão, são necessários, pelos menos, dois clipes para a obtenção de hemostasia: um proximal e outro distal ao ponto de sangramento. (Extraída de Soehendra N et al. *Praxis der therapeutischen endoskopie*. Stuttgart; New York: Thieme, 1997.)

Normalmente, os clipes se desprendem em 10 dias e são eliminados com as fezes espontaneamente, sem problemas. Algumas vezes podem permanecer na lesão por períodos maiores (semanas e mesmo meses), sem que causem qualquer inconveniência.

Quanto às **complicações**, estas são incomuns quando os clipes são utilizados corretamente. Entretanto, é recomendável cautela no tratamento das lacerações longitudinais do

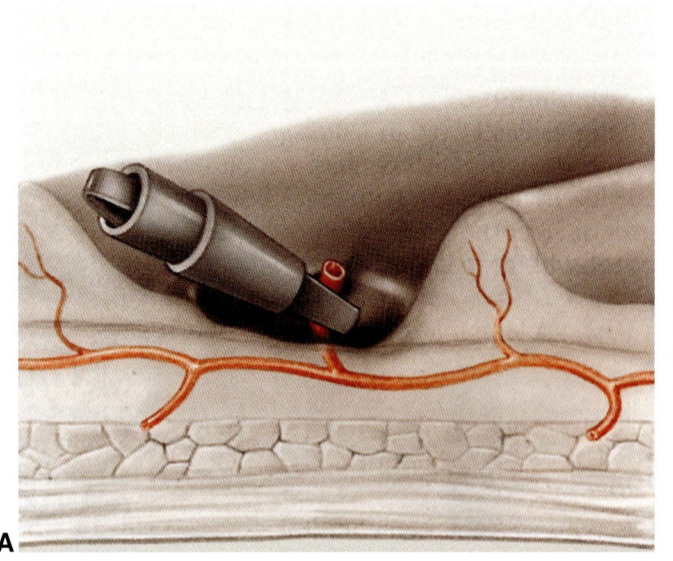

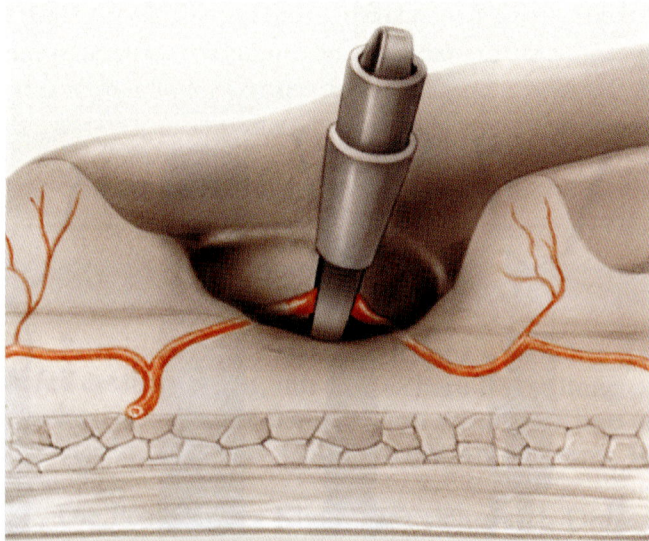

**Fig. 5-15.** Esquema ilustrativo da técnica de aplicação dos endoclipes: (**A**) vaso apreendido tangencialmente; (**B**) vaso apreendido perpendicularmente. (Extraída de Soehendra N et al. *Praxis der therapeutischen endoskopie*. Stuttgart; New York: Thieme, 1997.)

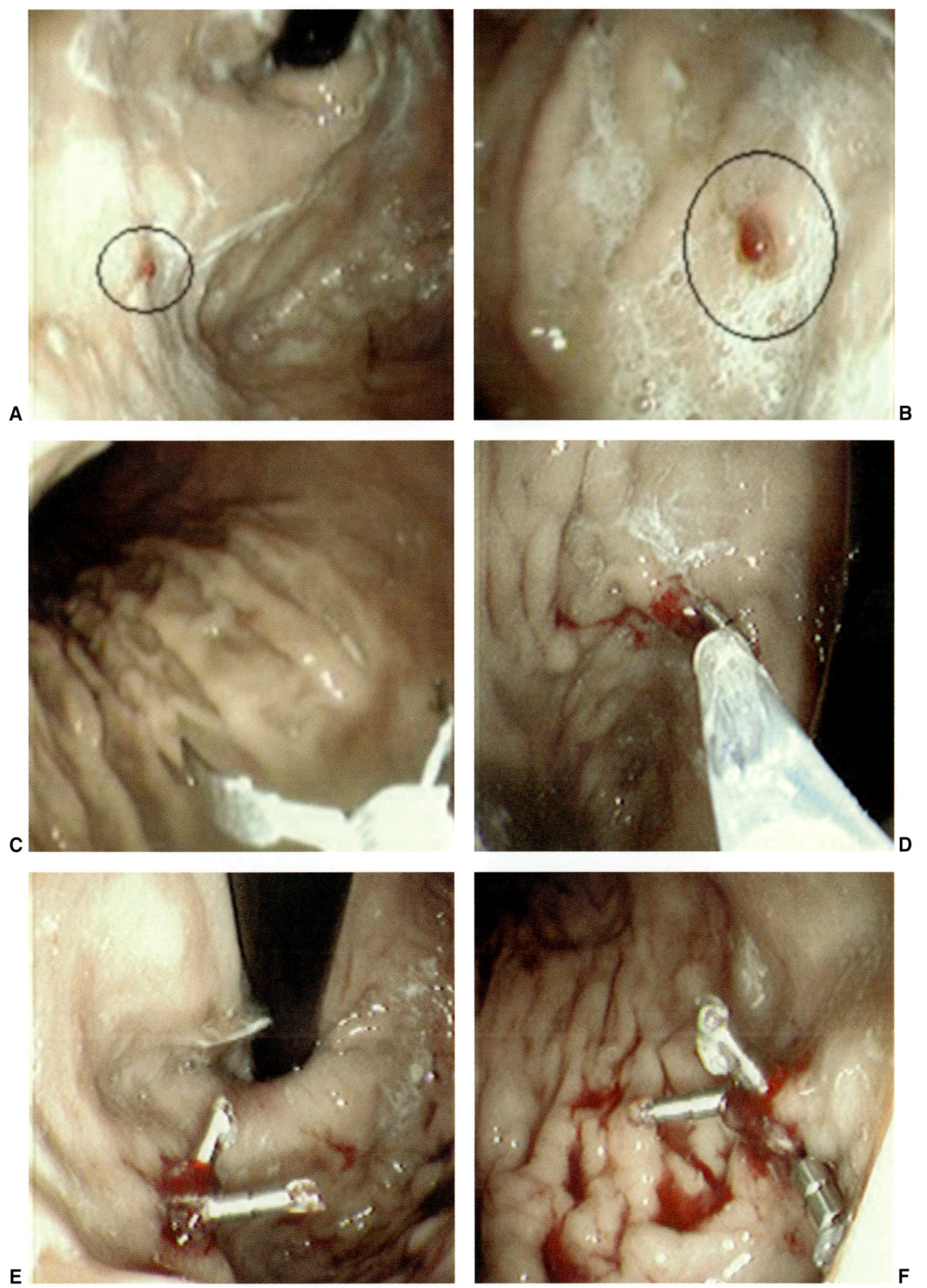

**Fig 5-17.** (**A**) Endoscópio em retroflexão máxima. Lesão de Dieulafoy localizada na parede posterior do corpo gástrico; (**B**) mesma lesão com o endoscópio mais próximo; (**C**) clipe metálico aberto, sendo dirigido para a lesão; (**D**) clipe fechado sobre o vaso com o aplicador; (**E**) endoscópio em retroflexão máxima, dois clipes e leve sangramento; (**F**) endoscópio em posição axial, sangramento discreto e três clipes. *(Continua.)*

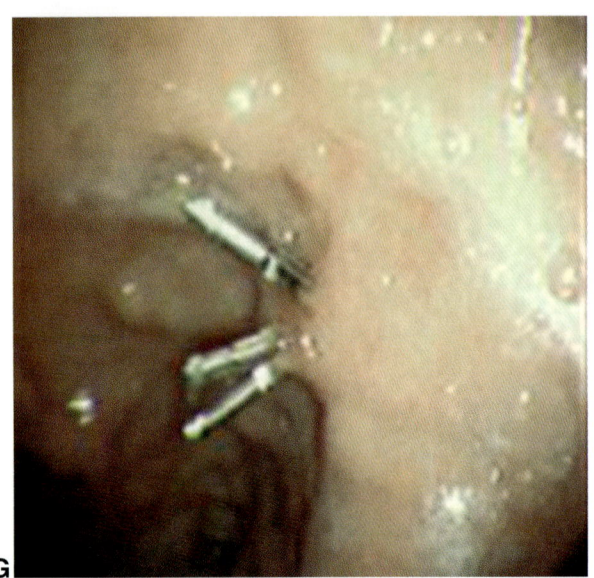

Fig 5-17. *(Cont.)* **(G)** Hemostasia completa após a colocação de três clipes.

esôfago (Mallory-Weiss) e nas úlceras profundas, pelo risco de perfuração.

### *Ligadura elástica (LE)*

Desenvolvida inicialmente para ligadura de hemorroidas e, posteriormente, para o tratamento de varizes esofágianas, a ligadura elástica também tem sido utilizada no tratamento de lesões vasculares localizadas no trato digestivo superior, nas lesões de Dieulafoy, e, mais recentemente, no sangramento por úlcera péptica.[61-64]

O princípio da ligadura elástica é o mesmo utilizado para o tratamento de varizes esofágicas: aspirar tecido macio, elástico, para o interior de uma cápsula cilíndrica previamente acoplada à extremidade distal do endoscópio, seguida da liberação de pequeno anel elástico para estrangular o tecido que foi succionado para o interior do cilindro.

A **técnica** para o seu emprego é a mesma descrita, em detalhe, no Capítulo 6 (Fig. 5-18).

A sucção inadequada de tecido é o maior empecilho para o seu sucesso, que se baseia no posicionamento correto do endoscópio, na sucção apropriada e na elasticidade da mucosa a ser aspirada. Se a área for fibrótica (como nas cicatrizes) ou edematosa, o procedimento pode ser tecnicamente impossível e deve ser preterido por outros métodos de tratamento endoscópico, uma vez que a aspiração ineficaz destas lesões pode desencadear ou agravar o sangramento. Portanto, este procedimento está **contraindicado** nas úlceras crônicas que têm base fibrótica. Park *et al.*[63] têm empregado a ligadura elástica nas lesões pequenas e não fibróticas em que o método provou ser altamente eficaz, com hemostasia em todos os pacientes em uma única sessão, cursando sem ressangramento e sem óbitos relacionados com a hemorragia ou com o procedimento propriamente dito.

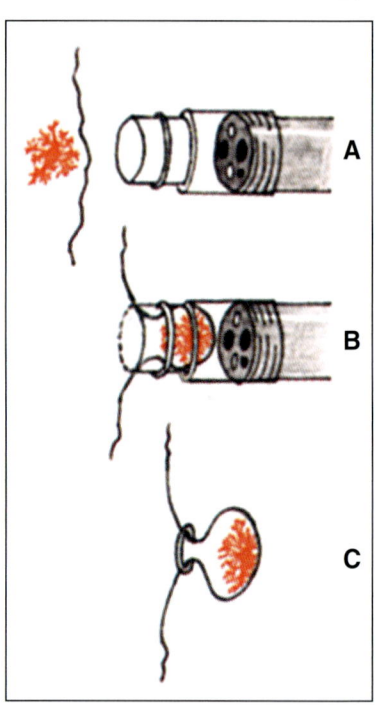

**Fig. 5-18.** Esquema ilustrativo da técnica de utilização da ligadura elástica: (**A**) colocar a extremidade do endoscópio equipado com os anéis elásticos, perpendicularmente ao vaso que se deseja ligar; (**B**) acionar o botão de aspiração do aparelho até que o vaso a ser tratado esteja localizado no interior da capa transparente que contém os anéis; (**C**) acionar o mecanismo de liberação dos anéis. (Cipolletta L et al. 2005, modificado).

### ■ TERAPÊUTICA COMBINADA

É a forma de tratamento mais empregada atualmente na maioria dos serviços de endoscopia digestiva, e tem como base a combinação dos mecanismos de ação de dois ou mais métodos endoscópicos de hemostasia.

Soehendra *et al.*[47] introduziram o conceito de injeções combinadas: uma solução de adrenalina era injetada inicialmente para produzir hemostasia. Como a adrenalina não causa lesões nos tecidos, é possível utilizar maiores volumes desta solução, proporcionando a compressão mecânica do vaso que está sangrando e a cessação da hemorragia, o que facilita a identificação do vaso responsável pelo sangramento. A seguir, pequenos volumes de esclerosante eram injetados acuradamente no vaso. Apesar da concepção teoricamente correta, pelo menos duas pesquisas randomizadas[65,66] não confirmaram os benefícios da adição de esclerosantes ou de álcool absoluto após a injeção de adrenalina.

Nos Estados Unidos, o tratamento recomendado para úlceras sangrando ativamente e para úlceras com coágulos aderidos na base (sem sangramento ativo) é a associação de injeções de solução de adrenalina nos quatro quadrantes da úlcera, seguidas de coagulação térmica (eletrocoagulação bipolar/multipolar ou fulguração com plasma de argônio) do vaso que está sangrando.[37] A injeção de adrenalina proporciona a diminuição ou a cessação do sangramento, permitindo ao endoscopista a visualização correta e precisa da causa da hemorragia e o tratamento com qualquer dos métodos térmicos mencionados anteriormente.

## ■ TRATAMENTO ÚNICO OU REPETIDO?

Alguns endoscopistas adotam a prática de realizar uma segunda endoscopia e repetem o tratamento com o objetivo de evitar o ressangramento. Entretanto, esta conduta apresenta alguns problemas:

1. A endoscopia é desnecessária e desconfortável para um grande número de pacientes.
2. O custo pode ser substancial, e uma análise do custo-benefício é necessária.
3. A repetição do tratamento endoscópico com esclerosantes, álcool absoluto e métodos térmicos aumenta o risco de lesão transmural.

Villanueva *et al.*[67] e Lin *et al.*[68] randomizaram, independentemente, pouco mais de 100 pacientes cada um, tratando-os, ou com adrenalina (tratamento único) ou com adrenalina seguida da repetição da endoscopia e da injeção de adrenalina decorridas 24 horas. Observaram que os pacientes do grupo da repetição do tratamento apresentaram uma tendência de melhor desfecho, mas a diferença não foi estatisticamente significativa (21% *versus* 29%, para ressangramento, 8% *versus* 15% necessitando cirurgia urgente e 93% *versus* 78% – p = 0,38 , cursando com hemostasia permanente).

Em nossa opinião, seria mais prático selecionar os pacientes de alto risco para repetição do tratamento endoscópico. Adicionalmente, uma nova endoscopia para avaliação, com a possibilidade de repetição do tratamento inicial, deveria ser instituída nos pacientes que apresentassem sinais, mesmo que sutis, de ressangramento. Nesta situação, a repetição do tratamento endoscópico evitaria ressangramentos vultosos e a indicação de cirurgia.

## ■ COMENTÁRIOS FINAIS

Do que foi apresentado, é lícito afirmar que é possível coibir a hemorragia aguda por via endoscópica, quer por meio de injeções de hemostáticos (adrenalina, álcool absoluto, esclerosantes, selantes de fibrina, trombina) aplicadas diretamente sobre a lesão que está sangrando, quer por *lasers*, eletrocoagulação bipolar/multipolar, eletrocoagulação com plasma de argônio, ligadura elástica e por clipes metálicos, todos eles podendo ser empregados isoladamente ou, preferencialmente, em combinação.

A literatura é vasta e, por vezes, conflitante quando o assunto é a escolha da melhor terapêutica endoscópica. Esta escolha se relaciona muito mais com a preferência do endoscopista e o seu adestramento com o método escolhido e com a disponibilidade do equipamento, do que com a informação científica.

A rotina que adotamos em nosso serviço para o tratamento endoscópico de pacientes em fase aguda de hemorragia digestiva alta segue a seguinte sequência: injeção de solução de adrenalina (1:200.000) à volta do vaso que está sangrando, seguida da injeção de álcool absoluto no mesmo vaso. Esta escolha baseia-se na facilidade de seu emprego, no baixo custo e na rápida disponibilidade de quaisquer dessas substâncias (Fig. 5-19).

Esse método resolve o problema do vaso visível, porém não é satisfatório no sangramento maciço, que continua sendo um desafio, especialmente nas hemorragias por lesões neoplásicas e nas malformações vasculares (nestes casos, temos conseguido êxito com a eletrofulguração com plasma de argônio). Nos pacientes com vaso visível (p. ex., na síndrome de Dieulafoy) e sangramento ativo, empregamos, inicialmente, a solução de adrenalina, objetivando a cessação ou, pelo menos, a diminuição do sangramento, possibilitando, assim, a identificação do vaso que está sangrando, segui-

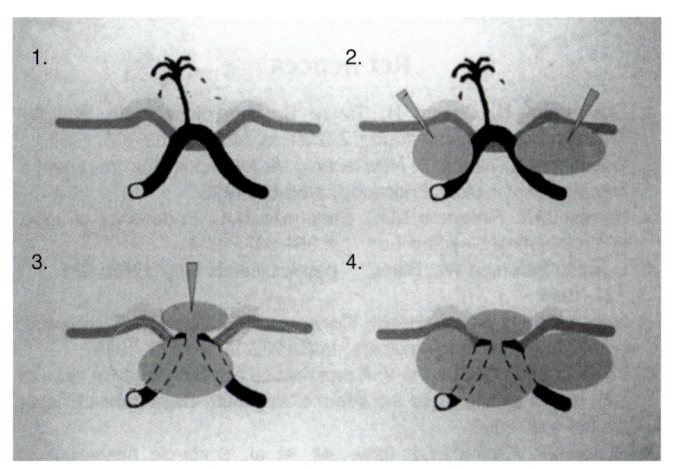

**Fig. 5-19.** Esquema ilustrativo do mecanismo de ação de injeções combinadas (adrenalina + álcool absoluto) em úlceras com sangramento ativo: (1) sangramento ativo por vaso localizado na base da úlcera; (2) as injeções de adrenalina (sol. 1:200.000) nas margens da lesão promovem compressão mecânica do vaso que sangra e vasoconstrição, permitindo (3) a injeção de álcool absoluto diretamente sobre ele, promovendo a (4) hemostasia. (Lau J et al., 1999, modificado.)

da da aplicação de hemoclipes metálicos. No caso de nos depararmos com limitações técnicas com este método, que incluem desde o pinçamento muito superficial do clipe, à dificuldade incontornável de posicionamento ideal do vaso a ser tratado e à presença de tecido fibrótico nas ulcerações crônicas (por não permitirem o fechamento efetivo do clipe), nossa opção recai sobre a eletrofulguração com plasma de argônio.

Estas técnicas endoscópicas para obtenção de hemostasia têm sido avaliadas nos últimos 15 anos. Todas são efetivas, não havendo diferenças significativas entre elas. Os mais importantes fatores para o seu sucesso são, em resumo: a dependência direta da qualificação, da familiaridade e da experiência do endoscopista com determinada modalidade terapêutica, sua habilidade em manter o vaso que está sangrando bem posicionado para receber o tratamento proposto e o diâmetro do vaso.

Para prevenção de ressangramento, recomendamos submeter os pacientes que constituem alto risco à nova endoscopia decorridas 24 horas do tratamento inicial (idosos, que apresentem comorbidades, aqueles considerados clinicamente graves, os que apresentarem os estigmas endoscópicos preditivos de hemorragia, como vaso visível e coágulos aderidos no fundo de ulcerações e aqueles que tenham evoluído com mínimos sinais de ressangramento), tratando novamente os que mantiverem os estigmas endoscópicos preditivos de hemorragia já referidos.

Neste ponto, uma pergunta se impõe: como justificar o emprego de todo o arsenal terapêutico endoscópico, igualmente referido nos parágrafos anteriores, se a mortalidade global por hemorragia digestiva alta continua em cerca de 10%?

A resposta para esta questão é: se considerarmos os pacientes nos quais não existem comorbidades, a mortalidade cai para 4%; se considerarmos, apenas, aqueles com até 60 anos de idade e sem comorbidades, estes números caem para 0,1%, a taxa de internação hospitalar e o número de pacientes que necessitam de tratamento cirúrgico emergencial são estatisticamente menores, justificando amplamente o emprego da terapêutica endoscópica.

## REFERÊNCIAS BIBLIOGRÁFICAS

1. Bjorkman DJ, Zaman A, Fennerty MB et al. Urgent vs. elective endoscopy for acute non-variceal upper-GI bleeding : an effectiveness study. *Gastrointest Endosc* 2004;60:1-8.
2. Gostout CJ, Ahlquist DA, Wang KK et al. Acute gastrointestinal bleeding: experience of a specialized management team. *J Clin Gastroenterol* 1992;14:260-67.
3. Machado G. *Endoscopia terapêutica em gastroenterologia*. Rio de Janeiro: Cultura Médica, 1988.
4. Machado G. *Operative endoscopy*. Simpósio, 46th. Convenção Anual do American College of Gastroenterology. Miami, USA, 1981.
5. Lee JG, Turnipseed S, Romano PS et al. Endoscopy-based triage significantly reduces hospitalization rates and costs of treating GI bleeding: a randomized controlled trial. *Gastrointest Endosc* 1999;50:755-61.
6. Wong RCK. Risk stratification on nonvariceal UGI hemorrhage for the practicing endoscopist. *Tech Gastrointest Endosc* 2005;7:118-23.
7. Pfau PR, Cooper GS, Carlson MD et al. Success and shortcomings of a clinical care pathway in the management of acute nonvariceal upper gastrointestinal bleeding. *Am J Gastroenterol* 2004;99:425-31.
8. Das A, Wong RCK. Prediction of outcome of acute GI hemorrhage: a review of risk scores and predictive models. *Gastrointest Endosc* 2004;60:83-93.
9. Rockall TA, Logan RFA, Devlin HB et al. Risk assessment after acute upper gastrointestinal haemorrhage. *Gut* 1996;38:316-21.
10. Vreeburg EM, Terwee CB, Snel P et al. Validation of the Rockall risk scoring system in upper gastrointestinal bleeding. *Gut* 1999;44:331-35.
11. Sanders DS, Carter MJ, Goodehap RJ et al. Prospective validation of the Rockall risk scoring system for upper-GI hemorrhage in subgroups of patients with varices and peptic ulcers. *Am J Gastroenterol* 2002;97:630-35.
12. Gralnek IM, Dulai GS. Incremental value of upper endoscopy for triage of patients with acute non-variceal upper-GI hemorrhage. *Gastrointest Endosc* 2004;60:9-14.
13. Longstreth GF, Feitelberg SP. Successful outpatient management of acute upper gastrointestinal hemorrhage: use of practice guidelines in a large patient series. *Gastrointest Endosc* 1998;47:219-22.
14. Cipolletta L, Bianco MA, Rotondano G et al. Outpatient management for low-risk nonvariceal upper-GI bleeding: a randomized controlled trial. *Gastrointest Endosc* 2002;55:1-5.
15. Dulai GS, Gralnek IM, Oei TT et al. Utilization of health care resources for low-risk patients with acute, nonvariceal upper-GI hemorrhage: an historical cohort study. *Gastrointest Endosc* 2002;55:321-27.
16. Silveira EB, Lam E, Martel M et al. The importance of process issues as predictors of time to endoscopy in patients with acute upper-GI bleeding using the RUGBE data. *Gastrointest Endosc* 2006;64:299-309.
17. Barkun A, Bardou M, Marshall JK. Consensus recommendations for managing patients with nonvariceal upper gastrointestinal bleeding. *Ann Intern Med* 2003;139:843-57.
18. Peterson WL, Barnett CC, Smith HJ et al. Routine early endoscopy in upper-gastrointestinal-tract bleeding: a randomized, controlled trial. *N Engl J Med* 1981;304:925-29.
19. Graham DY. Limited value of early endoscopy in the management of acute upper gastrointestinal bleeding. *Am J Surg* 1980;140:284-90.
20. Laine L, Peterson WL. Bleeding peptic ulcer. *N Engl J Med* 1994;331:717-37.
21. Lau JYW, Leung JW. Injection therapy for bleeding peptic ulcers. *Gastroenterology* 1990;99:1303-6.
22. Sacks HS, Chalmers TC, Blum AL et al. Endoscopic hemostasis. An effective therapy for bleeding peptic ulcers. *JAMA* 1990;264:494-99.
23. ASGE Standards of Practice Committee. The role of endoscopy in the management of non-variceal acute upper gastrointestinal bleeding. Guidelines for clinical application. *Gastrointest Endosc* 1992;38:760-64.
24. Storey Dw, Bown SG, Swain CP et al. Endoscopic prediction of recurrent bleeding in peptic ulcers. *N Engl J Med* 1981;305:915-16.
25. Hsu PI, Lin XZ, Chan SH et al. Bleeding peptic ulcer: risk factors for rebleeding and sequential changes in endoscopic findings. *Gut* 1994;35:746-49.
26. Adamopoulos AB, Baibas NM, Efstathiou SP et al. Differentiation between patients with acute upper gastrointestinal bleeding who need early urgent upper gastrointestinal endoscopy and those who do not. A prospective study. *Eur J Gastroenterol Hepatol* 2003;15:381-87.
27. Gilbert DA, Silverstein FE, Tedesco FJ et al. The national ASGE survey on upper gastrointestinal bleeding: III. Endoscopy in upper gastrointestinal bleeding. *Gastrointest Endosc* 1981;27:94-103.
28. Cuellar RE, Gavaler JS, Alexander JA et al. Gastrointestinal tract hemorrhage. The value of a nasogastric aspirate. *Arch Intern Med* 1990;150:1381-84.
29. Leung FW. Editorial: the venerable nasogastric tube. *Gastrointest Endosc* 2004;59:255-60.

30. Faucher H. Du traitement des maladies de l'estomac par les lavages. *Jour de Thér (Paris)* 1880;7:568-70.
31. Lipper B, Simon D, Cerrone F. Pulmonary aspiration during emergency endoscopy in patients with upper gastrointestinal hemorrhage. *Crit Care Med* 1991;19:330.
32. Rudolph S, Landsverk B, Freeman ML. Endotracheal intubation for airway protection during endoscopy for severe upper-GI hemorrhage. *Gastrointest Endosc* 2003;57:58-61.
33. Machado G, Scussel PJ, Salmon PR. Tema-livre. 5º Congresso Mundial de Gastroenterologia e 3º Congresso Mundial de Endoscopia Digestiva. México, 1974.
34. Jensen D, Machicado GA. Endoscopic hemostasis of ulcer hemorrhage with injection, thermal and combination methods. *Tech Gastrointest Endosc* 2005;7:124-31.
35. Johnston JH, Jensen DM, Auth D. Experimental comparison of endoscopic Yttrium-aluminum-Garnet laser, electrosurgery, and heart probe for canine gut arterial coagulation: the importance of vessel compression and avoidance of tissue erosion. *Gastroenterology* 1987;92:1101-8.
36. Machado G, Alcântara, Scopel M *et al.* Tema-livre. 27º Congresso Brasileiro de Gastroenterologia e 3º Congresso Brasileiro de Endoscopia Digestiva. Recife, 1980.
37. Jensen DM. Thermal probe or combination therapy for non-variceal UGI hemorrhage. *Tech Gastrointest Endosc* 1999;1:107-14.
38. Grund KE. Argon plasma coagulation (APC): Ballyhoo or breakthrough? *Endoscopy* 1997;29:196-98.
39. Jensen DM, Chaves DM, Gund KE. Endoscopic diagnosis and treatment of watermelon stomach. *Endoscopy* 2004;36:640-47.
40. Goodale RL, Okada A, Gonzales R *et al.* Rapid endoscopic control of bleeding gastric erosions by laser radiation. *Arch Surg* 1970;101:211-14.
41. Ketcham AS, Hoye RC, Riggle GC. A surgeon's appraisal of the laser. *Surg Clin North Am* 1967;47:1249-63.
42. Nath G, Gorisch W, Kiefhaber P. First laser endoscopy via a fiberoptic transmission system. *Endoscopy* 1973;5:208.
43. Frühmorgen P, Reidenbach J, Bodem R *et al.* Experimental examinations on laser endoscopy. *Endoscopy* 1974;6:116.
44. Kiefhaber P. *International experience with lasers for gastrointestinal bleeding*. Detroit: Proc III International Laser Congress, 1979.
45. Kiefhaber P. *Laser endoscopic experience*. Brussels 5th Internacional Symposium on Digestive Endoscopy, Brussels, 1982.
46. Fleischer D. Lasers and gastrointestinal disease. In: Sivak Jr. MV. *Gastroenterologic Endoscopy*. Philadelphia: WB Saunders Company, 1987. p. 158-80.
47. Soehendra N, Werner B. New techniques for endoscopic treatment of bleeding gastric ulcer. *Endoscopy* 1976;8:85-87.
48. Soehandra N, Grimm H, Tietze B. Gastrointestinale blutung-therapeutische. *Z Gastroenterol Verh* 1984 Apr;19:102-8.
49. Lau JYW, Sung JJY. Injection techniques for nonvariceal hemorrhage. *Tech Gastrointest Endosc* 1999;1:115-21.
50. Chung SC, Leung JW, Leuun FW. Effect of submucosal epinephrine injection on local gastric blood flow: a study using laser doppler flowmetry and reflectance spectrophotometry. *Dig Dis Sci* 1990;35:1008-11.
51. Sung JJY, Chung SCS, Low JM *et al.* Systemic absorption of epinephrine after endoscopic submucosal injection in patients with bleeding peptic ulcers. *Gastrointest Endosc* 1993;39:20-22.
52. Randall GA, Jensen DM, Hirabayashi K *et al.* Controlled study of different sclerosing agents for coagulation of canine gut arteries. *Gastroenterology* 1989;96:1271-81.
53. Friedrichs O. Submukose fibrinklebung der akulen ulkusblutung – Hat sich das neue konzept bewahrt? *Intensiv-Norfallbeh* 1991;16:163.
54. Seitz U, Sriram PVJ, Bohnacker S *et al.* The use of endoscopic clips in nonvariceal gastrointestinal bleeding. *Tech Gastrointest Endosc* 1999;1:126-34.
55. Hepworth CC, Swain CP. Mechanical endoscopic methods of haemostasis for bleeding peptic ulcers: a review. *Baillieres Best Pract Res Clin Gastroenterol* 2000;14:467-76.
56. Park CH, Joo YE, Kim HS *et al.* A prospective, randomized trial comparing mechanical methods of hemostasis plus epinephrine injection to epinephrine injection alone for bleeding peptic ulcer. *Gastrointest Endosc* 2004;60:173-79.
57. Kim JI, Kim SS, Park S *et al.* Endoscopic hemoclipping using a transparent cap in technically difficult cases. *Endoscopy* 2003;35:659-62.
58. Shimoda R, Iwakiri R, Sakata H *et al.* Evaluation of endoscopic hemostasis with metallic hemoclips for bleeding gastric ulcer: comparison with endoscopic injection of absolute ethanol in a prospective, randomized study. *Am J Gastroenterol* 2003;98:2198-202.
59. Ohta S, Goto H, Yukioka T *et al.* Efficacy of endoscopic hemoclipping for GI bleeding in relation to severity of shock. *Hepatogastroenterology* 2003;50:721-24.
60. Cipolletta L, Rotondano G, Bianco MA *et al.* Mechanical modalities of endoscopic therapy : clips, loops and beyond. *Tech Gastrointest Endosc* 2005;7:132-38.
61. Park CH, Joo YE, Kim HS *et al.* A prospective, randomized trial of endoscopic band ligation versus endoscopic hemoclip placement for bleeding gastric dieulafoy's lesions. *Endoscopy* 2004;36:677-81.
62. Wong RM, Ota S, Katoh A *et al.* Endoscopic ligation for non-esophageal variceal upper gastrointestinal hemorrhage. *Endoscopy* 1998;30:774-77.
63. Park CH, Lee WS, Joo YE *et al.* Endoscopic band ligation for control of acute peptic ulcer bleeding. *Endoscopy* 2004;36:79-82.
64. Ljubicic N. Endoscopic detachable mini-loop for treatment of gastroduodenal angiodysplasia: case study of 11 patients with long-term follow-up. *Gastrointest Endosc* 2004;59:420-23.
65. Chung SCS, Leung JWC, Leong HT *et al.* Adding a sclerosant to endoscopic epinephrine injection in actively bleeding ulcers: a randomized trial. *Gastrointest Endosc* 1993;39:611-15.
66. Chung SCS, Leong HT, Chan ACW *et al.* Epinephrine or epinephrine plus alcohol for injection of bleeding ulcers: a prospective randomized trial. *Gastrointest Endosc* 1996;43:591-95.
67. Villanueva C, Balanzo J, Torras X *et al.* Value of a second look endoscopy alter injection therapy for bleeding peptic ulcer: a prospective and randomized trial. *Gastrointest Endosc* 1994;40:34-39.
68. Lin CK, Lai KH, Lo GH *et al.* The value of second-look endoscopy after endoscopic injection therapy for bleeding peptic ulcer. *Gastroenterology* 1996;110:A177(Abstr).

# HEMORRAGIA DIGESTIVA BAIXA AGUDA – O PAPEL DO ENDOSCOPISTA

Flávio Antonio Quilici ■ Fernando Cordeiro ■ Lisandra Carolina M. Quilici

## ■ INTRODUÇÃO

Os termos hemorragia digestiva alta (HDA) e hemorragia digestiva baixa (HDB) correspondem a uma classificação topográfica do local de origem do sangramento no trato digestivo. O primeiro – HDA – identifica os sangramentos originados da boca ao ângulo de Treitz (trato digestivo alto) e o segundo – HDB – os do ângulo de Treitz até o ânus (trato digestivo baixo).[4-9,13,14,16,25,26,37,38]

A HDB é menos frequente que a HDA, com prevalência em indivíduos idosos, cessando espontaneamente em cerca de 90% dos casos.[12] Lembrar que nos idosos e em pacientes de alto risco esta hemorragia poderá causar infarto do miocárdio.

A HDB é, também, classificada em aguda e crônica. A *aguda* tem, com frequência, início abrupto e apresenta hematoquezia mais intensa e mais rápida. A crônica é de aparecimento lento, progressivo e, em geral, manifesta-se com anemia. A HDB aguda é dita grave quando os pacientes apresentam sangramento intenso com hipotensão inicial, queda do hematócrito por mínimo de 10% e necessitam, com frequência, transfusão sanguínea.[15]

O sangramento vermelho rutilante (vivo) pelo reto é, em sua maioria, de origem cólica, no entanto, pacientes com hemorragia intensa pelo reto poderão ter como local de origem o trato digestivo alto (HDA). A lavagem gástrica por sonda que, após sua aspiração, apresenta líquido sem sangue, nem sempre implica na origem enterocólica do sangramento, pois 16% dos pacientes com hemorragia por úlcera duodenal apresentam esta lavagem negativa (sem sinais de sangramento) ocasionada pela continência pilórica.

A maioria dos pacientes ambulatoriais com HDB irá parar de sangrar espontaneamente e seguirá para a avaliação diagnóstica eletiva. O principal exame para seu diagnóstico será a colonoscopia. Lembrar que a anuscopia deverá sempre ser realizada nestes pacientes, associada ou não à retossigmoidoscopia para a avaliação criteriosa do canal anal.

O papel do endoscopista nas HDBs, em especial nas agudas, está na sua importante contribuição para o seu diagnóstico e, muitas vezes, na sua terapêutica.

## ■ DIAGNÓSTICO DA HDB

A abordagem propedêutica da HDB visará a identificar três importantes questões de cuja definição dependerá a conduta a ser seguida. São elas:

1º) volume de sangue perdido,
2º) local do sangramento e
3º) sua etiopatogenia.

É nesta abordagem que o endoscopista tem uma grande participação. Os principais métodos diagnósticos utilizados para a HDB são:[11,25,26,29]

1. Exame proctológico.
2. Exames hematológicos.
3. Exames endoscópicos.
4. Exame radiológico contrastado.
5. Arteriografia mesentérica.
6. Cintilografia nuclear.
7. Cirúrgico.

### Exame proctológico

Ele compreende a inspecção e a palpação do canal anal, o toque retal, a anuscopia e a retossigmoidoscopia. A inspecção e a palpação do canal anal raramente auxiliam no diagnóstico da HDB. Durante o toque retal, deve-se avaliar, cuidadosamente, a ampola retal, podendo-se identificar pontos dolorosos, notar irregularidades ou endurecimentos que poderão ser a sede do sangramento. Terminado o toque retal, o examinador deverá observar seu dedo na busca de materiais aderidos à luva, em especial, a presença de sangue e suas características, se rutilante ou coagulado.

### Exames hematológicos

Visam a quantificar o volume de sangue perdido pelo paciente por meio do coagulograma, com contagem de plaquetas, determinação do tempo de sangramento e de protrombina.

### Exames endoscópicos

*Anuscopia*

Para sua feitura não há necessidade de qualquer preparo. A anuscopia poderá diagnosticar sangramento localizado no

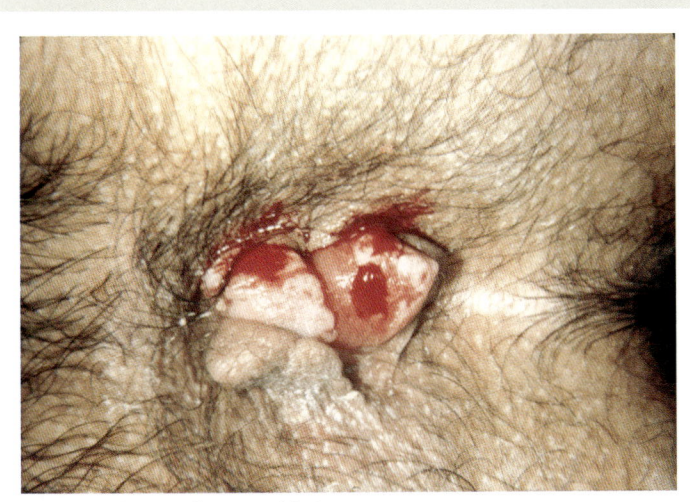

Fig. 5-20. Doença hemorroidária sangrante.

limite inferior do reto, mais precisamente no canal anal, originário de doença hemorroidária (Fig. 5-20), fissura anal (Fig. 5-21) etc.

### Retossigmoidoscopia

Poderá ser realizada após rápida limpeza do reto (enema retal) ou mesmo, sem qualquer preparo intestinal, durante a consulta de rotina. A observação do cólon sigmoide (porção distal) e do reto é mais bem realizada quando feita durante a retirada do aparelho, devendo-se observar no paciente com HDB, o conteúdo intestinal, em especial, se há sangue e suas características: se rutilante ou coagulado, se junto com as fezes ou sozinho na luz intestinal e a sua quantidade. Nestes casos deverá, também, ser observada, sempre que possível, as características da mucosa, o padrão vascular da submucosa e a presença ou não de ulcerações (Fig. 5-22), lesões polipoides ou vegetantes.

### Colonoscopia

É o principal exame na abordagem da HDB, podendo, em sua maioria, determinar o local e a causa da enterorragia. Poderá, também, ser terapêutica, em algumas situações. Ela somente deverá ser realizada nos casos em que puder ser feita com segurança e quando seus achados puderem contribuir na abordagem do paciente.[24,27,26,29] Sua acurácia na investigação inicial da HDB varia de 72 a 86%.

### Preparo do paciente com HDB aguda

Na presença de HDB de moderada a grave intensidade, o ideal é realizarmos a limpeza intestinal do paciente por meio do "preparo expresso", sempre que for possível. Utiliza-se a via oral por sonda nasogástrica. É feita pela ingestão rápida, em, no máximo, 60 minutos, de solução de manitol a 10%, na quantidade de um a dois litros, já na abordagem inicial do paciente. Essa limpeza possibilita condições satisfatórias para o exame endoscópico, mesmo na vigência do sangramento.[25,29]

Em situações especiais, em que o paciente não pode submeter-se ao preparo intestinal, realizamos a colonoscopia sem preparo prévio. Mesmo sem qualquer preparo, em geral, a visão da mucosa colorretal é satisfatória, em virtude do efeito catártico do sangue na luz intestinal.

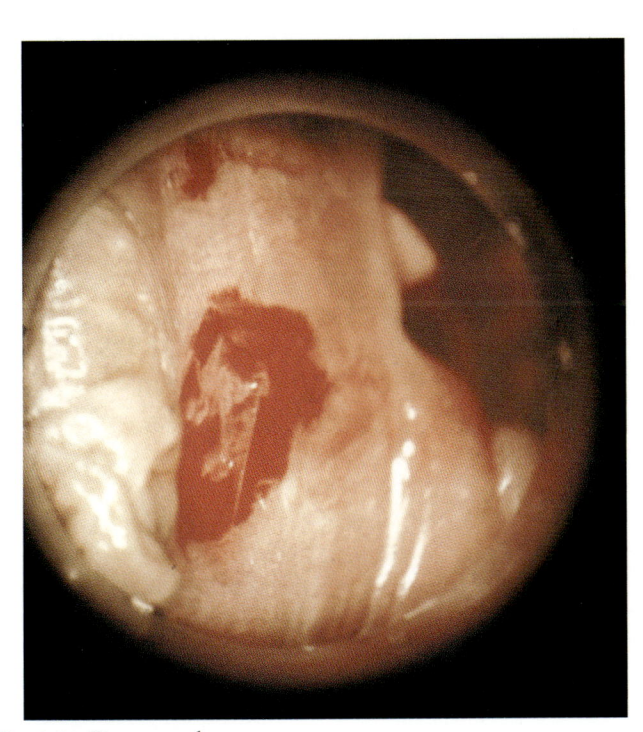

Fig. 5-21. Fissura anal sangrante.

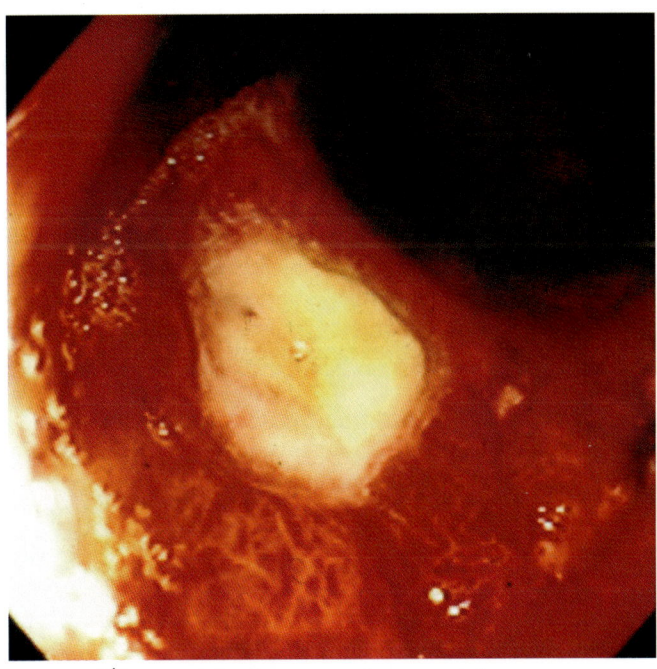

Fig. 5-22. Úlcera actínica de reto com hemorragia intensa.

**48** SEÇÃO | HEMORRAGIA DIGESTIVA BAIXA AGUDA – O PAPEL DO ENDOSCOPISTA

O uso de sedação deverá ser individualizado. Sempre que possível, preferimos não realizá-la por causa do risco de complicações, como depressão respiratória e arritmias cardíacas. Quando realizamos a sedação, utilizamos, via endovenosa, midazolam na dose de 0,03 a 0,04 mg/kg.[25,29]

*Colonoscopia na urgência*

A vantagem da colonoscopia é a de poder ser realizada ao lado do leito do paciente, onde quer que ele esteja, em UTI, unidade semi-intensiva ou unidade de emergência e, além de diagnóstica (Figs. 5-23 a 5-26), poderá também permitir a sua terapêutica endoscópica (Fig. 5-27).

Jensen e Machicado, já em 1988, comprovaram a segurança e a efetividade da colonoscopia realizada na urgência para o diagnóstico da HDB grave. Ela é efetuada, usualmente, entre 4 a 24 horas após a internação do paciente. Previamente à sua realização, os pacientes deverão estar clinicamente ressuscitados e hemodinamicamente estáveis.[15]

*Técnica da colonoscopia na HDB*

Durante a colonoscopia, na maioria das vezes, não é possível observar o local do sangramento ativo. Isto se deve, provavelmente, ao tempo que se espera para realizá-la, confirmando que quanto mais precoce efetuar-se a colonoscopia, maior será a chance desta detecção. O diagnóstico definitivo de uma lesão hemorrágica somente poderá ser feito quando houver:

- A visão do local do sangramento ativo.
- A presença de um coágulo sobre a lesão.
- Um vaso visível.

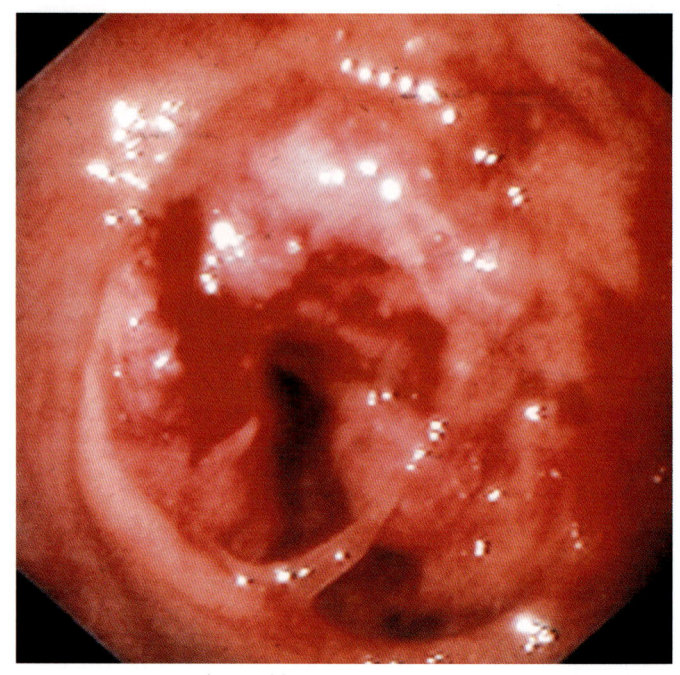

Fig. 5-23. Câncer colorretal hemorrágico visto à colonoscopia.

Na sua maioria, o diagnóstico endoscópico será presuntivo, pela suposição de que determinada lesão cólica teria sangrado.

Quando se realiza a colonoscopia para diagnosticar um sangramento agudo, sua origem não é encontrada em cerca de 15% dos casos, sendo que alguns desses poderiam ser causados por hemorragia do intestino delgado. O exame do íleo terminal durante a colonoscopia é importante para avaliar se o sangramento é originário do intestino delgado, em especial, na presença de válvula ileocecal competente.

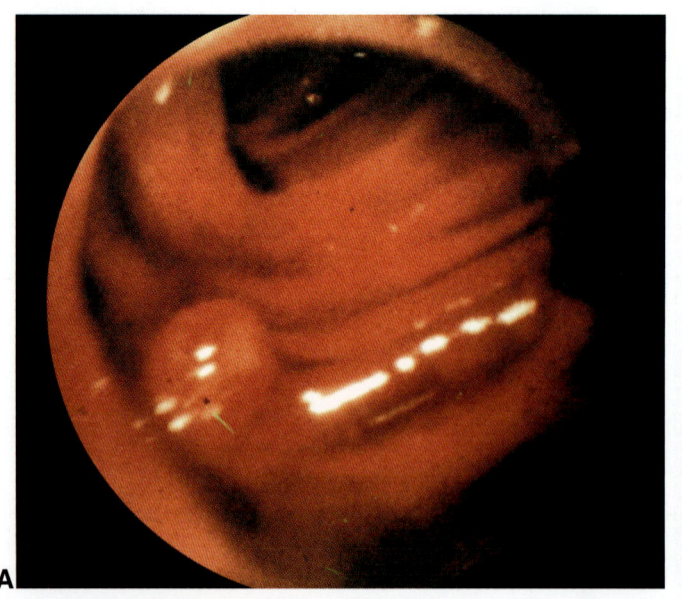

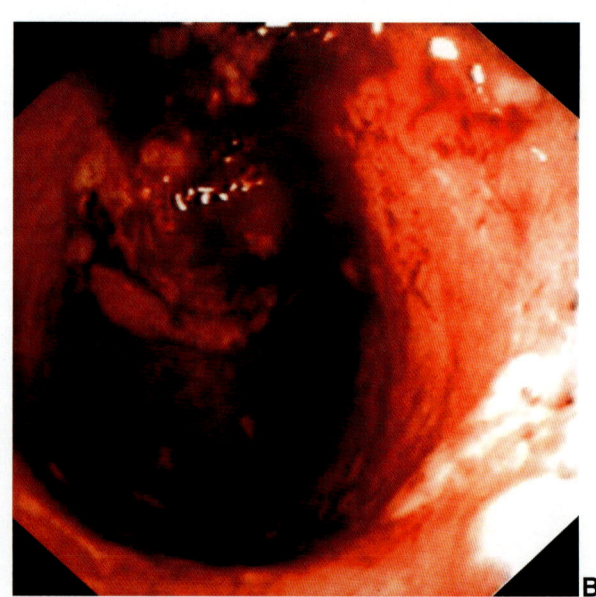

Fig. 5-24. (A e B) Presença de pequeno pólipo séssil (12 mm) em **A** e grande (25 mm) em **B**, ambos observados à colonoscopia de urgência e provocando enterorragia maciça.

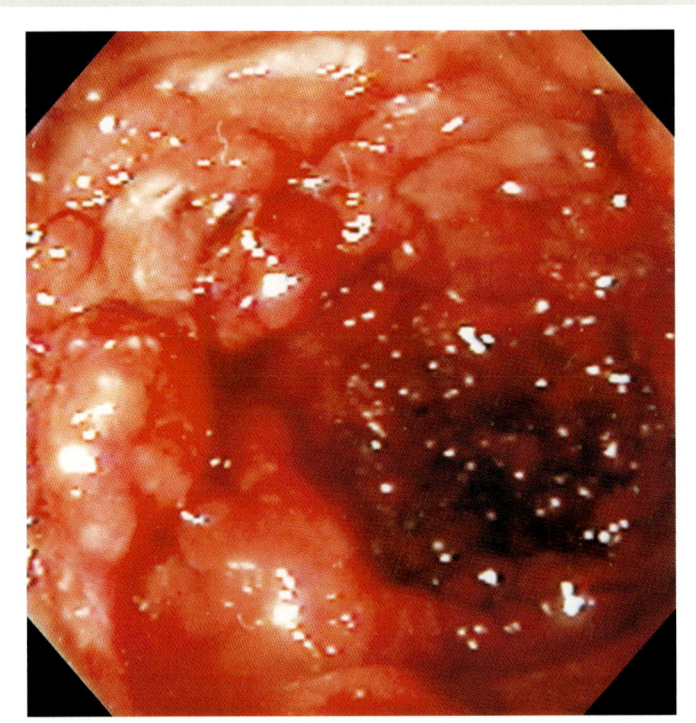

Fig. 5-25. Retocolite ulcerativa hemorrágica (em reto).

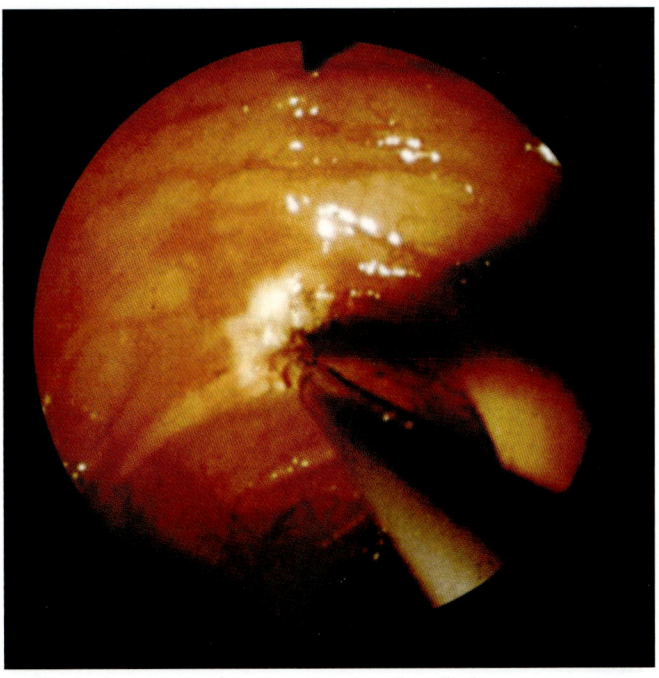

Fig. 5-27. Ectasia vascular sangrante de cólon direito.

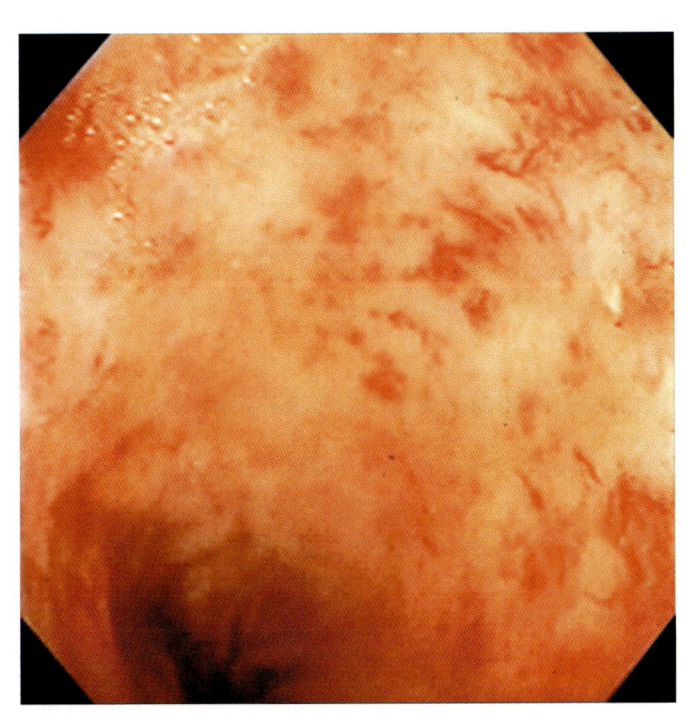

Fig. 5-26. Colite isquêmica (fase aguda) com sangramento.

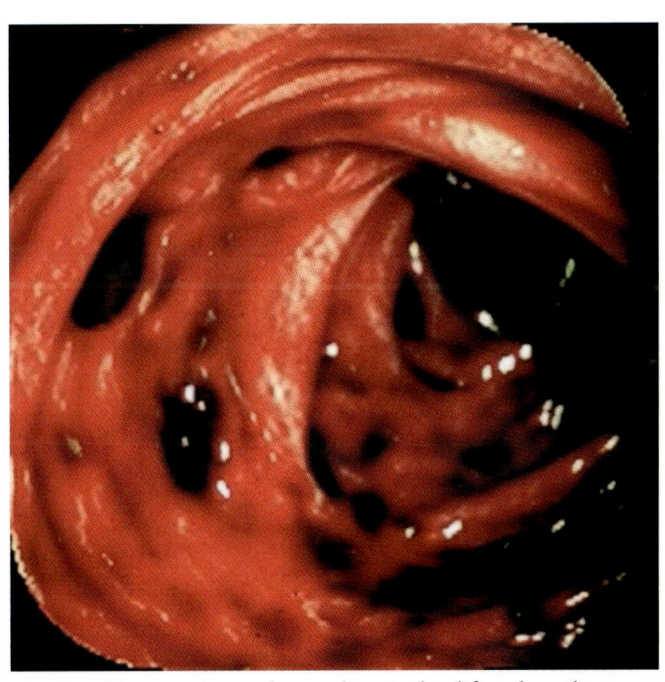

Fig. 5-28. Hemorragia por doença diverticular difusa dos cólons observada durante colonoscopia de urgência.

### *Situações especiais da colonoscopia na HDB*

Na doença diverticular dos cólons, que no Brasil é a causa de HDB mais frequente, a enterorragia cessa espontaneamente em 80% dos casos, e a taxa de recidiva é de 20 a 30%. Por isso, é frequente a presença de grande quantidade de sangue na luz cólica, impossibilitando a identificação do divertículo responsável pelo sangramento (Fig. 5-28). A indicação precoce da colonoscopia nestes pacientes é importante para possibilitar o reconhecimento do local do sangramento e fundamental para um tratamento endoscópico ser executado (Fig. 5-29).

### Esofagogastroduodenoscopia

Por ser um exame rápido, de fácil execução, seguro, de baixo custo e que auxilia no diagnóstico da enterorragia, ele poderá

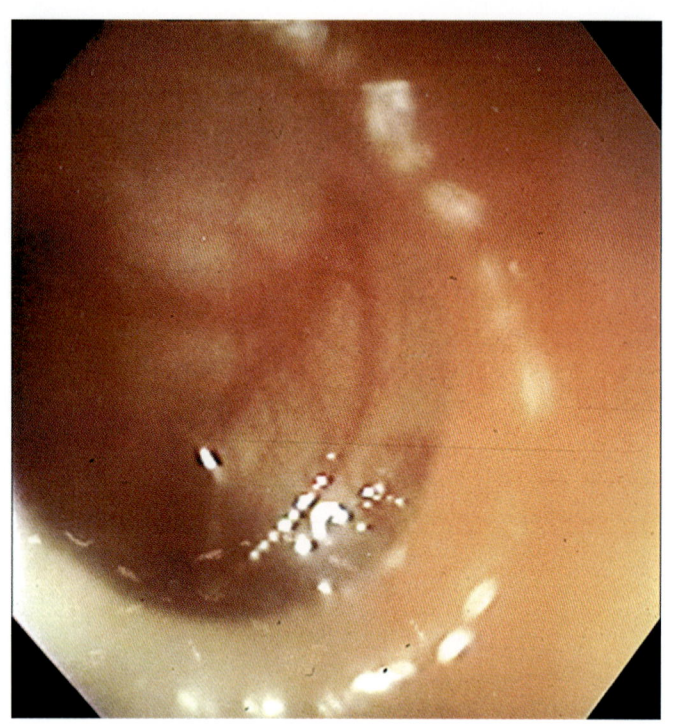

**Fig. 5-29.** Visão de artéria sangrante no interior de divertículo de cólon.

fazer parte da abordagem de alguns pacientes com HDB. Do mesmo modo, a aspiração de líquido gástrico, pela sondagem nasogástrica, poderá identificar alguns destes casos, embora com o risco de perdê-los com sangramento de origem duodenal na presença de piloro competente, que impede o refluxo de sangue do duodeno para o estômago.

### Enteroscopia

Este exame para a visão do intestino delgado, em geral, é o último a ser indicado para o diagnóstico da HDB. As técnicas para realizá-lo são: a sonda enteroscópica, a endoscopia de duplo balão e a enteroscopia intraoperatória.[20,33,35,36]

Para a realização do exame pela sonda enteroscópica, utiliza-se um enteroscópio de pequeno calibre com 5 mm de diâmetro, canal interno de 1,0 mm e 200 a 300 cm de comprimento. Sua introdução, em geral, é pela via nasal, sendo levado até a segunda porção duodenal com o auxílio de um gastroscópio e a partir daí, conduzido espontaneamente pelo peristaltismo da alça. A sonda enteroscópica possui marcas brancas a cada 50 cm, para orientar a sua localização no intestino delgado, porém, mesmo utilizando-se a fluoroscopia, a precisão dessa localização é difícil. Este exame requer de 4 a 8 para ser realizado e a visão da superfície da mucosa varia de 50 a 70%, com o íleo distal sendo alcançado em 60 a 70% deles. O comprimento e as angulações do intestino delgado são os fatores que dificultam seu manuseio e avaliação.[33]

A enteroscopia pela técnica do duplo balão foi desenvolvida por Yamamoto *et al.*, e passou a ser uma nova opção no diagnóstico e, também, no tratamento das doenças hemorrágicas do intestino delgado. De acordo com a localização estimada da lesão sangrante, a enteroscopia pode ser iniciada tanto pela via oral quanto pela anal. Para a via oral é necessário jejum de 8 horas e para a anal, o preparo intestinal com manintol, semelhante ao da colonoscopia. O exame necessita de dois médicos para realizá-lo, pois o manuseio, a tração e a progressão do conjunto dos balões e enteroscópio são feitos por ambos.[19]

Para a feitura da enteroscopia intraoperatória podem-se utilizar um enteroscópio, um colonoscópio infantil ou um gastroscópio. A técnica, descrita por Lewis e Waye, consiste na passagem do aparelho pela via peroral, com o paciente sob anestesia geral e laparotomizado. O cirurgião introduz o aparelho, a partir do ângulo de Treitz, e observa a superfície serosa do intetino delgado por transiluminação, enquanto o endoscopista avalia a sua mucosa. O tempo médio para sua realização é entre 30 a 60 minutos.[34]

### Cápsula endoscópica

Para este exame utiliza-se uma cápsula de 11 × 26 mm de tamanho que, após deglutida por via oral, transmite duas fotos por segundo para um receptor fixado no abdome do paciente, durante oito horas ininterruptas, ou seja, durante todo o seu percurso pelo intestino delgado. Trata-se de exame de imagem, não invasivo, para avaliação da mucosa intestinal. Sua taxa de diagnóstico é de, aproximadamente, 70% e apresenta maior sensibilidade quando há sangramento ativo. No entanto, a localização do local sangrante no intestino delgado por este método ainda é pouco precisa com este exame.[18]

A cápsula endoscópica tem-se mostrado superior à sonda enteroscópica para o diagnóstico da HDB. No entanto, a enteroscopia e a radiologia contrastada do trânsito intestinal poderão preceder este exame nos pacientes com anemia ferropriva ou sangramento oculto.

## Exame radiológico contrastado

A radiografia contrastada do cólon (enema opaco) tem pouca valia para o diagnóstico da HDB aguda. A preferência continua sendo pela colonoscopia ou pela cintilografia nuclear. Por outro lado, o contraste baritado introduzido no lúmen intestinal prejudicará ou inviabilizará a execução de outros exames de imagem, fato que o contraindica. O enema opaco necessita, também, de um razoável preparo intestinal para sua realização.[29]

A radiografia contrastada do delgado (trânsito intestinal) está indicada somente nos casos de suspeita de HDB aí localizada, porém, sua sensibilidade é menor que os outros exames.

## Arteriografia mesentérica

A arteriografia seletiva ainda é exame fora da rotina e inacessível na maioria dos meios médico-hospitalares brasileiros. Visa à injeção de contraste dentro do sistema arterial da mesentérica superior e/ou inferior e suas tributárias, preenchendo de contraste possíveis alterações estruturais ou lesões vasculares. Esta angiografia seletiva só é possível na vigência de sangramento ativo no momento de sua realização, com débito acima de 0,5 mL/minuto. Seu maior benefício está em poder identificar o local do sangramento, além de poder ser também terapêutica, em casos selecionados. Ela pode realizar a hemostasia do vaso sangrante, pelo uso de embolização intra-arterial. Sua principal indicação é para pacientes com HDB de alto risco cirúrgico, em que foi impossível a hemostasia endoscópica.[24,25]

## Cintilografia nuclear

Este exame é realizado pela injeção endovenosa de hemácias marcadas com Tecnésio 99 m. Ele pode detectar perdas sanguíneas de até 0,1 mL/minuto, no entanto, para isso precisará de sangramento ativo. Tem a vantagem de ser capaz de diagnosticar a perda sanguínea até 24 horas após a injeção do contraste. É indicado, usualmente, para casos de HDB de origem obscura para localizar o segmento intestinal sangrante.[24,25]

## Cirúrgico

A laparotomia exploradora raramente é realizada com o propósito diagnóstico, exceção ao paciente com enterorragia maciça ou como parte da enteroscopia intraoperatória na HDB de origem obscura.

## ■ TRATAMENTO DA HDB

O tratamento específico da HDB é dependente da causa, da intensidade e da localização do sangramento.

A diversidade de enfermidades responsáveis pela HDB leva-nos a conduzir seu tratamento visando a quatro objetivos principais:[24,25]

1. **Ressuscitação:** nos casos de hemorragias maciças com repercussões hemodinâmicas graves.
2. **Tratamento conservador:** por medidas clínicas, endoscópicas ou por arteriografia.
3. **Tratamento cirúrgico:** com ressecções de extensão variável de acordo com o sítio do sangramento.
4. **Investigação posterior:** quando necessária para o diagnóstico etiológico e orientação terapêutica adequada.

Quando a etiologia da HDB é uma doença hematológica, os fatores de coagulação deverão ser repostos, se necessário, com a colaboração do hematologista.

Se a causa for doença hemorroidária, fissura etc.., podem-se realizar procedimentos imediatos, ambulatoriais ou hospitalares.

Quando a HDB é causada por doença colorretal e cessa espontaneamente, a conduta é, inicialmente, conservadora. Aguardam-se pelo menos 24 horas e, não havendo recidiva do sangramento, reintroduz-se a alimentação, e o paciente deverá ser submetido aos métodos propedêuticos convencionais para estabelecer seu diagnóstico definitivo, caso ele ainda não seja conhecido. Após, institui-se o tratamento mais indicado com o intuito de evitar a recidiva da HDB.

Se o sangramento não para ou se o paciente volta a sangrar, realizam-se os exames já descritos, em caráter de urgência.

Nos pacientes com HDB moderada ou grave a hospitalização é imperativa e o atendimento dever ser feito em caráter de urgência. O algoritmo deste atendimento deverá ser:[24,25,29]

- Jejum; venóclise de uma ou mais veias periféricas para reposição volêmica e transfusão sanguínea rápida; sonda nasogástrica.
- Monitorização contínua pela medida de pulso, pressão arterial, pressão venosa central e sonda urinária.
- Exames laboratoriais para dosagem de hematócrito e hemoglobina, plaquetas, ureia, creatinina, $pCO_2$, $CO_2$, Na, K e Cl.
- Limpeza intestinal por meio de laxantes hiperosmolares (manitol) por via oral, sempre que possível. Quando não, por enemas retais de soro fisiológico morno.
- Utilização sistêmica de antimicrobianos de amplo espectro.
- Propedêutica para a localização e a causa do sangramento.

## Terapêutica clínica

O tratamento conservador é feito com reposição sanguínea bem controlada, tendo-se especial cuidado com os pacientes idosos que, apesar do grande volume perdido, apresentam pressão arterial normal e quase sem alteração hemodinâmica no início do quadro. Paralelamente à transfusão, restabelece-se a volemia com reposição hidreletrolítica, com soluções isotônicas e expansores plasmáticos. Quando se realizam transfusões repetidas, associa-se o gluconato de cálcio intravenoso para evitar intoxicação pelo citrato existente no sangue transfundido.

## Terapêutica endoscópica

A colonoscopia tem um papel fundamental na terapêutica da HDB. Pode, inclusive, ser realizada na urgência e dessa maneira, melhor o prognóstico de vários desses pacientes.[22,25,26,29]

As potenciais lesões cólicas com condições de hemostasia endoscópica incluem, em especial, o divertículo sangrante, a lesão pós-polipectomia, as angiodisplasias, os tumores, as úlceras, a retite actínica etc. Os procedimentos de hemostasia endoscópica vão depender da natureza da lesão encontrada, do grau do sangramento, da disponibilidade do material necessário e, sobretudo, da competência do endoscopista.[25,26] Sua técnica merece cuidados especiais, com introdução cuidadosa do videocolonoscópio, evitando-se manobras bruscas ou forçadas. Após a hemostasia endoscópica os pacientes deverão evitar, por um período de tempo, o uso de aspirina e AINH.

Nos processos inflamatórios colorretais causadores de HDB, a hemostasia por via endoscópica é impossível em decorrência do caráter, em geral, difuso desse sangramento.

As terapêuticas endoscópicas utilizadas na HDB estão resumidas no Quadro 5-15.

### *Terapêutica com agentes físicos*

#### *Lesões vasculares*

Nas lesões vasculares focais sangrantes, como as angiodisplasias (ectasias vasculares), o tratamento pela eletrocoagulação, mono ou bipolar, é pouco utilizado. É que a eletrocoagulação poderá provocar áreas extensas de necrose, em especial a monopolar, e causar a perfuração da parede cólica. Seu maior risco acontece quando é realizada no cólon direito, onde a parede é mais delgada. Outra desvantagem é a possibilidade de formar aderências entre a ponta distal do bisturi elétrico e o tecido coagulado, arriscando o retorno da hemorragia na retirada do eletrodo.[22]

Um método seguro e eficaz para o tratamento destas lesões é pelo termocautério *(heater probe)*. Ele possui, em seus 10 mm distais, um cilindro oco de alumínio, revestido externamente de silicone, contendo no seu interior uma resistência elétrica em espiral, capaz de se aquecer a uma temperatura de 150°C a 250°C por um segundo, condição suficiente para se fazer a hemostasia.[22]

Dos métodos térmicos de terapêutica endoscópica, o raio *laser* é o mais sofisticado. Em nosso meio, os mais utilizados são o de argônio ionizado (gás) e o de $CO_2$. São ainda de uso restrito, pelo seu alto custo e porque o mesmo objetivo é alcançado por meios mais simples e econômicos.

Deve-se salientar que os métodos físicos (térmicos) para o tratamento das ectasias vasculares não são os mais eficazes, uma vez que o índice de ressangramento é, em geral, alto.[14]

#### *Pólipos sangrantes*

As lesões polipoides sangrantes, na sua maioria, podem ser tratadas por meio da polipectomia endoscópica. Para a remoção de lesões pequenas (menores que 5 mm), pode-se utilizar a mucosectomia ou a pinça diatérmica. Para os pólipos maiores (5 mm ou mais), em especial, os pediculados, emprega-se o lançamento da base do pólipo pela alça de polipectomia (diatérmica) por onde se aplicam correntes elétricas combinadas de coagulação e de corte que possibilitam a ressecção dessas lesões.[24,32]

#### *Enterorragia pós-polipectomia*

A hemorragia pós-polipectomia ocorre, em geral, nos primeiros 7 dias após sua realização, com incidência estimada entre 1 a 6%. A intensidade do sangramento é, com frequência, de intensidade moderada e autolimitada. Seus fatores de risco são os pólipos de grande tamanho (maiores que 2 cm), com pedículos largos, os sésseis e os localizados no cólon direito.[21,30]

A HDB originária da polipectomia endoscópica pode ocorrer durante a ressecção do pólipo ou tardiamente, na lesão residual pós-polipectomia. Os métodos físicos que podem ser utilizados para sua hemostasia são: a eletrocoagulação bipolar da lesão residual sangrante, porém, com alto risco de complicações e o relaçamento desta lesão com a alça de polipectomia para nova cauterização.[24,25]

### *Terapêutica com agentes químicos*

#### *Lesões vasculares*

A melhor opção nestes casos é a hemostasia com agentes químicos por meio de substâncias vasoconstritoras.[3,24,25]

---

**Quadro 5-15. Terapêuticas endoscópicas na HDB**

**Terapêutica com agentes físicos (térmicos)**
- Pinças diatérmicas
- Eletrocoagulação mono e bipolar
- Fotocoagulação *(laser)*
- Termocautério *(heater probe)*

**Terapêutica com agentes químicos**
- Vasoconstritores: adrenalina
- Esclerosantes: álcool absoluto, etanolamina

**Terapêutica com agentes mecânicos**
- Hemoclipes
- Ligadura elástica

Pode-se utilizar a solução de adrenalina, na diluição 1:10.000 em água destilada, injetada em múltiplos pontos da submucosa, em toda a circunferência da lesão vascular (perivasal) que está sangrando, até um volume total máximo de 10 mL. Obtém-se a hemostasia por dois mecanismos: mecânico, por compressão, e químico, resultante da ação vasoconstritora da adrenalina.

Outra possibilidade é o uso de substâncias esclerosantes, como o álcool absoluto, injetado na submucosa de maneira perivascular, até um total de 2 mL. A hemostasia ocorre por destruição tissular pela sua ação desidratante que resulta em vasoconstrição.

### Enterorragia pós-polipectomia

No sangramento pós-polipectomia, tanto durante a sua ressecção quanto tardiamente, na sua lesão residual, a conduta poderá ser a hemostasia com agentes químicos pela mesma técnica descrita anteriormente (substâncias vasoconstritoras ou esclerosantes).[3,24]

### Divertículo sangrante

Ele é a causa mais comum de HDB grave que, na maioria (90 a 96%), para espontaneamente. Na presença de doença diverticular cólica difusa, causando enterorragia, dificilmente se consegue detectar qual o divertículo que apresenta o vaso sangrante, fato que impede sua hemostasia. Nos raros casos em que se observa o divertículo sangrante, realiza-se a injeção de solução vasoconstritora ao redor do seu óstio, porém, nunca em seu interior, devido ser a parede diverticular muito fina, com grande risco de perfuração.[24,25]

Após a realização da hemostasia do divertículo sangrante, deve-se efetuar a tatuagem (com tinta nanquim) da mucosa adjacente a ele com o objetivo de identificar este local no caso da necessidade de repetir-se a colonoscopia ou, até mesmo, uma cirurgia, havendo recorrência da hemorragia.

### Terapêutica com agentes mecânicos

O advento da clipagem endoscópica possibilitou nova opção para controlar alguns tipos de sangramento cólico com hemoclipes metálicos.[21,22] Uma boa opção para seu uso é na lesão residual pós-polipectomia.

A utilização da técnica de ligadura elástica para hemostasia de lesões cólicas tem indicação restrita.

## Terapêutica por angiografia seletiva

A angiografia seletiva na vigência de sangramento ativo, com débito acima de 0,5 mL por minuto, poderá ser, além de diagnóstica, também terapêutica. Ela possibilita a administração de drogas vasopressoras no território sangrante, controlando a hemorragia e permitindo que o paciente seja submetido ao tratamento da doença de forma eletiva. A infusão seletiva de vasopressina tem chance de sucesso variando entre 35 a 90% dos casos, porém com 50% deles ressangrando após o efeito do vasoconstritor.[24,25]

A embolização arterial do território sangrante já foi muito utilizada, porém, como está sujeita a muitas complicações, seu uso é raro atualmente. Ela apresenta alta incidência de necrose do segmento cólico embolizado, com isquemia intestinal irreversível. Sua técnica consiste na embolização, dita superseletiva, com o posicionamento do cateter intra-arterial, o mais próximo possível do sítio de sangramento e injeção de partículas de gelatina cirúrgica (Gelfoam) ou de polivinil (Yvalon).[24,25]

## Terapêutica cirúrgica

Se a causa e a sede do sangramento não forem determinadas pelos métodos propedêuticos menos invasivos (fato que pode ocorrer em, aproximadamente, 10% dos pacientes) e o sangramento for de intensidade moderada a grave e não cessar espontaneamente ou com qualquer dos procedimentos terapêuticos anteriores, há indicação de laparotomia exploradora.[7,8,13,16,23-25,29]

A padronização para a indicação da terapêutica cirúrgica na HDB consiste em:

- Pacientes que necessitarem de reposição sanguínea no volume de 2.000 mL em 24 horas, sem cessar o sangramento (HDB grave).
- Pacientes que apresentarem sangramento contínuo, considerado moderado, durante 72 horas.
- Quando houver recidiva do sangramento, de intensidade moderada ou grave, em um período menor que sete dias, após a primeira HDB.
- Pacientes com tipo sanguíneo raro.
- Pacientes idosos com HDB grave e/ou recidivante.

Um aspecto fundamental para a escolha da conduta cirúrgica a ser realizada no paciente com HDB está relacionado com a identificação do local do sangramento.

Se for possível a localização do local do sangramento na propedêutica pré-operatória e se ela for restrita a um segmento do cólon, pode-se optar por uma ressecção cólica segmentar. Nestes casos, tais como o câncer, o pólipo cólico, ou a ectasia vascular, responsáveis pela HDB limitada a um segmento intestinal, nossa tática operatória de escolha é a colectomia parcial com anastomose primária, sempre que possível.

# REFERÊNCIAS BIBLIOGRÁFICAS

1. Alves PRA, Habr-Gama A. Doenças vasculares do intestino grosso. In: Sobed. *Endoscopia digestiva*. Rio de Janeiro: Medsi, 1994. p. 317-34.
2. Bemvenuti GA, Toneloto EB, Torresini RS. Tumores do intestino grosso. In: Sobed. *Endoscopia digestiva*. Rio de Janeiro: Medsi, 1994. p. 297-316.
3. Bemvenutti GA. Lesões vasculares do intestino grosso. In: Quilici FA. *Colonoscopia*. SP: Lemos, 2000. p. 203-14.
4. Calache JEN. Hemorragia digestiva baixa. In: Sobed. *Endoscopia digestiva*. Rio de Janeiro: Medsi, 1994. p. 483-94.
5. Church JM. *Endoscopy of the colon, rectum and anus*. Igaku-Shoin. New York: Toquio, 1995. p. 44-52.
6. Cordeiro F. Colonoscopia na urgência. In: Quilici FA. *Colonoscopia*. São Paulo: Lemos, 2000. p. 227-35.
7. Corman ML. *Colon and rectal surgery*. 4th ed. Philadhelphia: JB Lippincott, 1998.
8. Corrêa PAFP, Paccos JL. Colonoscopia na urgência. In: Parada AA. *Endoscopia gastrointestinal terapêutica*. São Paulo: Tecmedd, 2006. p. 1030-33.
9. Cruz GMG. Hemorragia digestiva baixa. In: Silva AL. *Cirurgia de urgência*. 2. ed. Rio de Janeiro: Medsi, 1994.
10. Cruz GMG. Hemorragia coloproctológica. In: Souza VCT. *Coloproctologia*. 3. ed. Rio de Janeiro: Medsi, 1988.
11. Cruz GMG. Propedêutica da hemorragia digestiva baixa. In: *Coloproctologia – Propedêutica geral*. Rio de Janeiro: Revinter, 1998. p. 733-70.
12. Fallah M, Prakash C, Edmundowicz SE. Acute gastrointestinal bleeding. *Med Clin N Am* 2000;84:1183-208.
13. Gordon PH, Nivatvongs S. *Colon, rectum and anus*. 2nd ed. St. Louis: QMP, 1999.
14. Habr-Gama A. Hemorragia digestiva baixa. In: Mincis M. *Gastroenterologia & hepatologia. Diagnóstico e tratamento*. São Paulo: Lemos, 1997. p. 423-27.
15. Jensen DM, Machicado GA, Jutabha R et al. Urgent colonoscopy for the diagnosis and treatment of severe diverticular hemorrhage. *N Engl J Med* 2000;342:78-82.
16. Keighley MRB, Williams NS. *Surgery of the anus, rectum and colon*. London: WB Saunders, 1993.
17. Klug WA. Hemorragia digestiva baixa. In: Rasslan S. *Afecções cirúrgicas de urgência*. 2. ed. São Paulo: Robe, 1995. p. 237-45.
18. Kovacs TOG, Jensen DM. Recent advances in the endoscopic diagnosis and therapy of upper gastrointestinal, small intestinal and colonic bleeding. *Med Clin N Am* 2002;86:1319-56.
19. Kuga R, Robson AVR, Ishida K et al. Enteroscopia por duplo-balão. In: Parada AA. *Endoscopia gastrointestinal terapêutica*. São Paulo: Tecmedd, 2006. p. 914-20.
20. Lewis BS, Wenger SS, Waye JD. Small bowel enteroscopy and intraoperative enteroscopy for obscure gastrointestinal bleeding. *Am J Gastroenterol* 1991;86:171-74.
21. Luna LL, Junqueira DP, Luna RA. Complicações nas polipectomias de cólon. In: Quilici FA. *Colonoscopia*. São Paulo: Lemos, 2000. p. 297-308.
22. Machado G. Novas propostas de endoscopia digestiva terapêutica na hemorragia digestiva. In: Barroso FL, Vieira OM. *Abdome agudo não traumático. Novas propostas*. São Paulo: Robe, 1995. p. 529-48.
23. Mazier WP, Levien DH, Luchtefeld MA et al. *Surgery of the colon, rectum and anus*. Philadelphia: WB Saunders, 1995.
24. Pennazio M. Diagnostic and therapeutic utility of endoscopy in intestinal bleeding. *Tech Gastrointest Endosc* 2008;10:77-82.
25. Pohl J, Blancas J, Choi K et al. Consensus report of the international conference on DBE. *Endoscopy* 2008;40:156-60.
26. Pott G. *Atlas de Colonoscopia*. Rio de Janeiro: Revinter, 1998.
27. Quilici FA. Colonoscopia. In: Sobed. *Endoscopia digestiva*. 3. ed. Rio de Janeiro: Medsi, 1999. p. 27-37.
28. Quilici FA. Hemorragia digestiva baixa. In: Cruz GMG. *Coloproctologia – Terapêutica*. Rio de Janeiro: Revinter, 2000. p. 1825-28.
29. Quilici FA. Hemorragia digestiva baixa. In: Quilici FA. *Colonoscopia*. São Paulo: Lemos, 2000. p. 215-25.
30. Quilici FA, Cordeiro F, Quilici LCM. Hemorragia digestiva baixa. In: Magalhães AFN, Quilici FA. *Endoscopia digestiva – Diagnóstica e terapêutica*. Rio de Janeiro: Revinter, 2004. p. 660-70.
31. Quilici FA, Cordeiro F, Quilici LCM. Hemorragia digestiva baixa. In: Parada AA. *Endoscopia gastrointestinal terapêutica*. São Paulo: Tecmedd, 2006. p. 979-87.
32. Raju GS, Gerson L, Lewis B. American gastroenterological association (AGA). Institute medical position statement on gastrointestinal bleeding. *Gastroenterology* 2007;133:1694-96.
33. Reeders JWA, Rosenbusch G. *Clinical radiology and endoscopy of the colon*. New York: Thieme, 1994.
34. Rosen L, Bub DS, Reed JF III et al. Hemorrhage following colonoscopic polypectomy. *Dis Colon Rectum* 1993;36:1126-31.
35. Silverstein FE, Tytgat GNJ. *Gastrointestinal endoscopy*. 3rd ed. London: Mosby-Wolfe, 1997.
36. Soares LFP, Bizinelli SL, Tullio LF et al. Técnicas de polipectomia. In: Quilici FA. *Colonoscopia*. São Paulo: Lemos, 2000. p. 283-88.
37. Sobreira RS, De Marco EK, Habr-Gama A et al. Enteroscopia. In: Quilici FA. *Colonoscopia*. São Paulo: Lemos, 2000. p. 271-79.
38. Waye JD. Small bowel examination by the sonde enteroscope. *Acta Endoscopica* 1996;26:277-91.
39. Waye JD. *Obscure gastrointestinal bleeding*. Spanish Society for Gastrointestinal Endoscopy, 1999.
40. Wods CA, Foutch PG, Sanowski RA. Enteroscopy: detection of bleeding lesions of the small bowel. *Am J Gastroenterol* 1987;82:949-52.
41. Zuckerman GR, Prakash C. Acute lower intestinal bleeding. *Gastrointest Endosc* 1999;49:228-38.
42. Zuckerman GR, Prakash C, Askin MP et al. Technical review: the evaluation and management of occult and obscure GI bleeding. *Gastroenterology* 2000;118:201-21.

# HEMORRAGIA DIGESTIVA AGUDA POR VARIZES ESOFAGOGÁSTRICAS

CAPÍTULO 6

## ■ MEDIDAS CLÍNICAS INICIAIS

Adávio de Oliveira e Silva ■ Fauze Maluf Filho ■ Verônica Desirée Samudio Cardozo
Betânia da Silva Rocha ■ Evandro Oliveira Souza ■ Raul Carlos Wahle ■ Francisco Leôncio Dazzi
Tatiana Salua Tribulato ■ Yanne Villanova Batista ■ Luiz Augusto Carneiro D'Albuquerque

Hemorragia digestiva alta secundária, a ruptura das varizes esofagogástricas (VEG), expressa-se como uma das mais graves complicações da hipertensão porta nos cirróticos, levando à morte em 6 semanas cerca de 20% deles.[1,2] No mundo ocidental, essa evolução se observa nas mais diversas etiologias dessa doença hepática crônica. Será essa a nossa preocupação nesse capítulo.

### ■ SISTEMA DE GRADAÇÃO DAS VARIZES

1. **Esofágicas:** mostra-se como o mais prático e didático entre os sistemas propostos, aquele da Sociedade Japonesa para hipertensão porta. Baseia-se na classificação das ectasias venosas em cor branca (Cw) e azul (Cb) ou na sua forma em pequena e lisa, regular (F1), nodular (F2) ou de grande calibre (F3) e segundo intensidade da cor vermelha em sua superfície (RCO3).
2. **Gástricas:** são divididas segundo sua topografia, em cárdicas (Lg-c), fúndicas (Lg-f) e aquelas envolvendo, tanto o cárdia quanto o fundo (Lg-cf).

### ■ ASPECTOS DIAGNÓSTICOS

Baseiam-se, sobretudo, em métodos de imagens.

#### Endoscópicos

Cerca de 65-70% dos cirróticos com VEG não cursarão com sangramento dentro dos próximos 2 anos a partir do diagnóstico, porém 50% destes poderão falecer no primeiro episódio; sangram, mais frequentemente, as varizes de grande calibre. Assim, cerca de 73-76% dos pacientes com essas características endoscópicas, apresentando sinais vermelho-cereja à endoscopia *(cherry-red spots)*, sangram, *versus* 6% daqueles que não apresentam esses sinais, mesmo com varizes gástricas presentes.

### Ultrassom com doppler

Por meio desse método, define-se um elevado índice congestivo (proporção entre área da veia porta e o fluxo sanguíneo porta), bem como trombose porta, varizes gástricas e o fluxo hepatófugo configuram maior risco de ruptura. Servindo-se desse método agora utilizável por via endoscópica, pode-se acompanhar melhor a evolução e, sobretudo, a possibilidade de erradicação das VEG, pós-tratamento valendo-se de esclerose ou ligadura.

### Mensuração do gradiente pressórico porta

Definido esse parâmetro pela mensuração de pressão ocluída e livre, em nível de veias hepáticas utilizando-se de portografia trans-hepática ou durante cavografia. Quando ultrapassa o valor de 12 mmHg amplia-se o risco de cursarem com ruptura de varizes esofagogástricas.

## ■ MAS, POR QUE OCORRE TAL EVOLUÇÃO?

A veia porta se forma a partir da junção das veias mesentérica superior e esplênica, com cerca de 70% do fluxo sanguíneo hepático derivando desse sistema, rico em fatores hepatotróficos. No cirrótico, a hipertensão porta é classificada como sinusoidal, consequente à desorganização da arquitetura hepática, causada pela necrose dos hepatócitos, fibrose e formação de nódulos de regeneração. A essas modificações anatômicas associam-se alterações funcionais, dependentes da participação de substâncias vasoativas, como óxido nítrico e endotelinas, atuantes no desequilíbrio da homeostase na microcirculação intra-hepática, causando aumento da resistência ao fluxo e elevação do nível pressórico porta.[2,8]

A elevação da pressão porta acima de 10 mmHg promove o desenvolvimento das varizes esofagogástricas (VEG), gastropatia e colopatia hipertensiva. A redução da reserva funcional hepática associada à formação das anastomoses portossistêmicas leva ao não clareamento de substâncias vasoativas: vasodilatadoras (glucagon, prostaglandinas, óxido nítrico, fator natriurético atrial, ácidos biliares) e vasoconstritoras (endotelinas e tromboxano A2). Como consequência, esses pacientes evoluem com alterações hemodinâmicas sistêmicas, caracterizadas por hipoxemia arterial, síndrome hepatopulmonar, aumento do débito cardíaco, hipotensão arterial, redução da resistência vascular periférica, hipoperfusão com acentuada retenção renal de sódio/água, típicos do estado hiperdinâmico que apresentam.

Recentemente amplia-se o conhecimento de que tal evolução se relaciona também com o desenvolvimento de miocardiopatia nesses cirróticos, a qual se expressa por estado circulatório hiperdinâmico, traduzido por:

1. Subnormal resposta cardíaca contrátil em situações de demanda aumentada.

2. Resposta cardíaca reduzida pouco responsiva a estresses fisiológicos e farmacológicos, resposta traduzida por disfunção de alto débito, vasodilatação sistêmica e baixas respostas sistólicas e diastólicas. Como consequência, tem débito cardíaco elevado, baixa pressão arterial média e resistência vascular sistêmica reduzida. Reforce-se que tais modificações se encontram presentes de forma latente, com expressão leve, muitas vezes imperceptíveis em qualquer etiologia e mesmo nas fases compensadas dessa doença crônica do fígado.[3,4] Instala-se, pois se reduz o número de receptores β-adrenérgicos estimuladores da contração, ao mesmo tempo em que se estimulam os sistemas inibidores que ativam GMP cíclico e muscarínicos M2. Repercussões dessas modificações dependem de modificações nas proporções lipídicas das membranas dos cardiomiócitos, exibindo maior expressão da porporção colesterol:fosfolípide. Esse desarranjo é mais expressivo nos ictéricos, quando são mais significativos os níveis de citocinas séricas e cardíacas de fator de necrose tumoral e IL-1β, bem como de óxido nítrico e monóxido de carbono, gerados a partir de hemeoxigenases. Depressão da função contrátil ocorre também pelas elevações dos níveis de secreção de endocanabinoides como anandamida.[41,3,4,6]

## ■ ASPECTOS CLÍNICOS

A apresentação clínica da hemorragia digestiva alta nos cirróticos depende da intensidade do sangramento. Hematêmese e melena são os sinais clínicos mais frequentemente observados, acompanhados ou não de instabilidade hemodinâmica (lipotimia e hipotensão). Nesses pacientes, mostra-se fundamental caracterizar o número e intensidade dos episódios de sangramento, a reserva funcional parenquimatosa e o uso de drogas potencialmente hemorrágicas. Geralmente, a manifestação inicial é de melena, acompanhada de palidez cutâneo-mucosa, sinais clínicos de encefalopatia portossistêmica, com ou sem repercussões hemodinâmicas importantes. A cada novo surto, em consequência da menor perfusão sanguínea aos hepatócitos, agrava-se a reserva funcional hepática, instalando-se ascite, infecções, distúrbios de coagulação, icterícia e insuficiência renal. Na vigência da hemorragia, considera-se sangramento clinicamente significativo quando o paciente, para seu equilíbrio hemodinâmico, necessita transfusão de 2 unidades de sangue, ou mais, no período de 24 horas a partir da hora zero, ou quando a pressão sistólica se situa abaixo de 100 mmHg, e a mudança postural provoca queda pressórica superior a 20 mmHg com a frequência do pulso excedendo 100 bpm, todos expressos por ocasião do atendimento inicial do paciente.

## COMO DEFINIR A IMPORTÂNCIA DO SANGRAMENTO DIGESTIVO NO CIRRÓTICO

Tais aspectos foram definidos no encontro de Baveno sobre hipertensão porta, realizado em 1996, e obedece a certos aspectos:

1. Significado clínico do sangramento
   1a. Requerimento de > 2 unidades de sangue nas primeiras 24 horas.
   1b. Pressão arterial sistólica, abaixo de 100 mmHg, ou frequência cardíaca maior do que 100 bpm.
   1c. Outros sinais de hipovolemia ou choque.
2. Sangramento agudo sem controle dentro de 6 horas
   2a. Necessidade de infusão de 4 unidades ou mais de bolsas de sangue fresco.
   2b. Incapacidade de elevar a pressão sistólica além de 20 mmHg da medida basal, ou acima de 70 mmHg.
   2c. Incapacidade de redução da frequência cardíaca a menos de 100 bpm, ou de 20 bpm a partir da medida basal.
   2d. Ocorrência de novo surto hemorrágico (hematêmese).
   2e. Comprovação de hematócrito abaixo de 27%, ou hemoglobina menor que 9 g/dL. Exige-se imediato estadiamento da gravidade da doença hepática, segundo critérios de Child-Pugh, associando-se à avaliação da função renal e grau de consciência e condições ventilatórias da síndrome de encefalopatia hepática ou quadro infeccioso. Os pacientes, classificados como Child A ou B que não respondem a medidas terapêuticas iniciais, poderão beneficiar-se do implante do TIPS ou da realização de anastomoses portossistêmicas clássicas, realizáveis naqueles que mantenham boas condições ao ecocardiograma. Atuando-se dessa forma em pacientes bem-selecionados, controla-se o sangramento em 90-95% das vezes, com 20-30% podendo evoluir com encefalopatia hepática. Tais medidas terapêuticas servem como ponte para o transplante de fígado.

## MEDIDAS CLÍNICAS INICIAIS VISANDO À CONDUÇÃO DESSES CIRRÓTICOS

Nessa situação visando a estabilizá-los do ponto de vista hemodinâmico, deve-se:

1. Conduzi-los à unidade de terapia intensiva, instalando-se cateter venoso central, valendo-se de *intracath*, ou realizando-se dissecção venosa naqueles com graves distúrbios de coagulação, tais como hipoprotrombinemia, alargamento do INR, plaquetopenia e baixa do fator V.
2. Monitorização cardíaca, avaliando-se mudanças de repolarização, inclusive definindo-se prolongamento de QT, preocupando mais aqueles com intervalos maiores de 440 mm/s, pois esses exibem risco maior de arritmias e naqueles com distúrbios eletrolíticos, morte súbita.
3. Na suspeita de síndrome hepatopulmonar e/ou hipertensão pulmonar, com ou sem cirrose e de hematêmese volumosa, torna-se recomendável entubação orotraqueal com assistência ventilatória.
4. Aqueles com ascite volumosa, com ou sem síndrome hepatorrenal, deverão ser conduzidos, valendo-se da paracentese de alívio e realizações de estudo citológico e cultura do líquido ascítico,[7] com adequada expansão volumétrica.
5. Medidas complementares a serem adotadas estão expostas no Quadro 6-1.

**Quadro 6-1. Medidas clínicas iniciais voltadas ao tratamento da hemorragia digestiva alta por varizes esofagogástricas[6-9]**

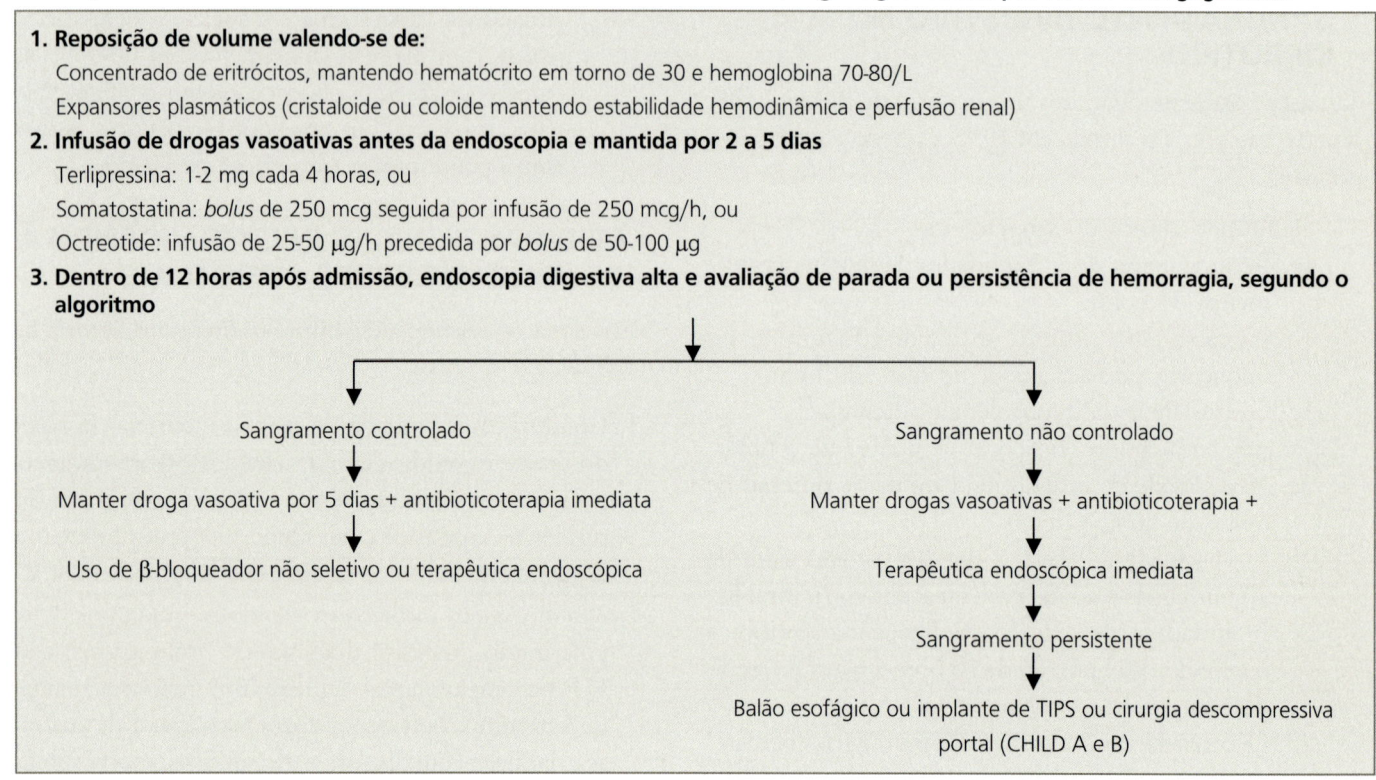

1. **Reposição de volume valendo-se de:**
   Concentrado de eritrócitos, mantendo hematócrito em torno de 30 e hemoglobina 70-80/L
   Expansores plasmáticos (cristaloide ou coloide mantendo estabilidade hemodinâmica e perfusão renal)
2. **Infusão de drogas vasoativas antes da endoscopia e mantida por 2 a 5 dias**
   Terlipressina: 1-2 mg cada 4 horas, ou
   Somatostatina: *bolus* de 250 mcg seguida por infusão de 250 mcg/h, ou
   Octreotide: infusão de 25-50 µg/h precedida por *bolus* de 50-100 µg
3. **Dentro de 12 horas após admissão, endoscopia digestiva alta e avaliação de parada ou persistência de hemorragia, segundo o algoritmo**

Sangramento controlado
↓
Manter droga vasoativa por 5 dias + antibioticoterapia imediata
↓
Uso de β-bloqueador não seletivo ou terapêutica endoscópica

Sangramento não controlado
↓
Manter drogas vasoativas + antibioticoterapia +
↓
Terapêutica endoscópica imediata
↓
Sangramento persistente
↓
Balão esofágico ou implante de TIPS ou cirurgia descompressiva portal (CHILD A e B)

## ■ REFERÊNCIAS BIBLIOGRÁFICAS

1. Bark SK, Lee SS. Cirrhotic cardiomiopathy: causes and consequences. *J Gastroenterol Hepatol* 2004;19:S185-S190.
2. De Franchis R. Evolving consensus in portal hypertension. Report of the Baveno IV consensus workshop on methodology. *J Hepatol* 2005;43:167-76.
3. Dib N, Oberti F, Cales P. Current management of the complications of portal hypertension variceal bleeding and ascites. *CMAJ* 2006;174:1433-44.
4. Fallon MB. Mechanisms of cardiopulmonary hemodynamics and dysfunction in portal hypertension. In: Sanyal AJ, Shah VH (Eds.). *Portal hypertension. Pathobiology. Evaluation and treatment*. New Jersey: Human Press 2005. p. 113-25.
5. Garcia–Tsao G. Variceal bleeding. Postgraduate course syllabus. *AGA* 2006;517:20.
6. Gaskari SA, Honar H, Lee SS. Therapy insight: cirrhotic cardiomiopathy. *Nat Clin Pract Gastroenterol Hepatol* 2006;3:329-37.
7. Goulis J, Armonis A, Patch D et al. Bacterial infections is independently associated with failure to control bleeding in cirrhotic patients with gastrointestinal hemorrhage. *Hepatology* 1998;27:1655-61.
8. Oliveira e Silva A de, Maluf Filho F, Moura EG et al. Hemorragia digestiva alta no cirrótico. In: Dani R (Ed.). *Gastroenterologia essencial*. Rio de Janeiro: Guanabara Koogan 2006. p. 627.
9. Trejo R. Tratamento medico de la hipertension portal. *Rev Gastrointerol Mex* 2006;71:118-19.

# TRATAMENTO ENDOSCÓPICO EMERGENCIAL DE VARIZES LOCALIZADAS NO ESÔFAGO

Glaciomar Machado

Cerca de 50% dos pacientes com cirrose hepática desenvolvem varizes esofágicas; destes, 30 a 40% correm risco de sangramento, 50% dos quais evoluem para o óbito como resultado desse primeiro episódio hemorrágico.[1] Como o risco de ressangramento nos que sobrevivem é de 70%, a ruptura de varizes esofágicas é a causa de morte de 15 a 40% de todos os cirróticos.[2] Esses números alarmantes enfatizam a necessidade e a importância da terapêutica correta dos pacientes com cirrose hepática, quando atendidos na eventualidade de episódio hemorrágico e, especialmente, na sua profilaxia.

Nos últimos anos, a conduta de atendimento desses pacientes mudou dramaticamente: inicialmente empregada como tratamento de escolha, a cirurgia é hoje raramente utilizada.[3]

Descrita pela primeira vez por Crafoord e Frenckner,[4] em 1939, a escleroterapia das varizes tornou-se o tratamento de escolha para a obtenção de hemostasia e na prevenção do ressangramento a partir da década de 1980.[5] Entretanto, como todos os métodos invasivos, apresenta complicações, tanto as relacionadas com a técnica endoscópica da escleroterapia propriamente dita, como com as resultantes da injeção de substâncias esclerosantes na corrente circulatória.[6-10] Estas foram as principais razões para que os pesquisadores procurassem criar um procedimento ao mesmo tempo seguro e que acarretasse menor índice de complicações.

Em 1988, um método semelhante ao utilizado para ligadura de hemorroidas internas foi adaptado e empregado por Stiegmann et al.[11] para o tratamento de varizes esofágicas: a ligadura elástica.

A partir da década de 1990, escleroterapia e ligadura elástica vinham sendo utilizadas, isoladamente ou em combinação, nos mais importantes centros de endoscopia digestiva de todo o mundo, como os principais recursos terapêuticos endoscópicos para o tratamento emergencial da hemorragia por ruptura de varizes esofágicas; a partir do ano 2000, entretanto, a ligadura elástica tornou-se o método de eleição.

## ■ MOMENTO DA ENDOSCOPIA

A endoscopia digestiva alta com finalidades diagnósticas e terapêuticas é realizada tão logo as medidas emergenciais para avaliação e rápida reposição da volemia do paciente tenham sido tomadas, conforme o recomendado anteriormente. É importante enfatizar que preferimos não usar sedação prévia nos pré-comatosos e nos comatosos, realizando a endoscopia após entubação orotraqueal para prevenir broncoaspiração.

## ■ ESCLEROTERAPIA ENDOSCÓPICA NA EMERGÊNCIA

Deve ser esclarecido que, desde novembro de 1991, temos empregado preferencialmente a ligadura elástica[12] para o tratamento das varizes esofágicas, mesmo nos casos emergenciais, deixando a escleroterapia para casos especiais, a serem mencionados adiante.

Para aqueles que ainda preferem a escleroterapia nas emergências, apresentaremos, a seguir, a nossa experiência com o método.[13]

Os esclerosantes mais empregados no Brasil são o oleato de etanolamina e o polidocanol. Ambos são utilizados em nosso Serviço, em solução a 1% em água destilada (o polidocanol, como primeira opção) e administrados através de agulhas largamente disponíveis no mercado, dando preferência às de maior diâmetro (mínimo de 18 Gauge).

Identificado o local do sangramento, as injeções de esclerosantes são aplicadas à volta do ponto hemorrágico (injeções paravaricosas de aproximadamente 1 mL, suficientes para formar uma bolha e ajudar na compressão do cordão), seguidas de injeções intravaricosas de até 5 mL cada uma, o volume total administrado, dependendo do calibre do cordão varicoso que está sangrando (Fig. 6-1).

Nas hemorragias catastróficas, que impossibilitam a realização da endoscopia, optamos por utilizar um balão de Sengstaken-Blakemore, mantendo-o insuflado por 1 a 2 horas, desinsuflando-o sob controle endoscópico, porém mantendo-o em sua posição original. Dessa forma, é possível precisar o local da hemorragia, que é tratada imediatamente, conforme já mencionado. Tão logo cesse o sangramento, o balão é removido.

Nas recidivas hemorrágicas, repetimos as mesmas sequências já descritas, dependendo, evidentemente, de sua magnitude e das possibilidades técnicas de identificação do ponto de ruptura.

## ■ MECANISMO DE AÇÃO

Acredita-se que a hemostasia imediata que se segue à esclerose resulte do somatório da compressão da varicosidade pela injeção paravasal do esclerosante e por trombose intravaricosa. Decorridas algumas semanas, o medicamento produz reação inflamatória do tecido perivascular, seguida de fibrose subsequente.[9]

## ■ RESULTADOS

No período compreendido entre janeiro de 1978 e dezembro de 2000, atendemos 578 pacientes em vigência de hemorragia digestiva por ruptura de varizes esofagogástricas cuja etiologia foi cirrose hepática ou esquistossomose mansônica na forma hepatoesplênica. Deste total de 578 pacientes, 461 foram submetidos exclusivamente à escleroterapia ou à combinação de balão de Sengstaken-Blakemore seguido de escleroterapia; os restantes 117 (atendidos no período de novembro de 1991 a dezembro de 2000) foram tratados por ligadura elástica exclusivamente, pela combinação de escleroterapia seguida de ligadura elástica ou por uma sequência de balão de Sengstaken-Blakemore, escleroterapia e ligadura elástica. Todos os pacientes foram agrupados, de acordo com o grau de comprometimento da função hepática, segundo a classificação proposta por Child,[15] em A, B e C, pertencendo ao grupo A aqueles com insuficiência hepática leve e ao grupo C os que apresentavam grave insuficiência hepática.

### Escleroterapia

Do total de 461 pacientes atendidos entre janeiro de 1978 e outubro de 1991, 438 foram submetidos exclusivamente à escleroterapia e 23 à combinação de balão de Sengstaken-Blakemore seguido de escleroterapia.

Nos 274 pacientes com cirrose hepática, obtivemos controle imediato do sangramento em 242 deles (88,3%); os restantes, 32 pacientes, evoluíram para o óbito, apesar da realização de uma segunda sessão de escleroterapia.

Ocorreu ressangramento precoce (nas primeiras 72 horas após a escleroterapia inicial) em 32,2% dos pacientes e tardio (entre 72 horas e 30 dias após a escleroterapia) em 23,1%. Uma nova escleroterapia resultou em hemostasia em 61,5% dos que apresentaram ressangramento precoce e em 51,8% daqueles que sangraram tardiamente. Portanto, ao final de 30 dias, foi possível obter hemostasia em 185 (67,5%) do total de 274 cirróticos, com 89 óbitos (32,5%), seis dos quais no pós-operatório imediato de sete pacientes em que houve insucesso com a escleroterapia e que foram submetidos à cirurgia de emergência para coibir a hemorragia.

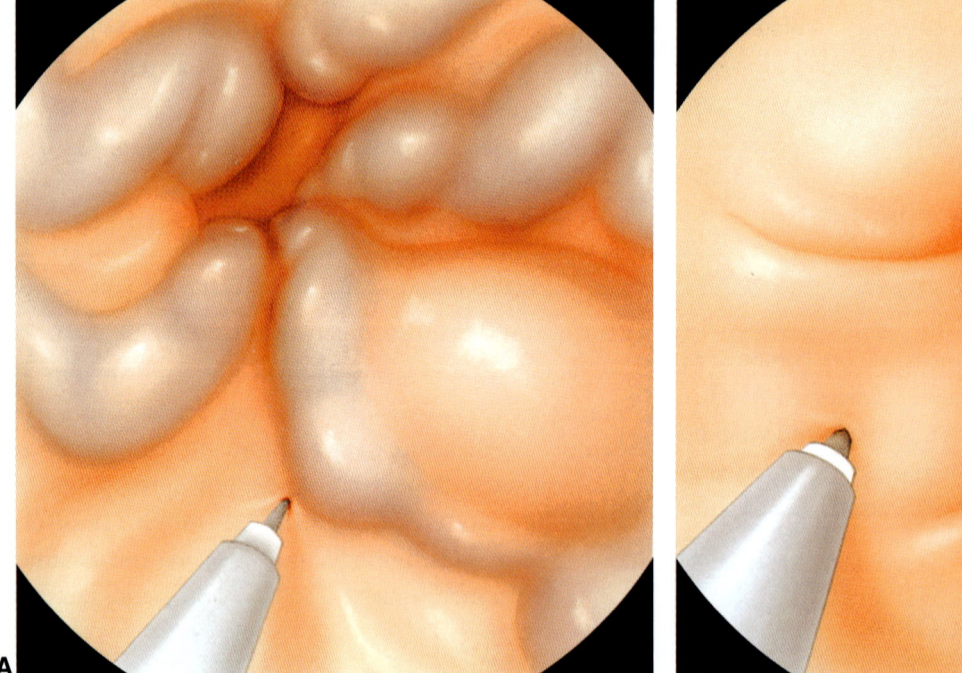

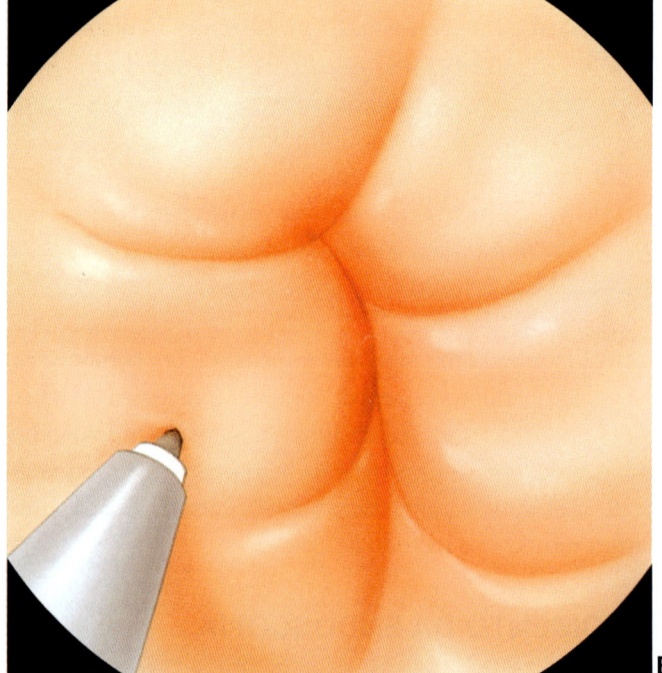

Fig. 6-1. Esquema ilustrativo da escleroterapia em vigência de sangramento ativo: (**A**) identificado o local do sangramento, as injeções de esclerosantes (polidocanol, etanolamina) são aplicadas à volta do ponto hemorrágico (injeções paravaricosas de aproximadamente 1 mL, suficientes para formar uma bolha e ajudar na compressão do cordão), seguidas de (**B**) injeções intravaricosas de até 5 mL cada uma, atingindo um volume total que depende do calibre do cordão varicoso que está sangrando.

Em relação à esquistossomose mansônica, houve hemostasia imediata em 92,5% dos pacientes; dos restantes, dois evoluíram para o óbito por hipovolemia e 12 foram submetidos a algum tipo de derivação cirúrgica, que resultou em óbito em três deles. A taxa de ressangramento precoce foi de 10,4% (18 de 173 pacientes), dos quais 14 foram submetidos à nova escleroterapia, com hemostasia em dez deles e insucesso em quatro. Destes dez pacientes, cinco evoluíram para o óbito por insuficiência hepática.

Ressangramento tardio foi observado em 21 pacientes (12,1% de 173), obtendo-se hemostasia, após nova escleroterapia, em 18 deles; os três restantes evoluíram para o óbito por hipovolemia. Dos 18 pacientes submetidos à nova escleroterapia, com sucesso, dois deles evoluíram para o óbito por insuficiência hepática.

Portanto, ao final de 30 dias, foi possível a hemostasia por escleroterapia endoscópica em 87,2% dos pacientes com esquistossomose mansônica. Houve sucesso em 65% dos pacientes que foram submetidos a algum tipo de cirurgia descompressiva. O número de óbitos do total de 187 pacientes, incluindo os tratados cirurgicamente, foi 19 (10,2%).

## ■ COMPLICAÇÕES E COMENTÁRIOS

A escleroterapia apresenta complicações, tanto as relacionadas com o próprio método, como as resultantes da injeção de substâncias esclerosantes na corrente circulatória,[6-8] via circulação porta, demonstradas radiologicamente por Barsoum et al.[9]

Nossos pacientes não apresentaram complicações sistêmicas; quanto às locais,[13] foram observados ressangramento precoce, ocorrido em 23,1%, e ressangramento tardio, em 18,5%, perfazendo um total de 41,6%. Estes números são significativamente diferentes, quando comparada sua incidência em cirróticos e em esquistossomóticos. É possível que a função hepática, geralmente menos comprometida nos pacientes com esquistossomose, seja a responsável por este fato. Em adição, assinale-se a ocorrência de perdas sanguíneas durante a escleroterapia, frequentemente de pequeno vulto, quando da retirada da agulha do interior do cordão varicoso que está sendo tratado, geralmente observada até a terceira sessão. Sangramentos maiores estão relacionados, ou com a laceração da variz, resultante de eructações durante o procedimento, ou com o desenvolvimento de ulcerações profundas nos 2-3 dias subsequentes ao tratamento.[16]

Quanto às erosões e úlceras,[13] somente foram consideradas complicações aquelas que não se reepitelizaram no prazo de até 15 dias após a escleroterapia, sendo observadas em 29,7% e em 38,6% de nossos pacientes, respectivamente. As erosões, de dimensões variadas, resultam da ação local do esclerosante, acreditando-se que sua cicatrização (fibrose) é necessária, não somente para a obliteração das varizes, mas também para retardar possíveis recidivas.[3] Estas erosões dependem:

- Do esclerosante utilizado.
- Da concentração da solução.
- Do volume injetado em cada ponto.
- Do local da injeção.

Assim, são mais frequentes:

- Com a etanolamina.
- Quando a glicose hipertônica é utilizada na composição da solução esclerosante.
- Quando estas soluções têm concentração do esclerosante maior que 2%.
- Quando a técnica utilizada é a de injeções paravasais.[13]

As úlceras nada mais são do que a extensão das erosões até as camadas mais profundas das paredes esofágicas, ocorrendo em 10 a 40% dos pacientes.[16] Sua cicatrização pode resultar em estenose, como nas erosões, mas podem desencadear hemorragia ou mesmo perfurar.[8,16] Esta última é ocorrência rara, que causa comprometimento grave das estruturas e órgãos adjacentes ao esôfago, tais como mediastinites, formação de fístulas para a traqueia ou brônquios pleurais, cuja mortalidade é superior a 50%[17] e mesmo pericardite, que pode evoluir, ainda que raramente, para tamponamento cardíaco.[18] Korula et al.[19] assinalam que as perfurações são mais frequentes após escleroterapia de urgência do que após tratamento eletivo. Isto se deve, provavelmente, à necessidade de administração de volumes maiores da solução esclerosante para coibir a hemorragia do que no curso de tratamento eletivo. Nenhum de nossos pacientes que evoluíram com ulcerações esofágicas apresentou perfuração. Igualmente relacionada com a existência de ulcerações persistentes e de sua cicatrização, cerca de 20% dos pacientes podem desenvolver estenose esofágica.[20] O tratamento é, usualmente, conservador e consiste na dilatação endoscópica, preferencialmente com velas do tipo Savary-Gilliard. Raramente a dilatação pode causar hemorragia. Na casuística presente, nenhum paciente apresentou essa complicação.

Hipertermia passageira, com variação da temperatura entre 37°C e 38,5°C, foi detectada em 8,2% de nossos pacientes.[16] Todos eles evoluíram satisfatoriamente, no prazo máximo de 24 horas, não havendo necessidade da administração de antibióticos, como o relatado por Sakai.[7] Lorgat et al.[21] sugerem que essa hipertermia passageira está relacionada com outras causas que não a injeção do esclerosante, pois apenas 10% de seus pacientes apresentaram bacteremia aos 5 minutos, e nenhum nas culturas de 4 horas, após escleroterapia. Quando a bacteremia se instala por períodos prolongados, entretanto, necessitando cuidados especiais, é possível que esteja relacionada com a observada em mais de 50% dos pacientes.[22] Sauerbuch et al.[23] demonstraram que a maioria dos microrganismos isolados do sangue de pacientes com bacteremia pertence à flora orofaríngea normal (estreptococos alfa-hemolíticos e *Staphylococci* sp.).

Na casuística presente,[12] as taxas de mortalidade alcançaram 32,5% nos pacientes com cirrose hepática e 10,2% naqueles com esquistossomose mansônica, decorridos 30 dias da escleroterapia emergencial inicial. Estes números provavelmente se devem à melhor função hepática dos esquistossomóticos, conforme já referido.

## ■ LIGADURA ELÁSTICA NA EMERGÊNCIA

Um método semelhante ao utilizado para a ligadura de hemorroidas internas foi adaptado e empregado por Stiegmann et al.[11] para o tratamento de varizes esofágicas em 1988: a ligadura elástica. Foi introduzida no Brasil por Machado em 1990 e apresentada pela primeira vez em duas oportunidades: em agosto de 1992, no Gastren-Rio, na mesa-redonda "Atualização Terapêutica" sob o título "Ligadura Elástica de Varizes Esofagogástricas" e, em sequência, no XXXII Congresso Brasileiro de Gastroenterologia e no VIII Congresso Brasileiro de Endoscopia Digestiva, realizados em Natal, de 25 a 29 de outubro de 1992, na mesa-redonda "Hipertensão Porta: Estado Atual", sob o tema "Tratamento Endoscópico: Esclerose e Ligadura".

### Equipamento e técnica

Os acessórios utilizados para a realização de ligadura elástica constam de um cilindro de plástico transparente que é colocado na extremidade distal do endoscópio, sobre o qual estão montados múltiplos anéis elásticos (até 10) idênticos aos usados para o tratamento das hemorroidas, que podem ser utilizados em sequência, sem necessidade de remoção do aparelho (Fig. 6-2).

Esses anéis estão conectados a um fio de náilon que é passado previamente pelo canal de biópsias, com sua extremidade livre saindo na parte proximal do canal, ficando à disposição do operador. A medida que é tracionado, este fio

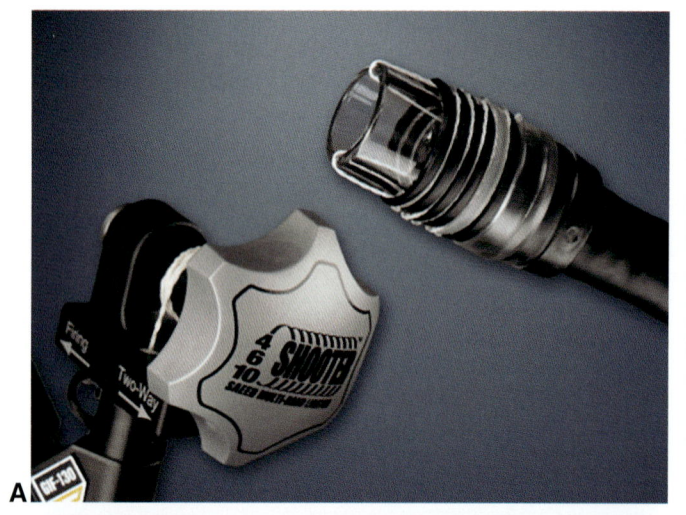

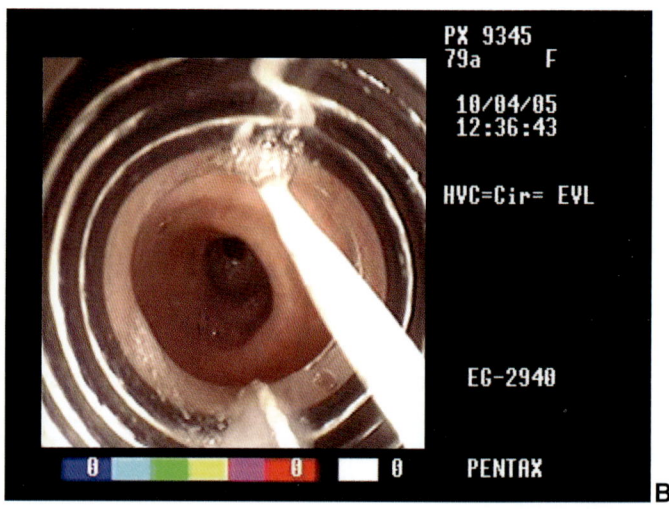

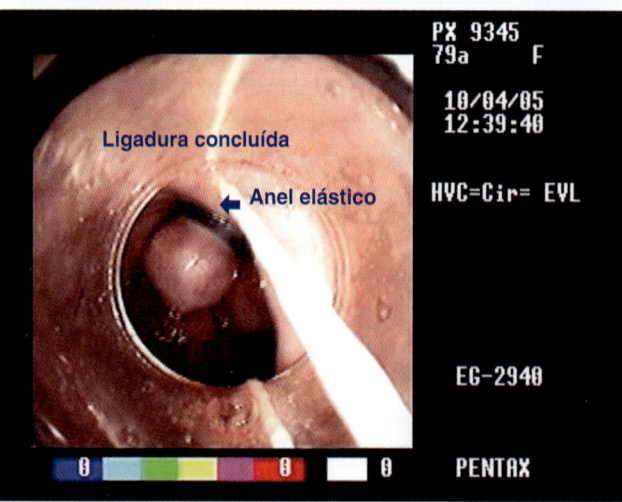

Fig. 6-2. Sistema Cook constituído de múltiplos anéis elásticos para ligadura elástica de varizes esofágicas: (**A**) vê-se o sistema de depleção dos anéis e o cilindro de plástico transparente que é colocado na extremidade distal do endoscópio, sobre o qual estão montados os múltiplos anéis elásticos; (**B**) cilindro, anéis e sistema de depleção já posicionados na extremidade do endoscópio; (**C**) anel elástico posicionado sobre varicosidade localizada no esôfago.

desprende cada um dos anéis sobre a varicosidade que se pretende tratar (Fig. 6-3).

A possibilidade de usar cilindros já equipados com múltiplos anéis representou uma melhoria considerável no equipamento inicial, constituído por cilindro acinzentado, não transparente, com um único anel, sendo necessário reequipar o cilindro com um novo anel elástico após cada ligadura.

Do total de 117 pacientes tratados endoscopicamente por nós[24] empregando a ligadura elástica, em vigência de hemorragia, no período compreendido entre novembro de 1991 a dezembro de 2000, a etiologia da hipertensão porta foi cirrose hepática em 90 deles (com 27 relacionadas com o alcoolismo e em 63, com a hepatite) e esquistossomose mansônica na forma hepatosplênica nos 27 pacientes restantes.

As varizes foram tratadas, utilizando somente a ligadura elástica, em 78 pacientes; a escleroterapia seguida de ligadura elástica, em 33; e a combinação de tamponamento com balão de Sangstaken-Blakemore, escleroterapia e ligadura elástica, nos seis pacientes restantes. O Quadro 6-2 retrata os resultados obtidos com essa rotina. Assim, o controle imediato da hemorragia foi possível em todos os pacientes, porém houve ressangramento precoce (nas primeiras 72 horas do tratamento emergencial) em 12,8% dos casos, e 16 pacientes (13,7%) evoluíram para o óbito.

A taxa de mortalidade de 18,8% (Quadro 6-3) está relacionada com ressangramento em 21 pacientes, nove dos quais em consequência de hemorragia maciça, incontrolável, e nos outros 12 por insuficiência hepática. O 22º paciente evoluiu para óbito como resultado de perfuração relacionada com o uso do bocal longo (overtube).

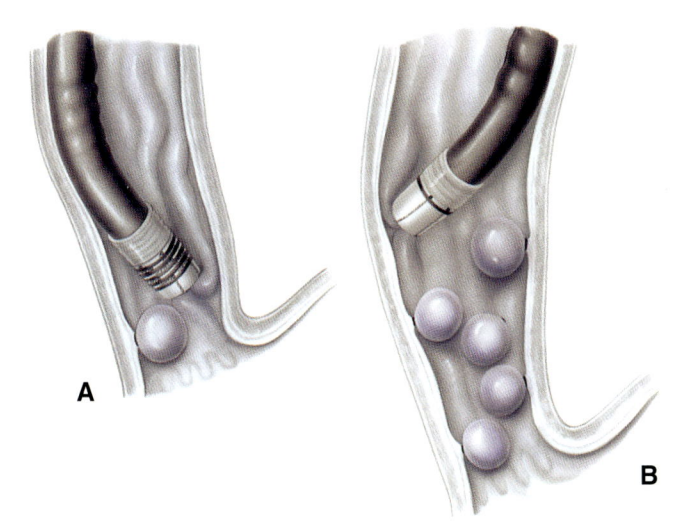

Fig. 6-3. Esquema ilustrativo da ligadura elástica de varizes esofágicas com sistema de cilindro equipado com múltiplos anéis: (A) iniciar com a ligadura das varicosidades localizadas em esôfago distal; (B) completar o tratamento ligando, sucessivamente, as varicosidades em sentido proximal.

**Quadro 6-2. Resultados**

| | |
|---|---|
| Hemostasia imediata | 117 |
| Ressangramento precoce | 15 (12,8%) |
| Óbito | 16 (13,7%) |

**Quadro 6-3. Mortalidade n = 22 (18,8%)**

| | |
|---|---|
| Ressangramento | 21 (17,9%) |
| Hemorragia maciça | 9 (7,7%) |
| Insuficiência hepática | 12 (10,2%) |
| Perfuração da orofaringe | 1 (*) (0,9%) |

(*) Tratamento cirúrgico, evoluindo para o óbito por insuficiência hepática.

## ■ MECANISMO DE AÇÃO

Marks et al.[14] apresentaram os resultados de necropsia de um paciente submetido à ligadura elástica de varizes esofágicas cinco dias antes, confirmando que o mecanismo de ação da ligadura resulta do *estrangulamento* do tecido e subsequente trombose da varicosidade submucosa.

## ■ COMPLICAÇÕES E COMENTÁRIOS

A maioria das complicações com a ligadura elástica está relacionada com o uso do *bocal longo (overtube)* e inclui desde o hematoma até a laceração e a perfuração da orofaringe;[24-27] destas, a perfuração é a mais grave. O *overtube* era usado obrigatoriamente quando os cilindros só carregavam um único anel elástico, sendo necessárias a retirada do endoscópio e a remontagem de novo anel a cada varicosidade tratada. O *overtube* facilitava essa operação, pois o endoscópio podia ser retirado e reintroduzido por ele, sem qualquer dificuldade. No início de nossa experiência,[13] tivemos um paciente que apresentou perfuração do esôfago proximal em consequência do emprego do *overtube*. Foi submetido a tratamento cirúrgico imediato, porém, como se tratava de paciente com grave insuficiência hepática (Child C), evoluiu para o óbito no 2º dia do pós-operatório. A disfagia, observada em sete de nossos pacientes, estava provavelmente relacionada com o *overtube*. Quando abandonamos o seu emprego, apenas dois pacientes queixaram-se de disfagia.

As demais complicações de nossa casuística estão referidas no Quadro 6-4.

Os dois hematocistos não produziram nenhuma complicação adicional. As ulcerações resultantes do desprendimento do anel elástico são muito mais rasas do que as observadas com a escleroterapia.[28] Essas ulcerações têm geralmente 7 a 8 mm de diâmetro, e as profundidades não excedem 1-2 mm.

**Quadro 6-4. Complicações**

| | |
|---|---|
| Ressangramento precoce | 15 pacientes |
| Ressangramento tardio | 6 |
| Perfuração da orofaringe | 1 |
| Erosões | 1 |
| Úlceras | zero |
| Retração fibrosa (escara) | 2 |
| Disfagia | 1 |
| Hematocistos | 2 |
| TOTAL | 28 pacientes (23,9% de 117 pacientes) |

Um objetivo se impõe: como melhorar as taxas de complicações e de mortalidade?

A partir da introdução dos cilindros carregados com até dez anéis elásticos, não existe mais a necessidade da utilização do *overtube*. Assim sendo, a possibilidade de perfuração (que está diretamente relacionada com o seu uso) é praticamente nula.

Em relação às taxas de ressangramento, do total de 21 pacientes que apresentaram essa complicação, 2 haviam sido submetidos à ligadura elástica de varizes localizadas no fundo gástrico e evoluíram para o óbito.[29] Uma explicação possível é a de que as varizes gástricas submucosas são muito calibrosas, e as ulcerações resultantes do desprendimento dos anéis elásticos frequentemente atingem esses vasos, resultando em vultosas hemorragias. O mesmo ocorre quando se utilizam os esclerosantes convencionais (etanolamina, polidocanol).[30,31] Estas são as razões pelas quais recomendamos, desde 1992, o n-butil-2-cianoacrilato (Histoacryl)[32] e contraindicamos os esclerosantes convencionais e a ligadura elástica[13] para o tratamento das varizes localizadas em fundo gástrico.

### Escleroterapia × ligadura elástica

O editorial do número 340 da conceituada revista *Lancet*, publicado em 1992,[33] recomenda a escleroterapia como o melhor método de atendimento primário de pacientes com hemorragia digestiva consequente à ruptura de varizes esofagogástricas.

Com o objetivo de minimizar as complicações decorrentes, não somente da própria escleroterapia, mas também daquelas resultantes da injeção de substâncias esclerosantes na corrente circulatória,[6-10] Stiegmann *et al.*[11] introduziram a ligadura elástica como método alternativo para o tratamento desses pacientes.

Em consequência, desde meados da década de 1990, esse procedimento é considerado consensualmente simples e efetivo; não apresenta complicações sistêmicas, uma vez que nenhuma substância é injetada na corrente circulatória; as complicações locais têm incidência e magnitude menores do que as observadas com a escleroterapia, motivo suficiente para sua escolha no tratamento eletivo das varizes esofágicas. Era necessário saber, naquele momento, se a ligadura elástica poderia também ser utilizada com a mesma eficiência, em situações emergenciais. Novamente, o grupo liderado por Stiegmann[34] relatou ser a ligadura elástica igualmente efetiva nessas eventualidades. O mesmo grupo de Colorado, em artigo mais amplo, porém não controlado,[35] revê os resultados decorridos em 3 anos de sua utilização na emergência. Nos 146 pacientes tratados, a taxa de sobrevida foi de 73%, com erradicação das varizes em 78% de 125 pacientes acompanhados por mais de 3 dias.

Das publicações comparando os resultados de escleroterapia × ligadura elástica merecem destaque, pelo menos, três estudos controlados, realizados em pacientes escolhidos aleatoriamente.[36-38] Mostraram que ambos os métodos foram igualmente efetivos quanto à obtenção de hemostasia, porém a ligadura elástica apresentava menor incidência de ressangramento e de mortalidade. Em seu trabalho original, Stiegmann *et al.*[37] compararam os dois métodos em 129 pacientes, obtendo hemostasia em 89% dos tratados com a ligadura e em 90% dos que receberam escleroterapia. Em relação à mortalidade, 29 pacientes (45%) do grupo da escleroterapia evoluíram para o óbito, em comparação com 18 (28%) do grupo submetido à ligadura elástica ($p < 0,05$). O grupo da ligadura apresentou menor incidência de complicações (2% *versus* 22%, $p < 0,01$), de ressangramento (36% *versus* 48% – diferença estatisticamente não significativa), necessitando um número menor de sessões para a erradicação das varizes (4 *versus* 5 – diferença estatisticamente não significativa). Nossos números coincidem com esses dados.[13]

Em adição às complicações da escleroterapia, deve ser referida a dificuldade que representa manipular o esôfago de pacientes que têm indicação cirúrgica, já submetidos a tratamento inicial com escleroterapia e cujas paredes já se encontram fibrosadas em consequência da injeção de esclerosantes.[12] É necessário assinalar, também, que ocorrem perdas sanguíneas, geralmente de pequeno vulto, durante a escleroterapia, especialmente até a terceira sessão, quando da retirada da agulha do interior do cordão varicoso que está sendo tratado.[12]

### ■ COMENTÁRIOS FINAIS

Os resultados iniciais, animadores, relatados por Stiegmann *et al.*[34] com a ligadura elástica de varizes esofágicas, foram reproduzidos por diversos autores,[3,13,24,25,36,38] que comprovaram a eficácia desse método simples, mesmo quando utilizado na hemorragia por ruptura de varizes; que não apresenta complicações sistêmicas, uma vez que nenhuma substância é injetada na corrente circulatória e que as complicações locais têm incidência e magnitude menores do que as observadas com a escleroterapia.

Dispondo de escleroterapia, ligadura elástica e tamponamento das varicosidades com balões, a conduta que atualmente adotamos, quando atendemos hemorragias relacionadas com a ruptura de cordões varicosos esofagogástricos, inclui uma combinação desses recursos, da seguinte forma:

1. Pacientes com sangramento ativo:
    1.1. Quando é possível identificar o ponto de ruptura do cordão varicoso – ligadura elástica, porém, temos empregado, em casos selecionados de sangramento ativo, em jato, com o mesmo sucesso relatado por Soehendra *et al.*,[39] uma combinação de injeção intravaricosa de cianoacrilato, com a qual se obtém hemostasia imediata, seguida de ligadura elástica, aplicando-se o anel exatamente no local da injeção (Fig. 6-4).
    1.2. Quando não é possível identificar o ponto de sangramento
        1.2.1. E as paredes esofágicas estão cobertas de sangue (hemorragia em lençol), recomendamos escleroterapia intra e paravaricosa no esôfago distal, seguida de ligadura elástica tão logo se observe hemostasia.
        1.2.2. Na eventualidade de sangramento maciço e, portanto, impeditivo de se praticar a endoscopia, utilizamos o balão de Sengstaken-Blakemore. O balão é mantido insuflado por um período de 2-3 horas, findas as quais o endoscópio é introduzido, o balão é desinsuflado, porém permanecendo posicionado. Identificado o ponto de sangramento, procedemos à ligadura elástica. Uma alternativa é realizar a escleroterapia deste ponto; tão logo obtida a hemostasia, o balão é removido, e o cordão, previamente tratado com escleroterapia, é submetido à ligadura elástica.
2. Pacientes que não estejam sangrando ativamente: ligadura elástica.
3. Varizes localizadas em fundo gástrico: cianoacrilato.

Quanto ao tratamento eletivo, nossa preferência é pela ligadura elástica.

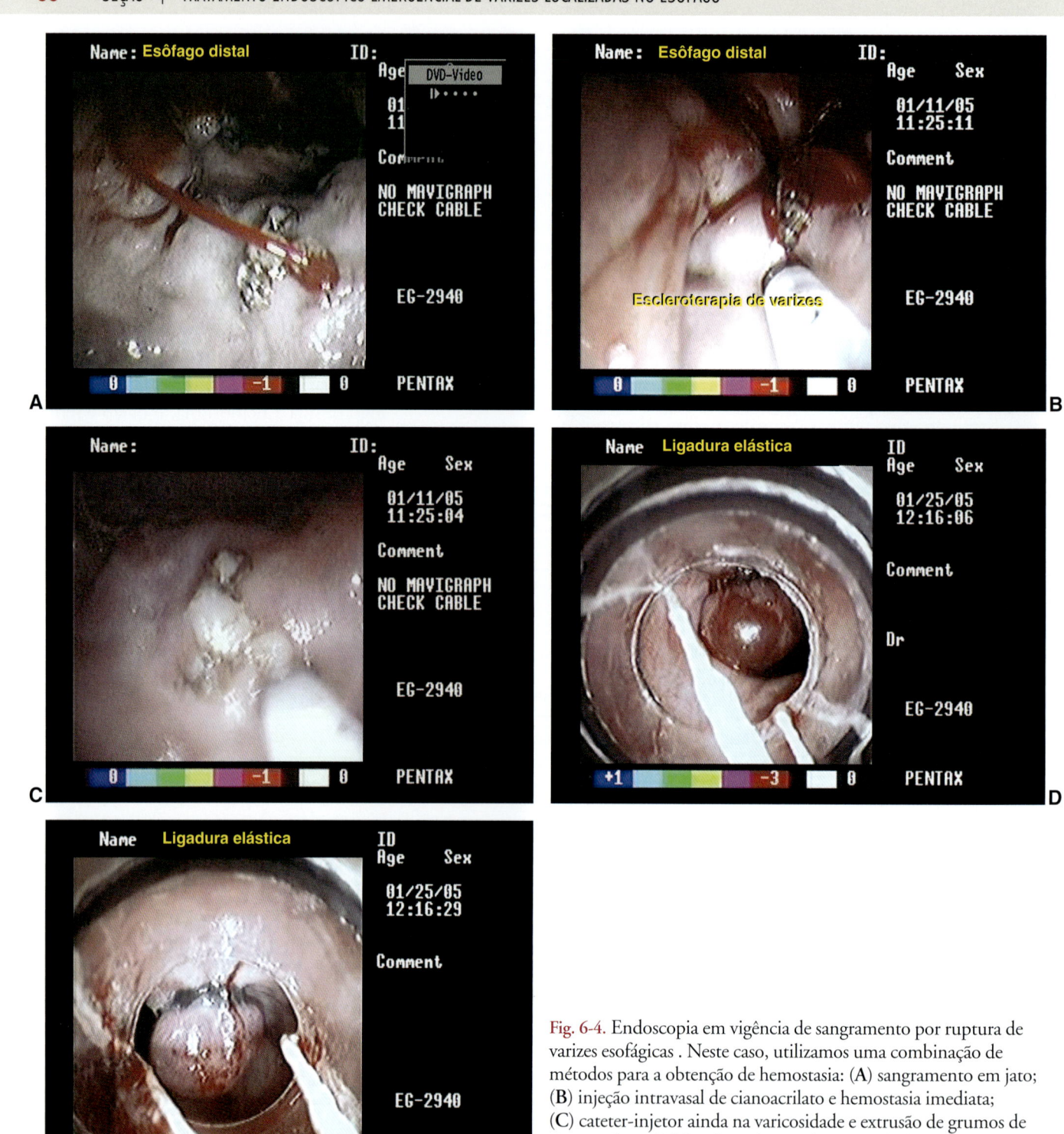

Fig. 6-4. Endoscopia em vigência de sangramento por ruptura de varizes esofágicas. Neste caso, utilizamos uma combinação de métodos para a obtenção de hemostasia: (**A**) sangramento em jato; (**B**) injeção intravasal de cianoacrilato e hemostasia imediata; (**C**) cateter-injetor ainda na varicosidade e extrusão de grumos de cianoacrilato; (**D**) ligadura elástica da varicosidade que sangrou e pequeno hematocisto na superfície do cordão varicoso; (**E**) detalhe da ligadura.

## ▪ REFERÊNCIAS BIBLIOGRÁFICAS

1. Sauerbruch T, Wotzka R, Köpcke W *et al.* Prophylactic sclerotherapy before the first episode of variceal hemorrhage in patients with cirrhosis. *N Engl J Med* 1988;319:8-15.

2. Calès P, Pascal JP. Histoire naturelle des varices oesophagiennes au cours de la cirrhose (de la naissance à la rupture). *Gastroent Clin Biol* 1988;12: 245-54.

3. Marcon N. Current status in endoscopic management of esophageal varices – Injection, banding, glue (the kitchen sink). In: ASGE. *Postgraduate course*, New Orleans: Syllabus, 1994.

4. Crafoord C, Frenckner P. New surgical treatment of varicose veins of the esophagus. *Acta Otolaryngol (Stockholm)* 1939;27:422-29.

5. Swain P. Endoscopy of upper gastrointestinal bleeding. In: Cotton PB, Tytgat GNJ, Williams CB (Eds.). *Annual of gastrointestinal endoscopy.* 6th ed. London: Current Science Ltd., 1993. p. 51-59.

6. Schuman BM, Beckman JW, Tedesco FJ. Complications of endoscopic injection sclerotherapy: a review. *Am J Gastroenterol* 1987;82:823-30.
7. Sakai P. *Escleroterapia endoscópica das varizes sangrantes do esôfago em pacientes esquistossomóticos*. Tese de Doutoramento. Universidade de São Paulo, 1985.
8. Sauerbruch T, Fischer G, AnsariI H. Variceal injection sclerotherapy. *Clin Gastroenterol* 1991;5:131-53.
9. Barsoum MS, Khattar NY, Risk-Allah MA. Technical aspects of injection sclerotherapy of acute oesophageal variceal haemorrhage as seen by radiography. *Brit J Surg* 1978;65:588-89.
10. McCormack T, Rose JD, Smith PM *et al*. Perforating veins and blood flow in esophageal varices. *Lancet* 1983;2:1442-44.
11. Stiegmann GV, Sun JH, Hammond WS. Results of experimental endoscopic esophageal varix ligation. *Am Surg* 1988;54:105-8.
12. Machado G. Varizes esofagogástricas: terapêutica endoscópica. In: Galvão Alves J (Ed.). *Temas de atualização. Anais da jornada de gastroenterologia da Santa Casa da Misericórdia do Rio de Janeiro*. Rio de Janeiro: Revinter, 1998. p. 41-43.
13. Machado G. Escleroterapia de urgência de varizes esofagianas. Análise crítica de 15 anos de experiência. *An Acad Nac Med* 1994;154:214-18.
14. Marks RD, Arnold MD, Baron TH. Gross and microscopic findings in the human esophagus after esophageal variceal band ligation: a post-mortem analysis. *Am J Gastroenterol* 1993;88:272-74.
15. Child CG. *The liver and portal hypertension*. Philadelphia: Saunders, 1964.
16. Machado G. *Endoscopia terapêutica em gastroenterologia*. Rio de Janeiro: Cultura Médica, 1988.
17. Carr-Locke DL, Sidky K. Broncho-oesophageal fistula: a case complication of endoscopic variceal sclerotherapy. *Gut* 1982;23:1005-7.
18. Tabibian N, Schwartz JT, Smith JL *et al*. Cardiac tamponade as a result of endoscopic sclerotherapy: report of a case. *Surgery* 1987;102:546-47.
19. Korula J, Pandya K, Yamada S. Perforation of esophagus after endoscopic variceal sclerotherapy. Incidence and clues to pathogenesis. *Dig Dis Scie* 1989;34:324-29.
20. Kochhar R, Goenka M, Mehta SK. Esophageal strictures following endoscopic variceal sclerotherapy. *Dig Dis Scie* 1992;37:347-52.
21. Lorgat F, Madden MV, Kew G. Bacteraemia after injection of esophageal varices. *Surg Endosc* 1990;4:18-19.
22. Hegnhoj J, Andersen JR, Jarlov JO *et al*. Bacteraemia after injection sclerotherapy of oesophageal varices. *Liver* 1988;8:167-71.
23. Sauerbruch T, Holl J, Ruckdesschel J. Bacteraemia associated with endoscopic sclerotherapy of oesophageal varices. *Endoscopy* 1985;17:170-72.
24. Machado G. Hemorragia digestiva alta varicosa. In: Galvão-Alves J. *Emergências clínicas*. Rio de Janeiro: Rubio, 2007. p. 319-27.
25. Johnson P, Campbell D, Antonson C. Complications associated with endoscopic ligation of esophageal varices. *Gastrointest Endosc* 1993;39:181-85.
26. Saltzman J, Arora S. Complications of esophageal variceal band ligation. *Gastrointest Endosc* 1993;39:185-86.
27. Berkelhammer C, Madhav G, Lyon S *et al*. "Pinch" injury during overtube placement in upper endoscopy. *Gastrointest Endosc* 1993;39:187-88.
28. Young M, Sanowski R, Rasche R. Comparison and characterization of ulcerations induced by endoscopic ligation of esophageal varices *versus* endoscopic sclerotherapy. *Gastrointest Endosc* 1993;39:119-22.
29. Machado G. Endoscopic ligation of fundic varices. *Endoscopy* 1992;24:614-15.
30. Trudeau W, Prindiville T. Endoscopic injection sclerosis in bleeding gastric varices. *Gastrointest Endosc* 1990;36:276-80.
31. Gimson AE, Westaby D, Williams R. Endoscopic sclerotherapy in the management of gastric variceal hemorrhage. *J Hepatol* 1991;13:274-78.
32. Machado G, Venture M, Guimarães MLR. Manejo endoscopico de las varices del fondo gastrico. In: Villa-Gómez G, Machado G (Ed.). *Temas de endoscopia digestiva*. Rio de Janeiro: Revinter, 1997. p. 97-100.
33. Editorial. Bleeding oesophageal varices: IST, EVL or TIPS. *Lancet* 1992;340:515-16.
34. Stiegmann GV, Goff JS, Sun JH. Technique and early clinical results of endoscopic variceal ligation (EVL). *Surg Endosc* 1989;3:73-78.
35. Goff JS, Reveille RM, Stiegmann GV. Three years experience with endoscopic ligation for treatment of bleeding varices. *Endoscopy* 1992;24:401-4.
36. Laine L, El-Newihi H, Migikovsky B. Endoscopic ligation compared with sclerotherapy for the treatment of bleeding esophageal varices. *Ann Int Med* 1992;119:1-7.
37. Stiegmann GV, Goff JS, Michaletz-Onody PA. Endoscopic sclerotherapy as compared with endoscopic ligation for bleeding esophageal varices. *N Engl J Med* 1992;326:1527-32.
38. Gimson AE, Ramage JK, Panos MZ. Randomised trial of variceal banding ligation *vs* injection sclerotherapy for bleeding esophageal varices. *Lancet* 1993;342:391-94.
39. Soehendra N, Binmoeller KF, Seifert H *et al*. *Praxis der therapeutischen Endoskopie*. Stuttgart: Georg Thieme Verlag, 1997.

# TRATAMENTO ENDOSCÓPICO EMERGENCIAL DE VARIZES GÁSTRICAS

Admar Borges da Costa Junior

## INTRODUÇÃO

Varizes gástricas (VG) são complicações sérias da hipertensão porta que sangram em menor frequência que as varizes esofágicas (VE), porém em maior intensidade, associando-se a altas taxas de mortalidade[34,47] (Fig. 6-5). Podem ser encontradas isoladas ou em combinação com VE. Apresentam prevalência entre 17 e 20% nos pacientes com hipertensão porta e são a fonte do sangramento em 10 a 30% dos pacientes com quadro hemorrágico varicoso.[47,63] VG são significativamente mais comuns em pacientes com sangramento do que em pacientes que nunca sangraram, indicando que estes tipos de varizes se desenvolvem em um estágio mais avançado da hipertensão porta.[47]

## FISIOPATOLOGIA

VG surgem como consequência de hipertensão porta generalizada ou segmentar. Esta mais frequentemente é causada por trombose de veia esplênica que leva ao desenvolvimento de varizes de corpo e fundo gástricos, mas não de esôfago, ao contrário de VG em pacientes com hipertensão porta generalizada que são acompanhadas, quase invariavelmente, de VE.[15]

As VG resultam de vasos colaterais da veia coronária ou de *shunt* espontâneo da veia esplênica e circulação sistêmica pela veia gástrica posterior se comunicando com a veia renal esquerda. A presença de hipertensão porta causa reversão do fluxo na veia esplênica alimentando o *shunt* transgástrico resultando em VG.[35] Na maioria dos casos de VG associadas à hipertensão porta hepática acontece também reversão do fluxo da veia coronária, alcançando a circulação sistêmica via ázigos, resultando em simultaneidade de VE. Embora VG isoladas requeiram exclusão de trombose de veia esplênica, elas comumente se formam em hipertensão porta hepática através da veia gástrica posterior e *shunts* esplenorrenais espontâneos.

Diferentemente das VE, os fatores de risco de sangramento das VG não estão bem estabelecidos e parecem estar menos correlacionados com o nível absoluto da hipertensão porta[44] e mais ao calibre, com a extensão e com a presença de colaterais venosas envolvidas no *shunt* portossistêmico.[62]

## DIAGNÓSTICO

A localização dificulta sua abordagem, uma vez que todo o diagnóstico e tratamento endoscópicos são realizados com o aparelho em retroflexão, por vezes, com presença de sangue no fundo gástrico, obscurecendo a visão.

O diagnóstico de VG se dá após inspeção cuidadosa da cárdia, fundo e pequena curvatura do corpo com insuflação suficiente para desfazer as pregas gástricas, pois estas, sobretudo quando hipertróficas, geram dúvidas diagnósticas.[1] Em caso de incerteza pode se recorrer a uma suave palpação com a pinça de biópsia fechada. Quando sangue está presente, mudar a posição do paciente para decúbito lateral direito ou proclive, desloca o sangue, podendo melhorar a visão do fundo gástrico.

Tamanho, presença de manchas vermelhas e comprometimento da função hepática são fatores de risco de sangramento para VG,[23,38] enquanto sinais de sangramento recente são tampão plaquetário, umbilicação, erosão ou coágulo aderido à variz.[56]

A ecoendoscopia é até seis vezes mais sensível do que endoscopia digestiva alta em diferenciar varizes de pregas gástricas[57,58] e tem sido usada para avaliar o sucesso do tratamento escleroterápico.[61,67] Obliteração de VG com cianoacrilato sob controle ecoendoscópico reduz ressangramento e aumenta a sobrevida.[28]

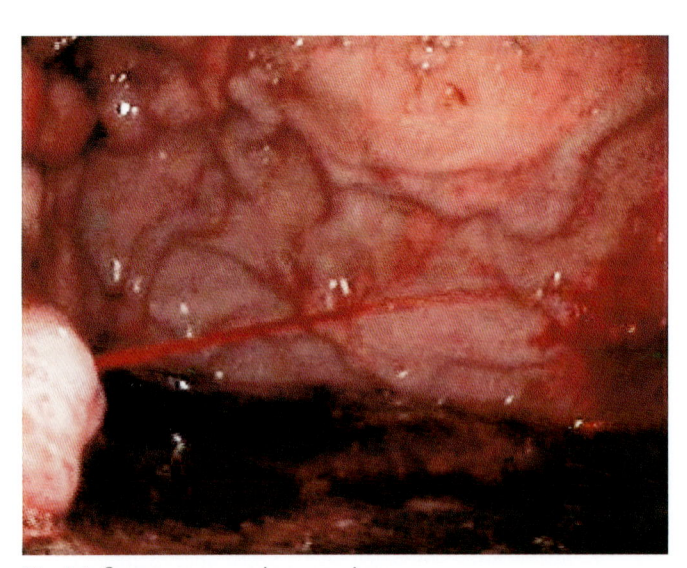

**Fig. 6-5.** Sangramento varicoso em jato.

Angiografia por RM e TC *multislice* certamente irão, no futuro, aumentar a acurácia diagnóstica de VG.

## ■ CLASSIFICAÇÃO

Forma e localização das varizes têm importância como preditivo de sangramento.[18] A classificação anatômica de VG descrita por Sarin *et al.* tem sido a mais usada[46] (Fig. 6-6).

GOV1, que representam 75% de todas as VG,[47] se referem às VG, prolongamentos das VE, que se estendem pela pequena curvatura do estômago por 2 a 5cm, abaixo da junção esofagogástrica. Estas varizes são levemente tortuosas e geralmente estão associadas à VE de grosso calibre.[47]

GOV2 (Fig. 6-7) são também prolongamentos das VE, entretanto, caminham em direção ao fundo gástrico. Estas varizes são geralmente longas, tortuosas e nodulares. Sangram com mais frequência que GOV1, e quando são GOV2 secundárias carregam índice de mortalidade seis vezes maior.[47]

IGV1 descreve varizes isoladas em fundo, separadas da cárdia, sem concomitância de VE. As VG, comumente chamadas de IGV2, se referem a varizes isoladas encontradas no antro, no corpo ou até no piloro. IGV2 primárias são raras, 0,5%, a maioria se origina de maneira secundária.[47]

Sarin[46] não incluiu, na sua classificação, a situação em que as varizes fúndicas não apresentam conexão endoscópica com as VE, provavelmente, esta situação pode ser encaixada no tipo GOV2. Ausência também se sente de onde situar, nesta classificação, as varizes puramente cárdicas, que não se estendem pela pequena curvatura (GOV1), tampouco se dirigem ao fundo (GOV2). Esta classificação prescinde também de informações de tamanho, de formato e de estigmas de sangramento recente.

Hashizume[18] classificou VG quanto à forma, localização e cor, tendo encontrado maior frequência de sangramento na área anterior ou grande curvatura da cárdia do que na área posterior ou região fúndica (Fig. 6-8). Tipos protrusos (F2 e F3) são mais propensos a sangrar, especialmente quando apresentam manchas vermelhas (Fig. 6-9).

A classificação de Hosking e Johnson não leva em conta achados endoscópicos nem proporciona uma avaliação de probabilidade de sangramento.[19]

## ■ TRATAMENTO ENDOSCÓPICO

A endoscopia se apresenta como o tratamento de escolha[25] para a profilaxia secundária e inclui injeção de cianoacrilato, ligadura elástica, escleroterapia, escleroligadura, alças destacáveis e injeção de trombina.[6,33]

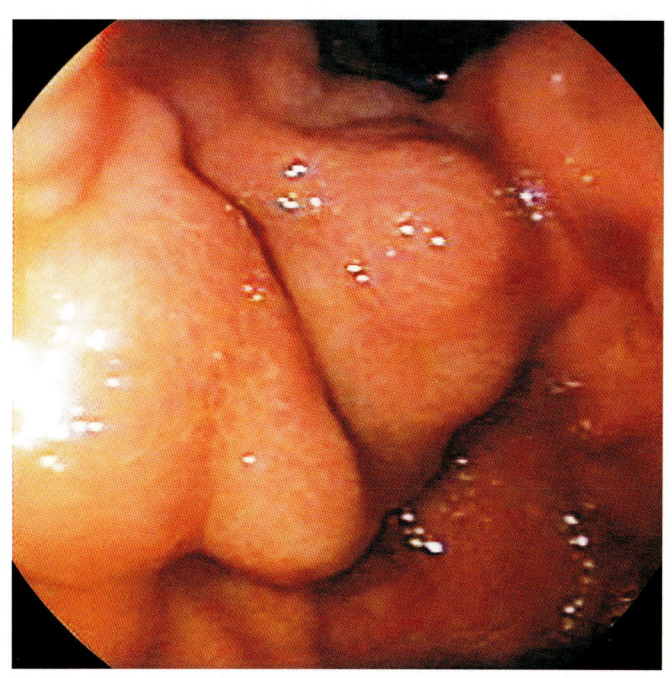

Fig. 6-7. Variz tipo GOV2 na Classificação de Sarin.[46]

**Forma**
- F1 → Tortuosa
- F2 → Nodular
- F3 → Tumoral

**Localização**
- La → Varizes localizadas na parede anterior da cárdia
- Ll → Varizes localizadas na pequena curvatura da cárdia
- Lp → Varizes localizadas na parede posterior da cárdia
- Lg → Varizes localizadas na grande curvatura da cárdia
- Lf → Varizes localizadas na região fúndica

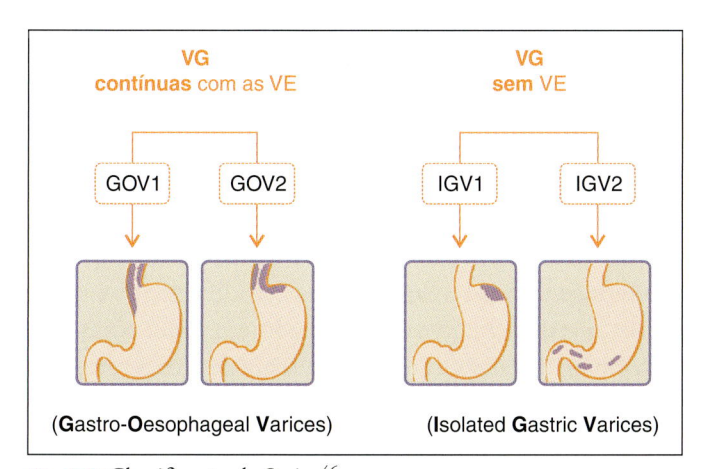

**Cor**
- Cw → Varizes localizadas na região fúndica
- Cr → Levemente vermelha até intensamente (gastropatia hipertensiva)
- Rc Spot → Manchas vermelhas focais brilhantes
  Inclui manchas com coágulo ou trombo de fibrina na variz, falha de mucosa com halo avermelhado ou mancha na homocística

**VG contínuas com as VE**: GOV1, GOV2 (Gastro-Oesophageal Varices)

**VG sem VE**: IGV1, IGV2 (Isolated Gastric Varices)

Fig. 6-6. Classificação de Sarin.[46]

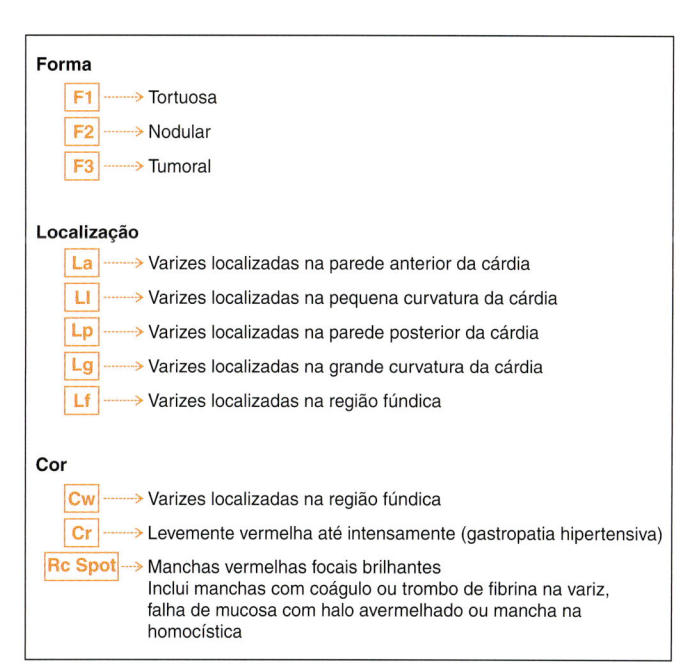

Fig. 6-8. Classificação de Hashizume.[18]

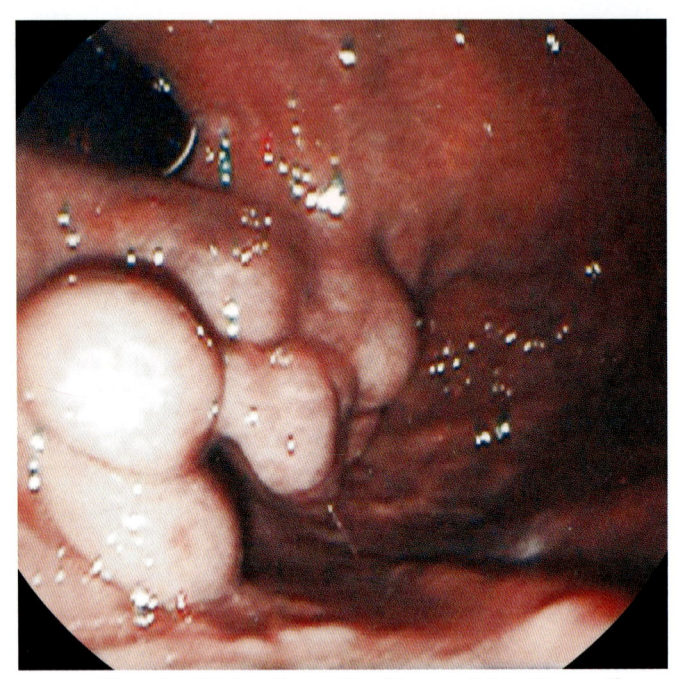

Fig. 6-9. Variz tipo F3-Lp-Cw na Classificação de Hashizume.[18]

Tajiri *et al.* estudaram, em 52 pacientes, o risco cumulativo de hemorragia associado a varizes fúndicas que nunca sangraram e encontraram 3,8% para um ano, 9,4% para três anos e 9,4% para cinco anos.[57] Em razão das baixas taxas anuais cumulativas de sangramento e da ausência de suficientes estudos controlados randomizados, não se recomenda a profilaxia primária das VG.[14]

## Cianoacrilatos

Os tratamentos das VG foram adaptações dos tratamentos das VE até o surgimento do uso do cianoacrilato, divulgado por Soehendra em 1986.[54] Cianoacrilatos são colas líquidas sintéticas, que rapidamente polimerizam, assumindo forma sólida, em contato com endotélio ou sangue. Esta propriedade faz este agente esclerosante não depender dos mecanismos primários e secundários da hemostasia.[31]

Binmoeller e Soehendra, usando cianoacrilato, conseguiram hemostasia imediata em 100% dos 258 pacientes tratados com sangramento agudo por ruptura de varizes esofagogástricas.[3] Em um estudo randomizado com 59 pacientes, injeção com cianoacrilato em VG sangrantes foi mais efetiva e segura do que ligadura elástica. A hemostasia inicial foi de 87% com cianoacrilato, comparada com 45% da ligadura elástica; ressangramento com cianoacrilato foi de 31% enquanto que com ligadura ocorreu em 54%. Úlceras resultantes do tratamento aconteceram em 7% dos pacientes pós-cianoacrilato e em 28% dos pacientes pós ligadura elástica.[29]

O IV Consenso Baveno recomenda injeção de cianoacrilato como terapia de primeira linha para VG sangrantes,[11] que é o método mais utilizado no mundo, com exceção dos EUA.[4]

A obliteração com adesivo tecidual possui boa relação custo-benefício,[17] é minimamente invasiva e relativamente fácil de ser realizada.[40]

Estudo evidenciou desaparecimento das GOV1 em mais da metade dos pacientes em até 6 meses após tratamento endoscópico das varizes esofágicas.[47] IGV1 apresentam resultados inferiores ao tratamento com cianoacrilato em razão de possuir fluxo venoso rápido e abundante, pois se originam, na sua maioria, de veias posteriores ou veia curtas com *shunt* gastrorrenal bem-desenvolvido por onde a cola pode escapar em vez de ficar retida no interior da variz.[31]

No Brasil se dispõe do N-butil-2-cianoacrilato (Histoacryl®, B. Braun, Melsungen, Alemanha) em caixas com 5 ampolas de 0,5 mL e o 2-Octil-cianoacrilato (Dermabond®; Ethicon, Inc., Somerville, NJ, EUA). Recentemente outro N-butil-2-cianoacrilato (Glubran; GEM, S.r.l., Viareggio, Itália) foi aprovado para uso endoscópico na Europa, no entanto ainda não está difundido em nosso meio.

Prepara-se o N-butil-2-cianoacrilato, diluindo-o com meio de contrate oleoso (Lipiodol UltraFluido®; Laboratoire Guerbet, Aulney-sous-Bois, França) na proporção de 1:1 ou 1:1,5. A finalidade da diluição é retardar a polimerização e proporcionar controle radiológico.[50] Enquanto uma mistura concentrada favorece uma polimerização prematura com possível obstrução do cateter, uma mistura muito diluída aumenta os riscos de embolia. Em média, a cola diluída leva de 5 a 20 segundos para polimerizar.

O paciente tem seus olhos recobertos e a equipe usa óculos de proteção durante a preparação e injeção. Com silicone líquido ou com Lipiodol® lubrifica-se a superfície dos últimos 20 cm da extremidade distal do tubo de inserção e o canal de trabalho do endoscópio. Evita-se aspirar durante o procedimento. Tomadas estas precauções, a possibilidade de dano ao aparelho é remota. Silva *et al.*[53] realizaram tratamentos endoscópicos com cianoacrilato em 30 pacientes sem nenhum dano aos endoscópios.

Utiliza-se injetor confeccionado de material resistente à dissolução pela cola, tendo-se o cuidado de preencher com água destilada o espaço morto do cateter. Injetor sobressalente fica disponível para a eventualidade de obstrução do cateter pela cola. A alta viscosidade do Lipiodol® requer uso de seringa de 3 mL. Uma vez que a agulha esteja dentro da variz, o cianoacrilato é administrado em *bolus*, porém não tão rápido a ponto de criar uma câmara de pressão dentro da variz, o que contribuiria para o escape da cola pela veias colaterais, possibilitando embolização. Agulhas mais longas e calibrosas facilitam a penetração na variz e a injeção da espessa solução do cianoacrilato com Lipiodol®. Em seguida "empurra-se" o cianoacrilato retido no interior do injetor com 1,5 a 2 mL de água destilada, retira-se a agulha da variz e infunde-se continuamente água destilada entre as punções. Palpar a variz para verificar se está completamente rígida. Caso parte do vaso ainda esteja depressível, recomenda-se complementar a injeção com mais adesivo. A quantidade injetada pode variar de 1 a 3 mL por sessão, excepcionalmente 4 mL, a depender do tamanho da variz e do seu enrijecimento após cada aplicação.[25] Quanto maior o volume injetado, maior a possibilidade de embolização, por outro lado; se sabe que uma variz obliterada de maneira incompleta tende a ressangrar. Às vezes, o componente não preenchido da variz é pequeno, tornando difíceis as reinjeções intraluminais.[41,43] Passado um mês, realizar EDA de controle, ocasião em que se injeta cianoacrilato, caso ainda existam varizes gástricas que devem ser tratadas em sessões até seu desaparecimento.[25] A expulsão do polímero ocorre entre 1 e 4 meses.

O 2-octil-cianoacrilato (Dermabond®), com cadeia mais longa de oito átomos de carbono, possui maior tempo de polimerização, o que propicia a embolização, sobretudo, quando o fluxo venoso é rápido como acontece nas VG tipo IGV1, por isto tem sido usado sem diluição.

Embora pouco frequentes, as complicações da injeção de cianoacrilatos incluem dor epigástrica ou torácica, febre,[45] úlcera no local da injeção, embolias pulmonar,[21,42] cerebral[42,49] e cardíaca,[13] peritonite,[34] septicemia,[34] infarto esplênico,[10] trombose porta,[52] embolia de veia porta,[60] trombose da veia esplenoportal,[52] abscesso retrogástrico,[64] impactação da agulha no polímero no interior da variz.[2,12]

## Escleroterapia

A escleroterapia convencional consegue bons resultados na hemostasia inicial, porém, em vez do que acontece quando usada em esôfago, apresenta taxas inaceitáveis de ressangramento e maiores complicações locais,[16,63] sendo, portanto, inapropriada para tratar VG.

Ogawa et al.[36] avaliaram cianoacrilato versus oleato de monoetanolamina em 38 pacientes que se submeteram à escleroterapia de VG de emergência e conseguiram completa hemostasia, por 14 dias ou mais, em 100% dos pacientes que usaram a cola e, apenas em 52% no grupo que usou a monoetanolamina. Enquanto 42,8% requereram cirurgia no grupo da monoetanolamina, nenhum do grupo do cianoacrilato foi operado.

Escleroterapia com etanolamina é especialmente ruim quando usada em varizes fúndicas.[16] Por outro lado, as varizes juncionais são passíveis de apresentarem regressão com escleroterapia ou ligadura elástica.[58]

Cianoacrilato é mais eficiente do que etanolamina ou álcool em atingir a obliteração das varizes.[45] Isto advém do mecanismo de ação da etanolamina e do álcool, que induzem hemostasia pela formação de trombo, o qual é difícil de ser conseguido em VG por conta do rápido fluxo sanguíneo. Cianoacrilato, por sua vez, induz trombose venosa instantânea pela polimerização, independentemente da velocidade do fluxo.[48]

## Ligadura elástica

O tratamento com ligadura elástica nas VG hemorrágicas tem demonstrado ser menos eficiente e tecnicamente mais difícil do que com cianoacrilato.[29] Ligaduras elásticas de VG provocam úlceras maiores e mais profundas do que as resultantes das ligaduras em esôfago, causadas pela grande quantidade de mucosa que é aspirada para dentro do cilindro da ligadura e pela acidez gástrica.[9] Ângulo de visão diminuído e sangue que se acumula no interior do cilindro, já que o tratamento é realizado em retrovisão, podem impedir o exame.[51] Ligaduras parciais de varizes grandes resultam em altas taxas de ressangramento.[34,55] Ligadura elástica é efetiva no tratamento de VG situadas na pequena curvatura da GOV1, assim mesmo, está associada a risco aumentado de sangramento pela úlcera por queda do anel.[22]

## Alça destacável

Originalmente criada para hemostasia pos polipectomia, a ligadura com alças destacáveis pode ser tentada na emergência do sangramento agudo por VG em alguns casos específicos de varizes grandes, protrusas, pseudotumorais.[27,30]

Alças de náilon (MAJ-254, Olympus Optical Co., Ltd., Tokyo, Japan) e de fio de aço inoxidável (DS-1, Taewoong Medical Co., Seoul, Coreia) se encontram disponíveis. A metálica arma é melhor, evitando que escorregue da variz no momento do seu posicionamento. Embora ofereça melhor visão do que a ligadura, trabalhar com alça destacável requer maior grau de habilidade. Com o endoscópio em retroflexão e estando o estômago semi-insuflado, a alça é colocada na base da variz e aí apertada; antes da liberação da alça destacável certifique-se que a variz tomou coloração cianótica.[26] Posicionamento incompleto da alça com obliteração parcial da variz pode resultar em sangramento no momento da queda da alça.

## Trombina

A maior vantagem da trombina (Beriplast-P®, Behring, Marburg, Alemanha) é a ausência de lesões de mucosa póstratamento, os quais são tão frequentes com esclerosantes e adesivos teciduais.[48] Przemioslo et al. trataram VG hemorrágicas com trombina, conseguindo uma hemostasia de 82%, após passadas seis semanas.[39] A experiência com trombina ainda é limitada, tendo como prováveis causas seu elevado custo e a preocupação com infecções.[65]

## TRATAMENTO NÃO ENDOSCÓPICO

### Tamponamento com balão

Em casos de sangramento maciço, quando tratamento endoscópico não está disponível, ou nos raros casos em que o volume do sangramento é tanto que não permite visão endoscópica, o tamponamento de emergência com balão tipo Sengstaken-Blackmore pode salvar a vida.[37] Hemostasia permanente após retirada do balão é obtida em menos de 50% dos casos, sendo necessária a instituição de um tratamento mais definitivo.[37,59]

### BRTO

Obliteração Transvenosa Retrógrada com Balão Oclusor *(Balloon-occluded Retrograde Transvenous Obliteration-BRTO)* é um procedimento de radiologia intervencionista criado especialmente para o tratamento de varizes fúndicas.[32] A técnica consta da inserção de um cateter balão no fluxo eferente do *shunt* venoso através da veia femoral ou da jugular interna. Varizes gástricas são tratadas com etanolamina a 5% após as veias de drenagem e de aporte haverem sido bloqueadas sob orientação angiográfica, causando estagnação do fluxo sanguíneo.[66] BRTO tem sido aceita no Japão como um método eficiente e minimamente invasivo de tratar VG. Entretanto, o sucesso de BRTO requer familiaridade com os achados hemodinâmicos das varizes gástricas, inclusive a anatomia de suas aferentes e eferentes.[24] Em razão da grande quantidade etanolamina injetada, complicações como hemoglobinúria, dor abdominal, febre baixa, hipertensão, choque cardiogênico, fibrilação atrial, derrame pleural, embolia pulmonar e enfarto pulmonar podem ocorrer.[20]

### TIPS

Tratamento de segunda linha quando a obliteração com cianoacrilato não consegue controlar o sangramento. A realização de TIPS *(transjugular intra-hepatic portosystemic shunt)* é mais apropriada se o paciente é candidato a transplante hepático. Embora consiga hemostasia em cerca de 90% das varizes gástricas, ressangramento ocorre em até 30% dos pacientes no primeiro ano.[43] TIPS sofre limitação por ser um método invasivo e que necessita de equipe muito especializada, disponível no momento da hemorragia.

## REFERÊNCIAS BIBLIOGRÁFICAS

1. Battaglia G, Bocus P, Morbin T *et al*. Endoscopic doppler US-guided injection for gastric varices: case report. *Gastrointest Endosc* 2003;57:608-11.
2. Bhasin DK, Sharma BC, Prasad H *et al*. Endoscopic removal of sclerotherapy needle from gastric varix after N-butyl-2-cyanoacrylate injection. *Gastrointest Endosc* 2000;51(4):497-98.
3. Binmoeller KF, Soehendra N. Nonsurgical treatment of variceal bleeding: new modalities. *Am J Gastroenterol* 1995;90:1923-30.
4. Bohnacker S, Sriram PV, Soehendra N. The role of endoscopic therapy in the treatment of bleeding varices. *Bailliere's Clin Gastroenterol* 2000;14(3):477-94.
5. Boustière C, Jouffre DC, Letard JC *et al*. Endoscopic ultrasonography classification of gastric varices in patients with cirrhosis. Comparison with endoscopic findings. *J Hepatol* 1993;268-72.
6. Bryant M, Caldwell S, Greenwald B. Endoscopic treatment of gastric varices: use of band ligation, cyanoacrylate glue and novel therapies. *Techn Gastrointest Endosc* 2005;7:26-31.
7. Burtin P, Calès P, Oberti F *et al*. Endoscopic ultrasonographic signs of portal hypertension in cirrhosis. *Gastrointest Endosc* 1996;44:57-261.
8. Caletti G, Brocchi E, Baraldini M *et al*. Assessment of portal hypertension by endoscopic ultrasonography. *Gastrointest Endosc* 1990;36:S21-S27.
9. Cipolletta L, Bianco MA, Rotondano G *et al*. Emergency endoscopic ligation of actively bleeding gastric varices with a detachable snare. *Gastrointest Endosc* 1998;47(5):400-3.
10. Cheng PN, Sheu BS, Chen CY *et al*. Splenic infarction after histoacryl injection for bleeding gastric varices. *Gastrointest Endosc* 1998;48:426-27.
11. de Franchis R. Evolving consensus in portal hypertension. Report of the Baveno IV consensus workshop on methodology of diagnosis and therapy in portal hypertension. *J Hepatol* 2005;43:167-76.
12. D'Imperio N, Piemontese A, Baroncini D *et al*. Evaluation of undiluted n-butyl-2-cyanoacrylate in the endoscopic treatment of upper gastrointestinal tract varices. *Endoscopy* 1996;28:239-43.
13. Gallet B, Zemour G, Saudemont JP *et al*. Echocardiografic demonstration of intracardiac glue after endoscopic obturation of gastroesophageal varices. *J Am Soc Echocardiogr* 1995;8:759-61.
14. Galvão LPR, Galvão EGR. Medicina baseada em evidências – HDA varicosa. In: Sobed. *Endoscopia gastrointestinal terapêutica*. São Paulo: Tecmedd, 2007:933-37.
15. Garcia-Tsao G, Groszmann RJ, Fisher RL *et al*. Portal pressure, presence of gastrooesophageal varices and variceal bleeding. *Hepatology* 1985;5:419-24.
16. Gimson A, Westaby D, Williams R. Endoscopic sclerotherapy in the management of gastric variceal haemorrhage. *J Hepatol* 1991;13(3):274-78.
17. Greenwald BD, Calwell SH, Hespenheide EE *et al*. N-2-butyl-cyanoacrylate for bleeding gastric varices: a United States pilot study and cost analysis. *Am J Gastroenterol* 2003;98:1982-88.
18. Hashizume M, Kitano S, Yamaga H *et al*. Endoscopic classification of gastric varices. *Gastrointest Endosc* 1990;36(3):276-80.
19. Hosking SW, Johnson AG. Gastric varices: a proposed classification leading to management. *Br J Surg* 1988;75:195-96.
20. Hirota S, Fukuda T, Matsumoto S *et al*. Balloon-occluded retrograde tranvenous obliteration (B-RTO) for portal hypertension; in Japanese. *Nippon Igaku Hoshasen Gakkai Zasshi* 2000;60:361-67.
21. Hwang SS, Kim HH, Park SH *et al*. N-butyl-2-cyanoacrylate pulmonary embolism after endoscopic injection sclerotherapy for gastric variceal bleeding. *J Comput Assist Tomogr* 2001;25:16-22.
22. Jutabha R, Jensen DM, Egan J *et al*. Randomized, prospective study of cyanoacrylate injection, sclerotherapy, or rubber band ligation for endoscopic hemostasis of bleeding canine gastric varices. *Gastrointest Endosc* 1995;41(3):201-5.
23. Kim T, Shijo H, Kokawa H *et al*. Risk factor for hemorrhage from gastric fundal varices. *Hepatology* 1997;25:307-12.
24. Kiyosue H, Mori H, Matsumoto S *et al*. Transcatheter obliteration of gastric varices. Part 1. Anatomic classification. *Radiographics* 2003;23(4):911-20.
25. Kuo MJ, Yeh HZ, Chen GH *et al*. Improvement of tissue-adhesive obliteration of bleeding gastric varices using adjuvant hypertonic glucose injection: a prospective randomized trial. *Endoscopy* 2007;39(6):487-91.
26. Lee MS, Cho JY, Cheon YK *et al*. Use of detachable snares and elastic bands for endoscopic control of bleeding from large gastric varices. *Gastrointest Endosc* 2002;56(1):83-88.
27. Lee MS, Shim CS. Response. *Gastrointest Endosc* 2003;57(3):439-40.
28. Lee YT, Chan FKL, Ng EKW *et al*. EUS-guided injection of cyanoacrylate for bleeding gastric varices. *Gastrointest Endosc* 2000;52(2):168-74.

29. Lo GH, Lai KH, Cheng JS *et al*. A prospective, randomized trial of butyl cyanoacrylate injection versus band ligation in the management of bleeding gastric varices. *Hepatology* 2001;33:1060-64.
30. Lo G, Lai K. Is endoscopic ligation therapy with large detachable snares and elastic bands really safe and effective? *Gastrointest Endosc* 2003;57(3):438-39.
31. Maluf Filho F, Matuguma S, Moura EGH *et al*. Mecanismo de ação, indicações, técnica e resultados da injeção endoscópica do n-butil-2-cianoacrilato no tratamento das varizes esofagogástricas. *GED* 2001;(20)4:117-26.
32. Matsumoto A, Matsumoto H, Yamauchi H. What is the best method of treatment for gastric fundal varices without active bleeding? [Letter to the Editor]. *Gastrointest Endosc* 2003;53(1):147-48.
33. Nelson DB, Barkun AN, Block KP *et al*. Technology status evaluation report. Endoscopic hemostatic devices. *Gastrointest Endosc* 2001 May;54:833-40.
34. Noophun P, Kongkam P, Gonlachanvit S *et al*. Bleeding gastric varices: results of endoscopic injection with cyanoacrylate at King Chulalongkorn Memorial Hospital. *World J Gastroenterol* 2005;11(47):7531-35.
35. Northup PH, Caldwell SH. Treatment of bleeding gastric varices. *J Gastroenterol Hepatol* 2005;20:1631-33.
36. Ogawa K, Ishikawa S, Naritaka Y *et al*. Clinical evaluation of endoscopic injection sclerotherapy using n-butil-2-cyanoacrylate for gastric variceal bleeding. *J Gastroenterol and Hepatol* 1999;14(3):245-50.
37. Panes J, Teres J, Bosch J *et al*. Efficacy of baloon tamponade in treatment of bleeding gastric and esophageal varices. Results in 151 consecutive episodes. *Dig Dis Sci* 1988;33:454-59.
38. Predicton of the first variceal hemorrhage in patients with cirrhosis of the liver and esophageal varices. A prospective multicenter study. The North of Italian Endoscopic Club for the study and treatment of esophageal varices. *N Engl J Med* 1988;95:434-40.
39. Przemioslo RT, McNair A, Williams R. Thrombin is effective in arresting bleeding from gastric variceal hemorrhage. *Dig Dis Sci* 1999;44(4):778-81.
40. Rengstorff DS, Binmoeller KF. Response. *Gastrointest Endosc* 2004;60(6):1040-41.
41. Rockey DC. Management of gastric varices. *Gastroenterology* 2001;120:1875-76.
42. Roesch W, Rexroth G. Pulmonary, cerebral and coronary emboli during bucrylate injection of bleeding fundic varices. *Endoscopy* 1998;30:S89-S90.
43. Ryan BM, Stockbrugger RW, Ryan JM. A pathophisiologic, gastroenterologic and radiologic approach to the management of gastric varices. *Gastroenterology* 2004;126(4):1175-89.
44. Sanyal AJ, Freeedman AM, Luketic VA *et al*. The natural history of portal hypertension after transjugular intrahepatic portosystemic shunts. *Gastroenterology* 1997;112:889-98.
45. Sarin SK, Jain AK, Jain M *et al*. A randomized contolled trial of cyanoacrylate versus alcohol injection in patients with isolated fundic varices. *Am J Gastroenterol* 2002;97:1010-15.
46. Sarin SK, Kumer A. Gastric varices. Profile, classification and management. *Am J Gastroenterol* 1989;84:1244-49.
47. Sarin SK, Lahoti D, Saxena SP *et al*. Prevalence, classification and natural history of gastric varices: a long-term follow-up study in 568 portal hypertension patients. *Hepatology* 1992;16:1343-49.
48. Sarin SK, Satapathy SK. *Endoscopic management of oesophageal and gastric varices*. www.bhj.org/journal/2002_4404_oct/therap_517.htm.
49. See A, Florent C, Lamy P *et al*. Cerebrovascular accidents after endoscopic obturation of esophageal varices with isobutyl-2-cyanoacrylate in 2 patients. *Gastroenterol Clin Biol* 1986;10:604-7.
50. Seewald S, Siriram PVJ, Nagra M *et al*. The expert approach: cyanoacrylate glue in gastric variceal bleeding. *Endoscopy* 2002;34:926-32.
51. Shiha G, Sayed SE. Gastric variceal ligation: a new technique. *Gastrointest Endosc* 1999;49(4):437-41.
52. Shim CS, Cho YD, Kim JO *et al*. A case of portal and splenic vein thrombosis after histoacryl injection therapy in gastric varices [abstract]. *Endoscopy* 1996;28:461.
53. Silva MCB, Santana KO, Silva LL *et al*. Hemostasia com injeção da solução de cianoacrilato em pacientes com ruptura de varizes gástricas: estudo de série de casos. *GED* 2006;25(5):131-34.
54. Soehendra N, Nam VC, Grimm H *et al*. Endoscopic obliteration of large esophagogastric varices with bucrylate. *Endoscopy* 1986;18:25-26.
55. Stiegmann GV. Elastic band ligation of esophageal and gastric varices. In: Barkin JS, O'Phelan CA (Eds.). *Advanced therapeutic endoscopy*. New York: Raven Press,1994. p. 95-103.
56. Tajiri T, Onda M, Yoshida H *et al*. The natural history of gastric varices. *Hepatogastroenterology* 2002;49:1180-82.
57. Tajiri T, Onda M, Yoshida H *et al*. The natural history of gastric varices. *Gastrointest Endosc* 1990;36:276-80.
58. Takeuchi M, Nakai Y, Syu A *et al*. Endoscopic ligation of gastric varices. *Lancet* 1996;348(9033):1038.
59. Teres J, Cecilia A, Bordas JM *et al*. Esophageal tamponade for bleeding varices. Controlled trials between the sengstaken-blakemore tube and the nachlas tube. *Gastroenterology* 1978;75:566-69.
60. Thakeb F, Salama Z, Salama H *et al*. The value of combined use of N-butyl-2-cyanoacrylate and ethanolamine oleate in the management of bleeding esophagogastric varices. *Endoscopy* 1995;27:358-64.
61. Tio TL, Kimmings N, Rauws E *et al*. Endosonography of gastroesophageal varices: evaluation and follow-up of 76 cases. *Gastrointest Endosc* 1995;42:145-50.
62. Tripathi D, Therapondos G, Jackson E *et al*. The role of transjugular intrahepatic portosystemic stent shunt (TIPS) in the management of bleeding gastric varices: clinical and haemodynamic correlations. *Gut* 2002;51:270-74.
63. Trudeau W, Prindiville T. Endoscopic injection sclerosis in bleeding gastric varices. *Gastrointest Endosc* 1986;32(4):264-68.
64. Verger P, Blais J, Gruau M *et al*. Retrogastric abscess secondary to gastric varices obturation with cyanoacrylate. *Gastroenterol Clin Biol* 1998;22:248-49.
65. Williams SG, Peters RA, Westaby D. Thrombin – An effective treatment for gastric variceal haemorrhage. *Gut* 1994;35:1287-89.
66. Yoshida H, Mamada Y, Nobuhiko T *et al*. New methods for the management of gastric varices. World Gastroenterol 2006;12(37):5926-31.
67. Ziegler K, Gregor M, Zeitz M *et al*. Evaluation of endosonography in sclerotherapy of esophageal varices. *Endoscopy* 1991;23:247.

# CAPÍTULO 7

# COLANGITE HIPERTENSIVA AGUDA

## ■ CONSIDERAÇÕES INICIAIS

Glaciomar Machado

Em 1877, Jean Martin Charcot[1] descreveu um quadro clínico que denominou *fievre intermittente hepatique*, caracterizada por dor no hipocôndrio direito, febre e icterícia, que ficou conhecida, posteriormente, como tríade de Charcot.

Em 1959, Reynolds e Dargan[2] descreveram cinco casos de uma forma particularmente letal, designada por eles colangite obstrutiva aguda, caracterizada pela já conhecida tríade de Charcot (dor no hipocôndrio direito, febre e icterícia), acrescida de alterações da consciência e choque, constituindo a pêntade de Reynolds (dor no hipocôndrio direito, febre, icterícia, alterações da consciência e choque), concluindo que a descompressão precoce da árvore biliar é indispensável para a reversão do quadro clínico.

Em 1980, Boey e Way[3] reviram os termos colangite supurativa (caracterizando a presença de pus sob alta pressão nas vias biliares), colangite não supurativa e colangite obstrutiva supurativa e os acharam imprecisos e insatisfatórios. Verificaram que a presença de bile purulenta nem sempre condiz com o quadro clínico do paciente, que a sepse, pode ocorrer na forma não supurativa. Mostraram que a gravidade clínica representa um balanço entre a virulência da espécie bacteriana, o grau de obstrução das vias biliares e a transformação purulenta da bile, de um lado, e a resistência do paciente (que está relacionada com sua idade, estados nutricional e cardiopulmonar) e a concomitância de outras doenças como a diabetes, do outro lado. Concluíram que a denominação colangite supurativa deveria ser evitada.

Aceita-se, atualmente, que a designação colangite abrange desde formas leves, de resolução rápida à antibioticoterapia, até quadros gravíssimos, de alta letalidade (pêntade de Reynolds), além de formas intermediárias.[4]

Optamos por utilizar a denominação colangite (caracterizando a inflamação das vias biliares pela bile infectada) aguda (por se tratar de doença emergencial) hipertensiva (em consequência da obstrução das vias biliares) para estas formas de apresentação mais graves.

A causa mais comum de colangite aguda é a coledocolitíase, ocorrendo em 80 a 90% de casos não selecionados.[5] Dentre as outras etiologias, as mais frequentes incluem estenoses pós-operatórias ou secundárias à colangite esclerosante, obstrução de próteses biliares ou drenos, colangiografia retrógrada endoscópica diagnóstica e/ou terapêutica prévia(s),[6] anormalidades congênitas, cistos, coledococeles, parasitas (*Ascaris*, *Equinococcus*, *Clonorchis*), obstrução maligna primária do hepatocolédoco (10% dos casos),[7] tumores periampulares (da papila de Vater, do colédoco distal e da cabeça do pâncreas), sendo que o carcinoma da papila de Vater pode apresentar colangite aguda associada a 12% dos casos[8] ou metastáticos, dentre os quais os primários da vesícula biliar e do estômago, estenoses benignas da papila de Vater (odites secundárias ou primárias) e as compressões extrínsecas (pancreatite crônica, síndrome de Mirizzi, linfonodos da cadeia pericoledociana, entre outros).

### ■ REFERÊNCIAS BIBLIOGRÁFICAS

1. Charcot JM. *Leçons sur les maladies du foie, dês voies biliares et dês reins.* Paris, Faculté de Medicine de Paris, 1877. p. 194-95.
2. Reynolds BM, Dargan EL. Acute obstructive cholangitis: a distinct clinical syndrome. *Ann Surg* 1959;150:299-303.
3. Boey JH, Way LW. Acute cholangitis. *Ann Surg* 1980;191:264-70.
4. O'Connor MJ, Schwartz ML, McQuarrie DG et al. Acute bacterial cholangitis – an analysis of clinical manifestation. *Arch Surg* 1982;117:437-41.
5. Connors PJ, Carr-Locke DL. Endoscopic retrograde cholangiopancreatography findings and endoscopic sphincterotomy for cholangitis and pancreatitis. *Gastrointest Endosc Clin North Amer* 1991;1:27-50.
6. Neoptolemos JP, Davidson BR, Shaw DE et al. Study of common bile duct exploration and endoscopic sphincterotomy in a consecutive series of 438 patients. *Br J Surg* 1987;74:916-21.
7. Weissglas IS, Brown RA. Acute suppurative cholangitis secondary to malignant obstruction. *Can J Surg* 1981;24:468-70.
8. Neoptolemos JP, Talbot IC, Carr-Locke DL et al.. Treatment and outcome in 52 consecutive cases of ampullary carcinoma. *Br J Surg* 1987;74:957-61.

# ATENDIMENTO CLÍNICO EMERGENCIAL

Fabio Guimarães de Miranda

## INTRODUÇÃO

A colangite aguda é uma condição patológica pouco frequente, mas não rara. Talvez por isso seja difícil encontrarmos referências detalhadas sobre o assunto em livros-textos de medicina.[1-3] Como, em geral, está associada à colelitíase, um problema comumente ignorado pelo próprio paciente, este pode ser surpreendido por um quadro de dor abdominal alta, acompanhado de febre, quando então procura atendimento médico. Outras vezes, a colangite surge como complicação de procedimentos endoscópicos ou cirúrgicos.

Os sinais clássicos da colangite podem demorar algumas horas ou dias para se tornarem evidentes, o que acaba ocorrendo após a hospitalização do paciente para a investigação de dor abdominal alta. Esta investigação deve ser rápida e precisa, pois a evolução para um quadro mais grave pode acontecer em questão de horas, principalmente quando houver obstrução importante da via biliar principal.

A forma mais grave da colangite é representada pela colangite aguda hipertensiva, podendo atingir cerca de 40% de mortalidade. Quando não tratada, o óbito é praticamente certo.

Antes de discorrermos especificamente sobre a colangite aguda hipertensiva e o seu atendimento emergencial, vamos rever alguns aspectos da colangite aguda como um todo.

## DEFINIÇÃO

A colangite aguda corresponde à infecção da bile e das vias biliares. Está quase sempre associada à obstrução do colédoco, em maior ou menor grau, o que favorece o crescimento de microrganismos. Quando a obstrução não é muito importante, temos a colangite aguda ascendente, ou não supurativa.

A colangite aguda hipertensiva é causada pela obstrução total ou subtotal do colédoco, correspondendo a um quadro clínico, em geral, bem mais grave.[4] Também é conhecida como colangite aguda supurativa, em virtude da presença de bile francamente purulenta nas vias biliares.

## ETIOPATOGENIA

A bile normalmente é estéril. Quando o fluxo biliar sofre algum grau de estase, isto propicia o surgimento de bactibilia, ou seja, a contaminação da bile por bactérias do trato digestivo, geralmente oriundas do duodeno, ou, menos provavelmente, do intestino via veia porta.

O mecanismo mais comum desta estase é a obstrução do colédoco, sendo a coledocolitíase, de longe, a causa mais comum. Também podem causar obstrução coledociana: tumores das vias biliares, tumores ampulares e periampulares, áscaris e inflamação do esfíncter de Oddi (oddite), além de outras mais raras.[4]

Devemos lembrar que casos graves de colangite podem surgir após o manuseio endoscópico das vias biliares,[5] sobretudo quando o endoscopista não consegue desobstruir a via biliar, evoluindo, via de regra, para quadros de extrema gravidade e óbito, caso outra solução não seja executada imediatamente.

A agressão provocada pelas bactérias e suas toxinas às células do sistema imune (macrófagos, neutrófilos e endotélio) leva à liberação de substâncias denominadas citocinas inflamatórias, lesivas ao organismo. As citocinas são as principais responsáveis pelos desarranjos metabólicos, pela imunodepressão e pelos estados pró-inflamatório, pró-coagulante e antifibrinolítico, encontrados nos pacientes sépticos.

## QUADRO CLÍNICO

Podemos entender colangite aguda e sepse biliar como sinônimos.

O paciente com colangite ascendente clássica apresenta um quadro de febre (em geral com calafrios), dor abdominal alta e icterícia, a chamada tríade de Charcot – nome dado pelo brilhante neurologista francês que a descreveu em 1877.[4] Temos, assim, uma caracterização de sepse: uma infecção do trato biliar levando ao desencadeamento da síndrome de reação inflamatória sistêmica (SRIS).

Esta síndrome (SRIS) é caracterizada por uma lesão clínica que ocasiona dois ou mais dos seguintes sinais:[6]

- Temperatura > 38°C ou < 36°C.
- Frequência cardíaca > 90/min.
- Frequência respiratória > 20/min ou $PaCO_2$ < 32 mmHg.
- Leucócitos > 1.200/mm$^3$ ou < 4.000 mm$^3$ ou bastões > 10%.

Já o paciente com colangite aguda hipertensiva (CAH) se encontra mais grave, pois, além da tríade de Charcot, apresenta também hipotensão arterial e alterações mentais, a chamada pêntade de Reynolds, em homenagem ao cirurgião que a descreveu em 1959.[4] As alterações mentais podem ser: confusão, agitação, delírio, sonolência ou mesmo coma.

Os sinais de agravamento do quadro são decorrentes do regime de hipertensão que se instala no sistema biliar, levando os microrganismos e suas toxinas a serem jogados, sob pressão, diretamente na corrente sanguínea através dos canalículos biliares hepáticos. Portanto, a CAH é uma causa de choque séptico, pois, além da sepse, coexistem hipotensão arterial e sinais de hipoperfusão tecidual (alterações mentais).

Como em todo o choque circulatório, hipotensão arterial e volemia não corrigidas rapidamente ocasionam a hipoperfusão tecidual e a síndrome da disfunção orgânica múltipla, condição associada a elevado grau de mortalidade.[6]

Regra geral, o paciente com CAH se apresenta gravemente enfermo, com alguns ou todos os sinais da pêntade de Reynolds, além de poder ter outras manifestações comuns no choque séptico: mucosas secas, sudorese fria e pegajosa, taquicardia, discrasia sanguínea, oligúria, cianose de extremidades, taquipneia e, até mesmo, franca insuficiência respiratória aguda.

Apesar de o diagnóstico ter base nos dados clínicos, alguns exames laboratoriais, como a dosagem das bilirrubinas, fosfatase alcalina, gama-GT, transaminases, amilase, lipase, coagulograma, dosagem da proteína C reativa titulada (PCR-t) e o hemograma completo, podem ajudar bastante.

A proteína C reativa elevada contribui para o diagnóstico do quadro infeccioso, mas sua maior utilidade está no acompanhamento evolutivo da sepse.[6]

Métodos de imagem devem ser realizados não só para corroborar o diagnóstico, mas também para verificar a concomitância de outras condições associadas, como colecistite aguda, pancreatite aguda e abscessos hepáticos e subfrênicos.[7]

Dentre os métodos de imagem destaca-se a ultrassonografia, consistindo em um exame presente em quase todos os hospitais, de baixo custo e de maior sensibilidade para a caracterização da colelitíase e dilatação das vias biliares, embora menos sensível para a visualização do colédoco.

A colangiorressonância magnética tem se mostrado bastante útil na avaliação das patologias biliares, como a coledocolitíase e a dilatação das vias biliares, apesar de não ser encontrada com a mesma facilidade da ultrassonografia na maioria de nossos hospitais.

A tomografia computadorizada, exame mais disponível que a colangiorressonância, também é eficaz na detecção da obstrução biliar, mas seu maior valor está na detecção de complicações associadas, como a pancreatite aguda, coleções pericoledocianas e peripancreáticas e coleções hepáticas. Uma de suas desvantagens consiste no uso de contraste venoso iodado e o seu potencial risco de agravar a função renal do paciente que já sofre outras agressões renais (sepse, hipovolemia, antibióticos).

## ■ TRATAMENTO

Uma vez que a CAH se apresenta como choque séptico, seu tratamento inicial deve ser realizado de maneira emergencial, já que o choque séptico é reconhecidamente uma condição patológica de resolução tempo-dependente: quanto mais rápido o tratamento, melhor o prognóstico.[8-10]

Obviamente a desobstrução do colédoco é o tratamento definitivo da colangite, mas, as medidas terapêuticas iniciais, antes de qualquer procedimento de desobstrução da via biliar, devem visar à normalização da circulação sanguínea e à redução do metabolismo anaeróbico.

Assim que o diagnóstico é feito, o médico deve ter em mente as medidas abaixo, comuns a todo choque séptico:[8]

- Punção venosa periférica para iniciar imediatamente a infusão de fluidos, preferencialmente cristaloides (soro fisiológico ou solução de Ringer), cerca de 30 mL/kg de peso/hora. As soluções coloides podem ser utilizadas, em volume correspondente a 30 a 50% do preconizado para os cristaloides.
- Coleta de, pelo menos, duas amostras sanguíneas para hemoculturas, além de dosagem do lactato e exames triviais, como hemograma e perfil bioquímico.
- Iniciar imediatamente o esquema antimicrobiano intravenoso (ver opções adiante), dentro da primeira hora de choque após a coleta das hemoculturas. Não permitir que um eventual atraso na coleta de culturas acarrete no retardo da administração do antibiótico.
- Punção e cateterização venosa profunda para ressuscitação volêmica, controle da pressão venosa central (PVC) e coleta de sangue para determinação da saturação venosa central ($ScvO_2$).
- Punção e cateterização de uma artéria, preferencialmente a radial, para a realização de gasometria arterial e monitorização da pressão arterial média (PAM).
- Cateterismo vesical de demora para o controle do débito urinário.
- Oferta de $O_2$ pela via aérea superior ou entubação traqueal nos casos mais graves.

Todas estas medidas devem ser realizadas o mais rápido possível, o que comprovadamente aumenta a chance de sobrevivência.[8]

A dosagem do lactato sérico se reveste de grande relevância, sendo um bom marcador da existência de metabolismo anaeróbico em função da hipoperfusão tecidual. A sua elevação propicia o diagnóstico do choque oculto em pacientes aparentemente normotensos. Serve também como parâmetro evolutivo, pois, quando não conseguimos reduzi-lo significativamente com a reposição volêmica generosa e com aminas vasopressoras, é sinal de mau prognóstico.[8,10]

Com relação aos antimicrobianos, deve-se dar preferência àqueles que normalmente são eficazes contra os microrganismos do trato digestivo. As bactérias que mais comumente estão envolvidas com a colangite são: *Escherichia Coli*, *Klebsiella*, *Enterobacter*, *Enterococcus*, *Bacteroides* e *Clostridium*.

Assim, dentre os esquemas empíricos mais utilizados para o tratamento da CAH estão:

- Piperacilina/Tazobactam.
- Imipenem ou Meropenem.
- Ampicilina/Sulbactam.
- Cefalosporina de 3ª ou 4ª geração + Aminoglicosídeo + Clindamicina ou Metronidazol.
- Clindamicina + Aminoglicosídeo.
- Ampicilina + Aminoglicosídeo.
- Ciprofloxacina + Aminoglicosídeo + Clindamicina ou Metronidanol.

Após o resultado das culturas, com a identificação da bactéria e de seu perfil de sensibilidade, deve-se realizar o deescalonamento do esquema antimicrobiano, isto é, trocar para o antibiótico eficaz com menor espectro de ação, tentando-se evitar o surgimento de bactérias multirresistentes.

Estudos científicos mostram uma redução importante da mortalidade, quando os antibióticos são iniciados na primeira hora do choque séptico.[8,9]

Não se pode deixar de contemplar a cobertura contra Pseudomonas nos casos iniciados após o manuseio endoscópico das vias biliares.

A frequente presença, associada de anaeróbios quando a obstrução do colédoco é total, obriga à cobertura deste grupo de bactérias.

A seguir, as principais metas terapêuticas a serem obtidas nas primeiras seis horas que garantem a ressuscitação volêmica adequada:[10]

- PAM ≥ 65 mmHg.
- PVC entre 8 e 12 $cmH_2O$.
- Débito urinário ≥ 50 mL/hora.
- $ScvO_2$ ≥ 70%.

Além da repleção da volemia à base de infusão generosa de fluidos, as aminas vasopressoras têm grande importância na normalização da PAM. Cardiotônicos, como a dobutamina, podem ser indicados quando existe depressão miocárdica associada à sepse.

Atingir estas metas nas primeiras seis horas de tratamento mostrou-se altamente eficaz para a redução da taxa de mortalidade de pacientes que chegam aos Serviços de Emergência com choque séptico.[10]

Logo após a estabilização hemodinâmica, mesmo que ainda utilizando vasopressores em doses menores, a preocupação passa a ser a drenagem das vias biliares, que deverá ser realizada urgentemente.

Idealmente, a descompressão biliar por endoscopia é o método preferido, mas a descompressão cirúrgica ou percutânea (por Radiologista Intervencionista) podem ser eficazes, embora mais agressivas e mais sujeitas a complicações.[7]

As diversas complicações e disfunções orgânicas decorrentes do choque séptico devem ser combatidas de forma atenta e imediata. Acidose metabólica, hiperglicemia, insuficiência respiratória, insuficiência renal, insuficiência hepática, alterações da coagulação, assim como a profilaxia da hemorragia digestiva alta e da trombose venosa profunda e o suporte nutricional merecem atenção especial nas horas e nos dias subsequentes à desobstrução das vias biliares.

Deve-se considerar o uso da proteína C ativada recombinante humana em casos de extrema gravidade. Esta droga, com propriedades anti-inflamatórias, anticoagulantes e profibrinolíticas, mostrou-se eficaz na redução da mortalidade dos pacientes com choque séptico refratário, múltiplas disfunções orgânicas e com risco de morte muito elevado.[11]

Em resumo, o paciente com CAH deve ser tratado como qualquer paciente com choque séptico. Inicialmente, as prioridades devem ser a ressuscitação volêmica urgente e o início imediato da antibioticoterapia. Após esta fase inicial, o paciente deve ser submetido à drenagem urgente das vias biliares, preferencialmente por via endoscópica, assim que a sua estabilidade hemodinâmica seja restaurada.

## ■ REFERÊNCIAS BIBLIOGRÁFICAS

1. Nezam H. Afdhal; diseases of the Gallbladder and Bile Ducts. In: Goldman L, Ausiello D (Eds.). *Cecil textbook of medicine.* 22nd ed. Philadelphia: WB Saunders, 2004. p. 949-56.
2. Greenberger NJ, Paumgartner G. Diseases of the gallbladder and bile ducts. In: Braunwald E, Fauci AS (Eds.). *Harrison's principles of internal medicine.* 15th ed. International Edition. New York: McGraw-Hill, 2001. p. 1776-88.
3. Tisherman SA. Calculous and acalcalous cholecystitis. In: Fink MP, Vincent JL, Abraham E (Eds.). *Textbook of critical care.* 5th ed. Philadelphia: Elsevier Saunders, 2005. p. 1015-20.
4. Cohen SA, Siegel JH. Biliary tract emergencies. *Crit Care Clin* 1995;11:273-94.
5. Lau JYW, Chung SM, Leung JWC et al. Endoscopic drainage aborts endotoxaemia in acute cholangitis. *Br J Surg* 1996;83:181-84.
6. Miranda FG. Sepse – Curso de emergências médicas. *JBM* 2007;93:29-38.
7. Paulino-Netto A, Miranda FG. Colecistite aguda enfisematosa e abscesso subfrênico em paciente diabético: relato de um caso. *ABCD Arq Bras Cir Dig* 1988;12:41-44.
8. Dellinger RP, Levy MM, Carlet JM et al. Surviving sepsis campaign: international guidelines for management of severe sepsis and septic shock. *Crit Care Med* 2008;36:296-327.
9. Kumar A, Roberts D, Wood KE et al. Duration of hypotension before initiation of effective antimicrobial therapy is the critical determinant of survival in human septic shock. *Crit Care Med* 2006;34:589-96.
10. Rivers E, Nguyen B, Havstad S et al. Early goal-directed therapy in the treatment of severe sepsis and septic shock. *N Engl J Med* 2001;345:1368-77.
11. Bernard GR, Vincent JL, Laterre PF et al. Efficacy and safety of recombinant human activated protein C for severe sepsis. *N Engl J Med* 2001;344:699-709.

# O PAPEL DO ENDOSCOPISTA

Glaciomar Machado

Atualmente, a endoscopia ocupa posição de destaque entre as alternativas terapêuticas emergenciais das afecções localizadas nas vias biliares e pancreáticas, por sua implicação direta na diminuição da mortalidade dos pacientes.

Este capítulo será dedicado ao papel da endoscopia na colangite aguda hipertensiva.

Podemos conceituar colangite aguda como uma entidade clínica de elevados índices de morbimortalidade,[1] resultante de infecção bacteriana de árvore biliar obstruída, cujo prognóstico está diretamente relacionado com o emprego emergencial de terapêutica adequada.

Uma vez firmado o diagnóstico de colangite aguda hipertensiva (quadro clínico, laboratorial e caracterização pelos métodos de imagem), tomadas as providências para detecção do(s) agente(s) causal(is) e a instituição das medidas terapêuticas iniciais, já definidas e expostas anteriormente, a seguir, e de fundamental importância para o sucesso do tratamento, é imperiosa a descompressão das vias biliares em caráter emergencial. Alguns autores[2-4] preconizam a drenagem biliar precoce apenas em idosos com comprometimento renal e hepático ou na presença de fatores de mau prognóstico. Pessoalmente, entendemos que a indicação deva estender-se a todos os pacientes, inclusive àqueles com a forma leve da doença, desde que a icterícia faça parte do quadro clínico.

Tais providências devem ser tomadas com o paciente em regime de internação hospitalar, de preferência em unidade de terapia intensiva.

## ■ DRENAGEM BILIAR

A drenagem biliar é peça-chave para a reversão de quadros clínicos graves, que compreendem 10-15% dos casos de colangite aguda hipertensiva, caracterizados pela pêntade de Reynolds, frequentemente fatais. Pode ser realizada cirurgicamente, por métodos radiológicos ou por endoscopia.

### Drenagem cirúrgica

Em 1903, Rogers[5] fez a primeira tentativa de descompressão cirúrgica precoce da árvore biliar com um dreno tubular de vidro e, em 1947, Cole[6] enfatizou a necessidade da drenagem emergencial das vias biliares associada à antibioticoterapia, em pacientes com colangite supurativa aguda.

Até a década de 1980, a cirurgia descompressiva de urgência da árvore biliar constituía a conduta básica para o tratamento da colangite aguda hipertensiva.[7] Entretanto, as altas taxas de morbimortalidade, que podem alcançar 50%,[8] estimularam o desenvolvimento de métodos de drenagem alternativos, endoscópicos e radiológicos. Como no Brasil a endoscopia terapêutica e a radiologia intervencionista estão limitadas a alguns centros, a descompressão cirúrgica de emergência ainda é muito útil.[9] A cirurgia também deve ser indicada na eventualidade de insucesso na drenagem por via endoscópica ou radiológica.

### Drenagem percutânea

A rota percutânea trans-hepática tornou-se popular após a publicação de Molnar e Stockum,[10] em que estes autores analisaram retrospectivamente este método, encontrando um índice de complicações de 10%. Estudos prospectivos mais recentes não confirmaram estes valores, situando a morbidade em até 80% dos pacientes[11] em virtude das complicações, dentre as quais o coleperitônio, a hemorragia intraperitoneal e o agravamento da colangite. Em nossa experiência,[12] tem indicação nas obstruções localizadas no hilo hepático (tumores de Klatskin; estenoses pós-cirúrgicas "cerradas"; estenoses pós-anastomoses biliodigestivas – hepaticojejunostomia, por exemplo, localizadas fora do alcance dos duodenoscópios) e na litíase biliar intra-hepática.

### Drenagem endoscópica

Os relatos iniciais do emprego da papilotomia endoscópica de urgência, em pacientes com colangite aguda por coledocolitíase, são do grupo liderado por Peter Cotton (Vallon *et al.*[13]), quando ainda chefiava o Serviço de Endoscopia Digestiva do Central Middlesex Hospital em Londres, que obteve resultados excelentes em 14 pacientes nos quais foi utilizada. Estes autores deram ênfase à importância da remoção total dos cálculos biliares ou, na sua impossibilidade, da utilização de sonda nasobiliar, como meio temporário de drenagem, até que novas tentativas endoscópicas resultem em sucesso ou que o paciente apresente condições cirúrgicas aceitáveis.

Menção especial deve ser feita aos idosos com vesícula biliar e que, além da colangite aguda hipertensiva, apresentam comorbidades, constituindo um grupo de alto risco cirúrgico, com possibilidades remotas de serem submetidos à colecistectomia após a resolução do quadro agudo pela papilotomia endoscópica descompressiva. O mais importante neste grupo, é a incidência de complicações subsequentes relacionadas com a presença da vesícula biliar. Connors e Carr-Locke[14] acompanharam 2.314 pacientes nesta situação, entre 6 meses e 11 anos, sendo que 13,1% apresentaram sintomas ou complicações suficientes para serem submetidos à colecistectomia. Pereira-Lima et al.,[15] em estudo retrospectivo realizado na Alemanha, relatam recorrência de sintomas em 20,4% de 93 pacientes estudados.

A drenagem por via endoscópica peroral consiste, basicamente, na papilotomia seguida da extração dos cálculos (Fig. 7-1) ou na drenagem biliar com cateter nasobiliar ou endoprótese, após papilotomia.

Alguns cirurgiões questionam a eficácia da papilotomia endoscópica como método de drenagem eficiente das vias biliares. Leung et al.[16] demonstraram que a descompressão

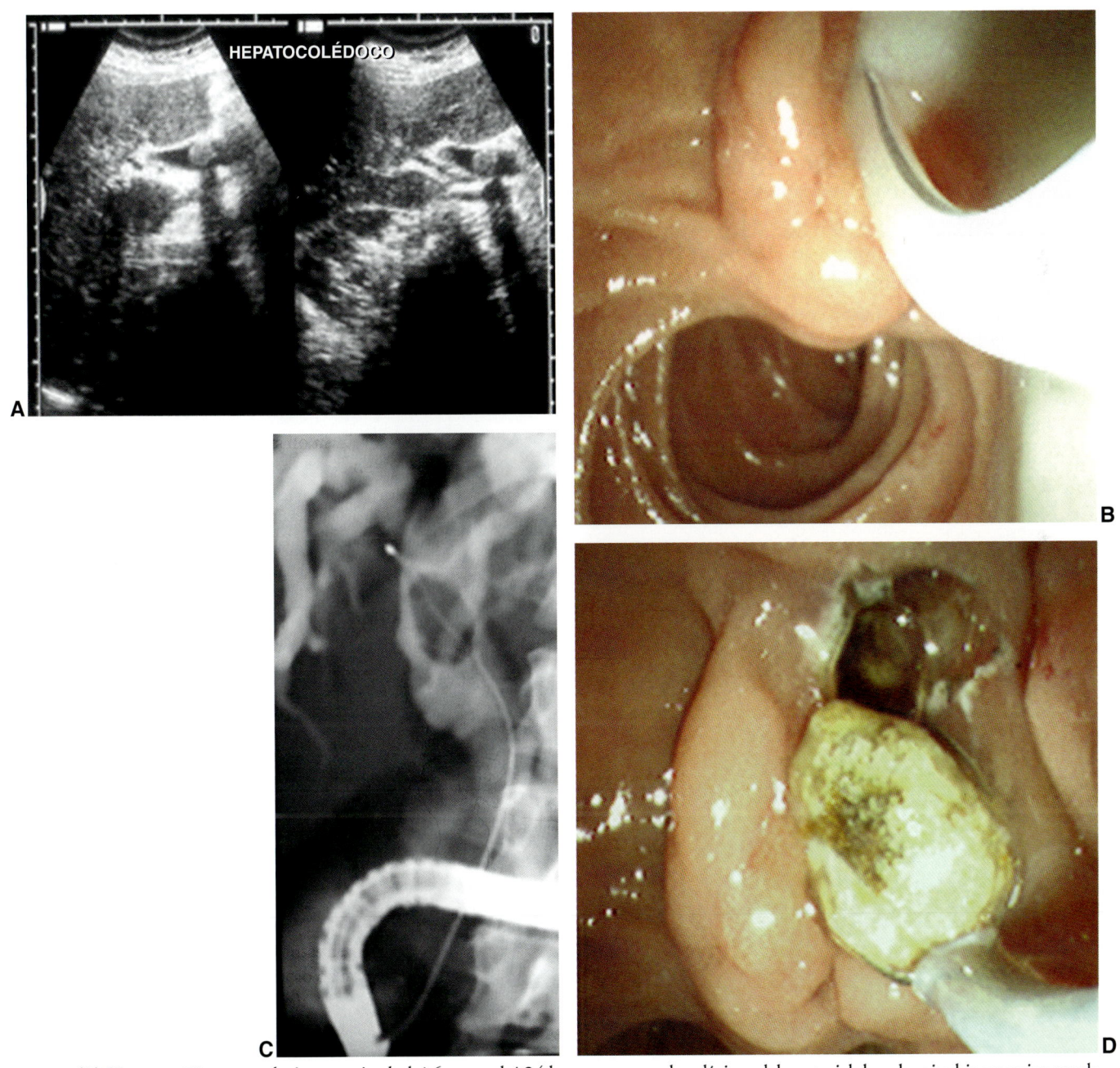

**Fig. 7-1.** (**A**) Homem, 79 anos, colecistectomizado há 6 anos e há 24 horas com quadro clínico e laboratorial de colangite hipertensiva aguda. Ultrassonografia: hepatocolédoco dilatado com cálculo. (Cortesia da Dra. Marta Galvão.) (**B**) Duodenoscopia: papilotomia em execução, vendo-se o papilótomo no interior da papila de Vater e saída profusa de bile purulenta. (**C**) Colangiopancreatografia endoscópica retrógrada (CPER) no mesmo paciente: vias biliares dilatadas com cálculo arredondado e móvel, aprisionado em cesta do tipo Dormia. (**D**) Duodenoscopia no mesmo paciente: papilotomia ampla e cálculo aprisionado em cesta de Dormia, no momento de sua remoção.

endoscópica de urgência pode ser utilizada eficazmente em pacientes críticos, com baixa morbidade: a mortalidade de 4,7% é muito inferior à da cirurgia de urgência, que pode alcançar níveis superiores a 40%. Outros autores[17-19] publicaram valores semelhantes, embora em estudos retrospectivos não randomizados. Lai *et al.*,[20] em trabalho randomizado em pacientes com colangite aguda grave, relataram que a papilotomia endoscópica resultava em taxa de mortalidade equivalente a um terço daquela relacionada com a cirurgia convencional.

O Quadro 7-1 mostra uma comparação das taxas de mortalidade de 30 dias de pacientes com colangite aguda tratados emergencialmente por cirurgia, por endoscopia ou por drenagem percutânea trans-hepática. Os resultados obtidos com o emprego dos três métodos confirmam a superioridade da endoscopia sobre as outras formas de tratamento.

Em 1997, Classen *et al.*[21] reviram os resultados da papilotomia endoscópica na colangite aguda por meio de metanálise de publicações ao longo de 20 anos; encontraram morbidade de 8,8% e mortalidade de 2%.

Em uma análise crítica de 20 anos de experiência pessoal com a papilotomia endoscópica, verificamos que a colangite aguda hipertensiva representou 204 (4,9%) de um total das 4.194 papilotomias realizadas por nós entre fevereiro de 1976 e janeiro de 1996.[12] A causa da obstrução foi benigna em 88% dos casos (coledocolitíase, estenoses benignas: pós-cirúrgicas ou oddite, migração de helmintos para o hepatocolédoco – áscaris, pós-papilotomia endoscópica, obstrução de endopróteses) e maligna nos restantes 12%, surgindo em consequência de manipulação endoscópica da árvore biliar, na tentativa de drenagem paliativa de tumores extra-hepáticos malignos ("colangite endoscópica"). Do total de 204 pacientes, a papilotomia endoscópica foi realizada em 200 (98%), não sendo possível a reversão da sepse em 15 casos (7,4%) que evoluíram para o óbito, cifra que demonstra a gravidade do quadro clínico quando o paciente é atendido nos estágios mais graves da doença.

Na eventualidade de obstrução de endopróteses e consequente quadro de colangite, deve ser providenciada a sua troca no menor prazo possível. Esta intervenção é frequentemente menos trabalhosa do que o procedimento anterior, original, de implantação da endoprótese, no momento, obstruída (Fig. 7-2).

A remoção da endoprótese pode ser feita por alça diatérmica fria (a mesma utilizada para polipectomias), cesta de Dormia, por pinças para remoção de corpo estranho e por acessório idealizado por Soehendra, cujo corpo é confeccionado com o mesmo material das pinças para biópsias e cuja extremidade distal é semelhante a um "saca-rolhas". O acessório é oco, permitindo a passagem de fio-guia, que é posicionado na via biliar após insinuação pelo interior da endoprótese obstruída, que se deseja trocar (Fig. 7-3).

O objetivo é permitir a colocação da nova prótese, uma vez que o fio-guia, permanecendo em posição proximal à obstrução, facilita o seu posicionamento transtumoral. Outra vantagem é não ser necessária a retirada do endoscópio para a remoção da prótese, já que a mesma, fixada na extremidade distal do acessório, é removida pelo canal de biópsias do duodenoscópio. Como limitação, a manobra de fixação do acessório à extremidade duodenal da prótese nem sempre é factível, podendo ser deslocada distalmente para dentro do colédoco, uma vez que as próteses não necessariamente estão imobilizadas pelo tumor. De todas estas alternativas, a mais viável economicamente e a de mais fácil execução técnica é a que utiliza alças diatérmicas frias para remoção das endopróteses.

## ■ CONSIDERAÇÕES FINAIS

A colangite hipertensiva aguda é condição clínica que deve ser encarada como uma das emergências com maiores índices de mortalidade e, como tal, ser tratada efetiva e agressivamente. Especial atenção deve ser dispensada ao idoso, cujas

**Quadro 7-1. Taxas de mortalidade de 30 dias de pacientes com colangite aguda tratados emergencialmente**[16,22]

| Autores | Cirurgia (%) | Endoscopia (%) | Percutânea (%) |
|---|---|---|---|
| Boey e Way | 40 | | |
| Lygidakis | 20 | | |
| Welch | 40 | | |
| Saharia | 14 | | |
| Thompson | 9 | | |
| Leese et al. | 21 | 5 | |
| Lai et al. | 33 | 10 | |
| Leung et al. | | 5 | |
| Gogel et al. | | 8 | |
| Siegel et al. | | 7 | |
| Vallon | | 7 | |
| Carr-Locke | | 5 | |
| Gould et al. | | | 29 |
| Kadir et al. | | | 17 |
| Pessa et al. | | | 5 |
| Kinoshita et al. | | | 14 |

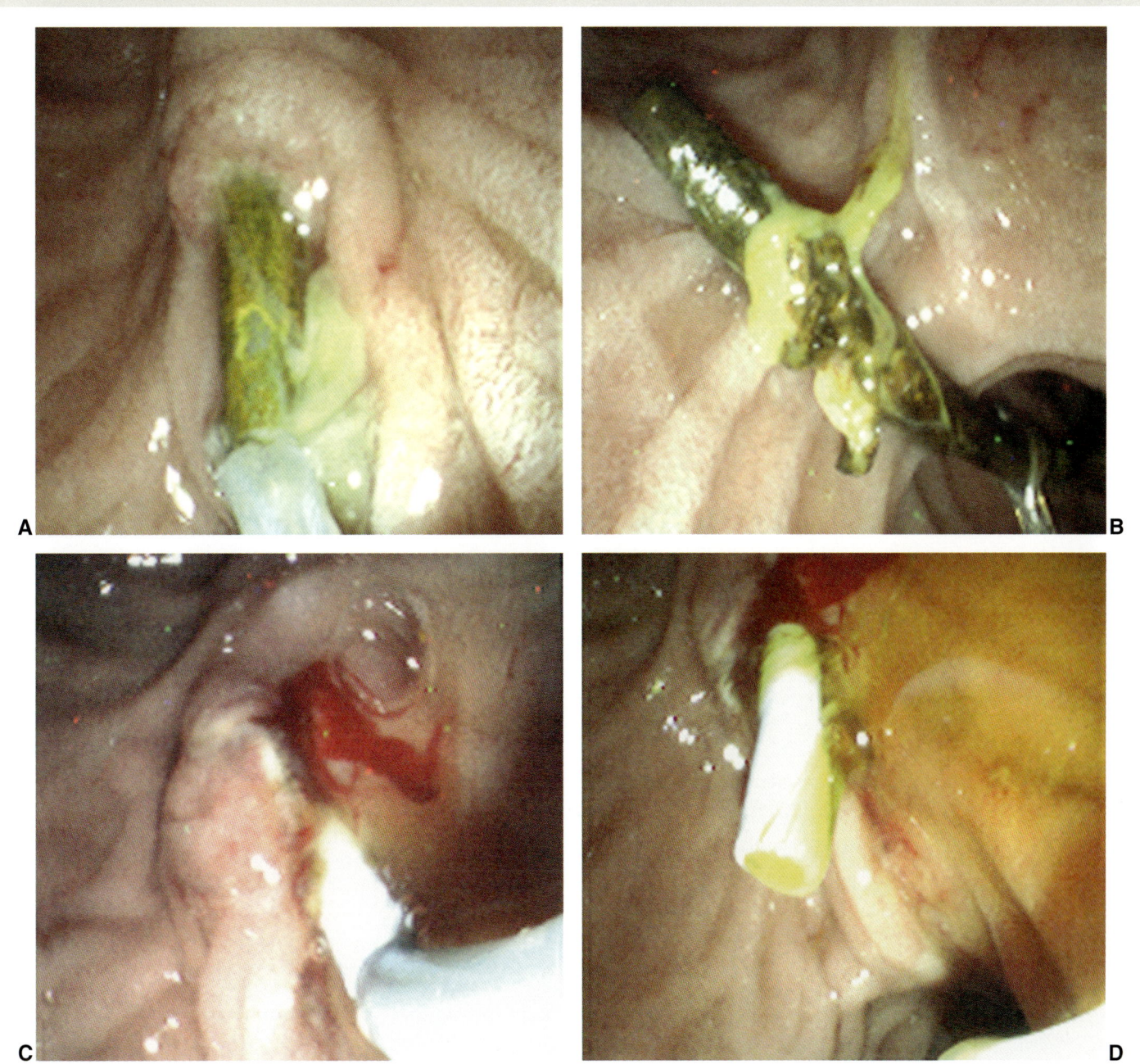

**Fig. 7-2.** (**A**) Paciente com icterícia obstrutiva da etiologia tumoral maligna de colédoco, tratado paliativamente com endoprótese biliar transtumoral há cerca de 4 meses. Há 12 horas com quadro de colangite aguda hipertensiva. Duodenoscopia: endoprótese biliar obstruída, cateter insinuado no interior da papila de Vater e eliminação de pus. (**B**) Endoprótese biliar obstruída sendo removida com pinça apropriada para retirada de corpo estranho (parte inferior da figura). (**C**) Reposicionamento de nova endoprótese, vendo-se o cateter guia sobre o qual desliza a nova prótese empurrada por cateter apropriado. (**D**) Nova endoprótese permitindo ampla drenagem biliar.

apresentações clínicas iniciais podem não corresponder à real gravidade da enfermidade, desafiando a argúcia do médico e retardando o diagnóstico e a instituição da terapêutica apropriada, da qual deve constar a descompressão da árvore biliar infectada em caráter emergencial. Internação hospitalar, preferencialmente em unidades de terapia intensiva, reposição e manutenção do equilíbrio hidreletrolítico, antibioticoterapia endovenosa pertinente e eficaz, e o uso de agentes inotrópicos, se necessários, compõem o restante das medidas terapêuticas para a reversão do quadro clínico.

A papilotomia endoscópica, seguida dos procedimentos terapêuticos endoscópicos apropriados a cada caso, é hoje considerada a melhor opção para descompressão da árvore biliar infectada.

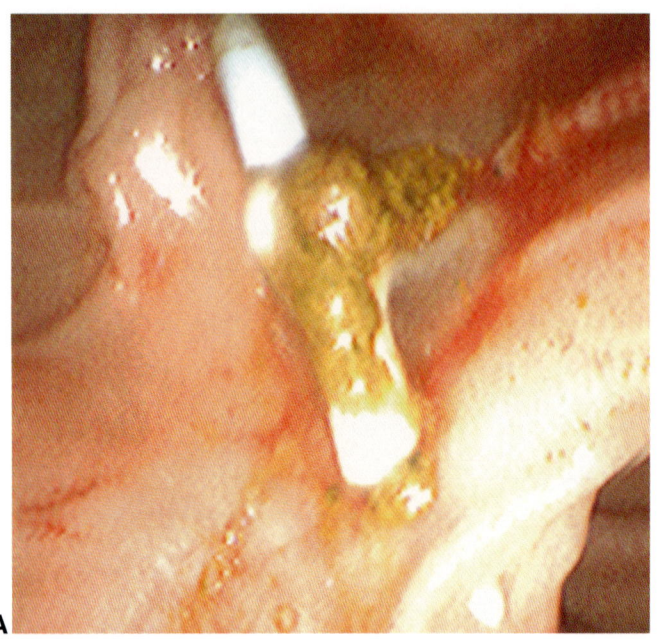

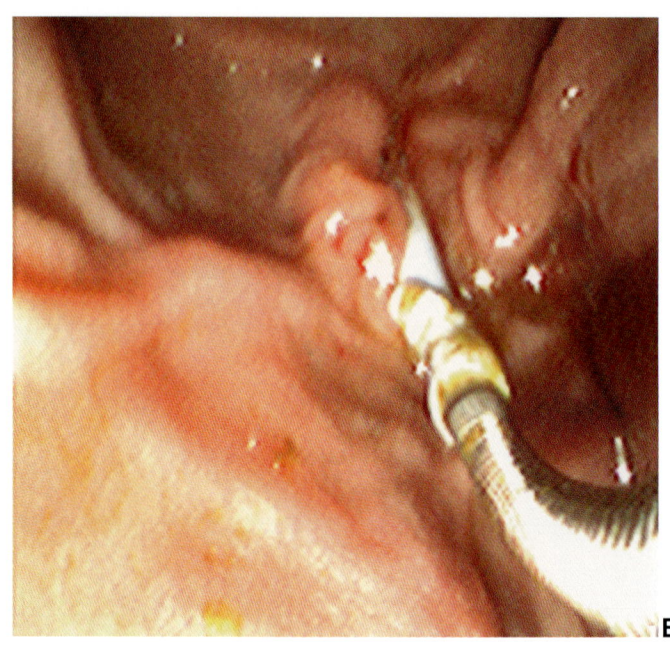

Fig. 7-3. (A) Endoprótese biliar obstruída. (B) Remoção da endoprótese com acessório apropriado idealizado por Soehendra.

## ■ REFERÊNCIAS BIBLIOGRÁFICAS

1. Siegel JH, Rodriguez R, Cohen SA et al. Endoscopic management of cholangitis: critical review of an alternative technique and report of a large series. *Am J Gastroenterol* 1994;89:1142-46.
2. Bismuth H, Kuntziger H, Corlette MB. Cholangitis with acute renal failure – Priorities in therapeutics. *Ann Surg* 1975;181:881-87.
3. Lai EC, Mok FP, Tan ES et al. Endoscopic biliary drainage for severe acute cholangitis. *N Engl J Med* 1992;326:1582-86.
4. Kadakia SC. Biliary tract emergencies. *Med Clin North Am* 1993;77:1015-36.
5. Rogers L. Biliary abscess of the liver with operation. *Br Med J* 1903;2:706-7.
6. Cole WH. Suppurative cholangitis. *Surg Clin North Am* 1947;27:23-36.
7. Freire ECS, Freire MA. As colangites. In: Barroso FL, Vieira OM (Eds.). *Abdome agudo não traumático – Novas propostas*. São Paulo: Robe Editorial, 1995. p. 339-57.
8. Himal HS, Lindsay T. Ascending cholangitis: surgery versus endoscopic or percutaneous drainage. *Surgery* 1990;108:629-34.
9. Freire ECS, Freire MA. Terapêutica da colangite aguda. *Rev Brasil Pan* 1999;2:108-14.
10. Molnar W, Stockum AE. Relief of obstructive jaundice through percutaneous transhepatic catheter: a new therapeutic method. *Am J Roentgenol* 1974;122:356-67.
11. Szabo S, Mendelson MH, Mitty HA et al. Infections associated with transhepatic biliary drainage devices. *Am J Med* 1987;82:921-26.
12. Machado G. A patologia das vias biliares extra-hepáticas e a moderna endoscopia. *An Acad Nac Med* 1999;159:92-96.
13. Vallon AG, Shorvon PJ, Cotton PB. Duodenoscopic treatment of acute cholangitis. *Gut* 1982;23:A915.
14. Connors PJ, Carr-Locke DL. Endoscopic retrograde cholangiopancreatography findings and endoscopic sphincterotomy for cholangitis and pancreatitis. *Gastrointest Endosc Clin North Amer* 1991;1:27-50.
15. Pereira-Lima JC, Jakobs R, Winter UH et al. Long-term results (7 to 10 years) of endoscopic papillotomy for choledocholithiasis. Multivariate analysis of prognostic factors for the recurrence of biliary symptoms. *Gastrointest Endosc* 1998;48:457-64.
16. Leung JWC, Sung JJY, Chung SCS et al. Urgent endoscopic drainage for acute suppurative cholangitis. *Lancet* 1989;1:1307-9.
17. Leese T, Neoptolemos JP, Baker AR et al. Management of acute cholangitis and the impact of endoscopic sphincterotomy. *Br J Surg* 1986;73:988-92.
18. Ditzel H, Schaffalitzky de Muchadell OB. Endoscopic sphincterotomy in acute cholangitis due to choledocholithiasis. *Hepatogastroenterology* 1990;37:204-7.
19. Worthley CS, Toouli J. Endoscopic decompression for acute cholangitis due to stones. *Aust N Z J Surg* 1990;60:355-59.
20. Lai ECS, Tam PT, Paterson IA et al. Emergency surgery for severe acute cholangitis – The high risk patients. *Ann Surg* 1990;211:55-59.
21. Classen M, Sandschin W, Born P et al. 20 years experience in the therapy of acute biliary cholangitis: a meta-analysis [abstract]. *Gut* 1997;41:613(suppl. 3).
22. Siegel JH, Cohen SA. Therapeutic pancreaticobiliary endoscopy. *The Gastroenterologist* 1995;3:28-40.

# PANCREATITE AGUDA

## ATENDIMENTO CLÍNICO EMERGENCIAL

José Galvão-Alves ▪ Marta Carvalho Galvão ▪ Rubens Basile

### INTRODUÇÃO

A Pancreatite Aguda (PA), especialmente em sua forma grave, tem sido motivo de grandes discussões e controvérsias ao longo das últimas décadas. Envolvendo clínicos, endoscopistas, radiologistas intervencionistas e cirurgiões, esta grave e potencialmente fatal condição obriga-nos a um convívio na unidade de Terapia Intensiva, onde a "expertise" é fundamental.

### DEFINIÇÃO

Entende-se por pancreatite aguda (PA) o processo inflamatório do pâncreas, de instalação rápida, que, geralmente se manifesta por dor abdominal, vômitos e elevação das enzimas pancreáticas (amilase e lipase) no sangue. Embora o diagnóstico clínico possa ser difícil, a elevação de uma das enzimas acima de três vezes o seu limite superior e/ou alterações detectadas pela ultrassonografia e/ou pela tomografia computadorizada compatíveis com PA são altamente sugestivas. Por vezes, nos deparamos (5-10%) com quadro clínico sugestivo em que enzimas e métodos de imagem são totalmente normais. Isto diminui a possibilidade de uma forma grave de PA, mas não exclui o diagnóstico da sua forma intersticial, mais leve.

Sob o ponto de vista anatomopatológico distingue-se uma forma leve (benigna) caracterizada por edema e infiltrado polimorfonuclear, e outra grave, que se caracteriza por necrose pancreática e peripancreática.

Esta última associa-se ao extravasamento de enzimas e substâncias tóxicas diversas para os espaços retroperitoneais e para a cavidade peritoneal, provocando hipovolemia e hipotensão arterial. Ainda sob a forma grave, podemos ter a disseminação sistêmica de material tóxico, que leva à lesão de múltiplos órgãos, culminando em estado de choque, podendo levar ao óbito.

### CLASSIFICAÇÃO

Durante as últimas três décadas, vários congressos internacionais procuraram classificar mais adequadamente as formas de apresentação das pancreatites, em especial da pancreatite aguda. Em 1992,[1] em Atlanta, Geórgia, Estados Unidos, reuniram-se importantes estudiosos das doenças pancreáticas para rever as classificações e terminologias utilizadas na PA, que serão por nós adotadas no presente artigo.

### Pancreatite aguda leve (intersticial)

Forma mais comum de apresentação (80-90%), caracteriza-se por doença restrita ao pâncreas com evolução clínica e laboratorial favoráveis. Por vezes, é de diagnóstico extremamente difícil, pois pode cursar com enzimas pancreáticas e tomografia computadorizada do pâncreas normais.

Embora possa apresentar toxicidade sistêmica, esta é geralmente autolimitada. A mortalidade está em torno de 2% e muitas vezes é relacionada com o estado clínico prévio do paciente (Quadro 8-1).

### Pancreatite aguda grave (necrosante)

Doença sistêmica grave, com necrose pancreática e peripancreática, e síndrome inflamatória sistêmica. Evolui frequentemente com falência de órgãos e complicações locais, como necrose infectada, pseudocisto e abscesso. A mortalidade pode atingir a 20-40%.[2,3] Nesta forma de apresentação, a tomografia computadorizada com contraste em *bolus* (mapeamento dinâmico do pâncreas) tem uma sensibilidade diagnóstica próxima a 95%.

É importante enfatizar que existem duas formas evolutivas de PA, com apresentações clínicas distintas e que envolvem condutas diagnósticas e terapêuticas diferentes. Enquanto o paciente com pancreatite aguda leve pode ser adequadamente tratado em um leito de enfermaria por uma equipe experiente, o portador de pancreatite aguda grave necessita de internação em centro de terapia intensiva, com uma equipe multidisciplinar, da qual devem fazer parte clínicos, cirurgiões, endoscopistas, intensivistas, radiologistas intervencionistas, fisioterapeutas respiratórios e outros.

A partir deste princípio, inúmeros trabalhos, nas últimas duas décadas, têm buscado incessantemente identificar por meio de dados epidemiológicos, etiológicos, clínicos, laboratoriais e de imagem – uma maneira de predizer a forma evolutiva da pancreatite.

### ■ ETIOLOGIAS

Com base em dados dos Estados Unidos, Ásia e Europa, e do nosso País, a colelitíase é a causa mais comum da pancreatite aguda, respondendo por aproximadamente 45% dos casos.[4] O álcool é a segunda causa, respondendo por cerca de 35% dos casos. Embora possa existir na literatura uma discussão quanto à existência da PA de etiologia alcoólica, para fins práticos e de conduta, isto nos parece irrelevante, uma vez que, clinicamente, o paciente pode, e costuma, se apresentar com quadro de pancreatite aguda clássica, ou seja, em abdome agudo, indiferentemente de ser previamente portador da forma crônica.

Portanto, 80% das pancreatites têm como fatores etiológicos a litíase biliar e o álcool, cerca de 10% são consideradas idiopáticas, e as restantes 10%, são desencadeadas por inúmeros outros fatores (Quadro 8-2).[4]

A forma idiopática, ou inexplicada, deve ser considerada naqueles pacientes cuja história clínica, valores laboratoriais e métodos de imagem mais disponíveis – ultrassonografia (US), tomografia computadorizada (TC) e ressonância magnética (RM)– não foram capazes de identificar a etiologia do episódio de pancreatite aguda.

Esses pacientes, no entanto, podem apresentar microlitíase, bile litogênica (lama biliar) ou anomalias da via biliopancreática.[5] O próximo passo em sua avaliação deve ser uma ecoendoscopia e, posteriormente, caso necessário, uma colangiopancreatografia endoscópica retrógrada (CPER) com coleta da bile para pesquisa de sedimento biliar, em busca de grânulos de bilirrubinato de cálcio ou cristais de colesterol (Quadro 8-3).

A ecoendoscopia pode ser utilizada nestas situações não só para avaliar a presença de microcálculos em colédoco, mas também para avaliar a papila duodenal e o pâncreas.

Além da litíase, inúmeras outras condições obstrutivas, como câncer de pâncreas, entre estes tumores intradutais produtores de mucina, cisto de colédoco, divertículo duodenal periampular e *Ascaris lumbricoides,* merecem ser pesquisados (Quadro 8-2).

Não se deve esquecer que em nosso meio litíase, intrahepática pode ser responsável por migração de cálculos e pancreatite aguda. Casos raros de hepatocarcinoma podem levar à pancreatite aguda pela migração de fragmentos tumorais. Tumores da papila duodenal também podem ser responsáveis por pancreatite aguda.

Os restantes 10%, embora bem menos frequentes, devem sempre ser lembrados, pois temos observado, cada vez mais, pancreatites relacionadas com drogas (principalmente em pacientes HIV positivo), com hipertrigliceridemias (> 1.000 mg%), com trauma iatrogênico (CPRE) ou acidental e com infecções, tanto por vírus (caxumba, *coxsackie* C, hepatites A, B e C) e bactérias *(M. tuberculosis, Mycoplasma sp.)* como por microrganismos oportunistas no paciente com AIDS (citomegalovírus, Toxoplasma *gondii, Cryptococus* etc.) (Quadro 8-2).

**Quadro 8-1. Classificação**

| Formas evolutivas | | Mortalidade (%) |
|---|---|---|
| Leve (intersticial) | | < 2% |
| Grave (necrosante) | Necrose estéril | 10% |
| | Necrose infectada | 30% |

**Quadro 8-2. Etiologias**

| | | |
|---|---|---|
| Obstrutivas | | Colelitíase<br>Tumores pancreáticos e ampulares<br>Corpo estranho ou verme obstruindo a papila<br>Pâncreas *divisum*<br>Coledococele<br>Divertículo duodenal periampular |
| Toxinas e Drogas | Toxinas | Álcool, veneno de escorpião, inseticidas organofosforados |
| | Drogas (confirmadas) | Azotioprina e mercaptopurina, ácido valproico, estrogênios, tetraciclinas, metronidazol, nitrofurantoína, cimetidine, furosemida, sulfonamidas, metildopa, acetaminofen, salicilatos, eritromicina |
| Trauma | Acidental | Trauma direto do abdome |
| | Iatrogênico | Pós-operatório, CPRE, manometria do esfínter de oddi, esfincterotomia |
| Metabólicas | | Hipertrigliceridemia<br>Hipercalcemia |
| Infecções | Parasitária | *Ascaris lumbricoides* |
| | Viral | Caxumba, rubéola, hepatites A, B, Não A e Não B, coxsackie B, adenovírus, citomegalovírus, varicela, vírus de Epstein-Barr e HIV |
| | Bacteriana | *Mycoplasma, Campylobacter jejuni, Mycobacterium tuberculosis, M. Avium, Legionella, Leptospira* |
| Vasculares | | Isquemia: hipoperfusão (pós-cirurgia cardíaca, maratonistas)<br>Embolo aterosclerótico<br>Vasculite – lúpus eritematoso sistêmico, poliarterite nodosa, hipertensão maligna |
| Miscelânea | | Úlcera péptica penetrante<br>Doença de Crohn<br>Síndrome de Reye<br>Fibrose cística<br>Hipotermia |
| Idiopática | | |

**Quadro 8-3. Pancreatite Aguda Idiopática**

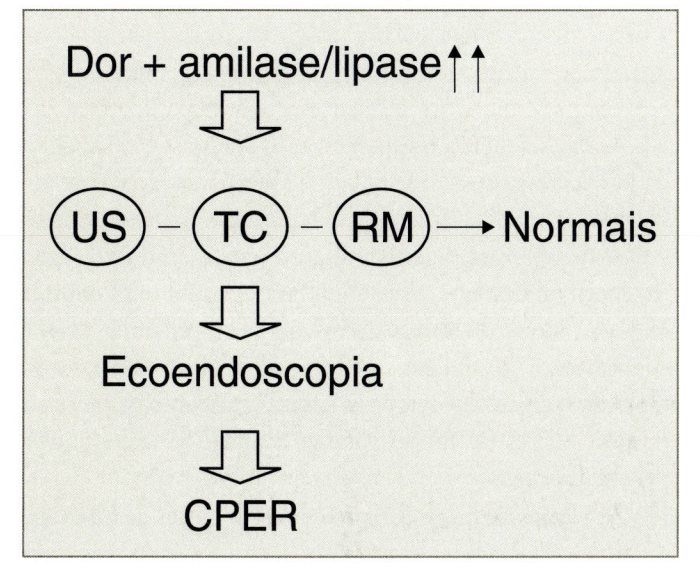

Dor + amilase/lipase ↑↑
⇩
US – TC – RM → Normais
⇩
Ecoendoscopia
⇩
CPER

Com relação a CPER como fator etiológico de pancreatite aguda, a literatura refere que a incidência se encontra entre 1-10% (média entre 2 e 6%) dos pacientes submetidos ao método, em especial com esfincterotomia, e que a quase totalidade destes tem uma evolução favorável.[6,7]

Pacientes jovens, com disfunção do esfíncter de Oddi, nos quais se utilizou o "pré-*cut*", são os que apresentam maior risco.

Embora pouco comum na infância, deve-se dar destaque nesta faixa etária à pancreatite aguda traumática, em especial, à decorrente de agressão à criança. Deve-se também dar atenção às formas hereditárias e genéticas.

A PA biliar, as infecciosas e as medicamentosas são infrequentes na primeira infância.

## ■ DIAGNÓSTICO CLÍNICO

A apresentação clássica da pancreatite aguda tem como sintoma cardinal a dor, presente em 95 a 100% dos pacientes. Embora a dor "em barra", ou "em cinto", seja a mais característica, esta forma está presente em, no máximo, 30 a 50% dos casos, sendo a localização epigástrica a mais comum (60%).[8] Cabe lembrar que em muitas das vezes ela se comporta de maneira atípica e pode localizar-se em qualquer ponto do tórax ou do abdome.

Náuseas acompanhadas de vômitos, presentes em 80% das vezes, podem tornar-se incoercíveis, impossibilitando a hidratação oral e contribuindo para o estado de hipovolemia desses pacientes.

Distensão abdominal por diminuição de peristalse (íleo paralítico), equimose periumbilical (sinal de Cullen) ou nos flancos (sinal de Grey-Turner) e ascite livre podem ser identificadas no exame físico do abdome.

A presença de equimose, vista em apenas 3% das pancreatites, traduz necrose e hemorragia no retroperitônio e, assim como a ascite, relaciona-se com maior gravidade do quadro.

Manifestações sistêmicas, distantes do pâncreas, representam também pior prognóstico e podem expressar-se por meio de alterações nos mais variados aparelhos e sistemas.

### Sistema nervoso central (SNC)

Alucinação, confusão mental, crises convulsivas, embora raras, podem traduzir comprometimento do SNC que se relaciona mais comumente com distúrbios hemodinâmicos, alterações metabólicas e hidreletrolíticas, SIRS/SEPSE, porém, por vezes, podem ser decorrentes de lesão direta das enzimas pancreáticas no cérebro.[9]

O médico-assistente deve estar sempre atento para a síndrome de abstinência alcoólica (ansiedade, diminuição cognitiva, tremores, irritabilidade e *delirim tremens*) passível de ocorrer por volta do 2º ou do 3º dias de internação nos portadores de pancreatite alcoólica, mas que pode manifestar-se até 7 a 10 dias mais tarde.

### Aparelho cardiovascular (ACV)[2]

Habitualmente, o portador de PA se apresenta taquicárdico e hipotenso em decorrência de seu estado hipovolêmico. No entanto, nos quadros mais graves com extensa necrose pancreática e consequente liberação de substâncias vasodilatadoras, como as cininas, a hipotensão pode ser de tal magnitude que evolui para uma síndrome de choque misto (hipovolêmico e distributivo).[2,10]

Atualmente, sabemos também que provavelmente leucotrienos C4 e D4 teriam, além de uma ação vasodilatadora, também uma ação depressora do miocárdio, o que poderia contribuir para o estado de choque que pode acompanhar as pancreatites necrosantes.

Portanto, sequestração hídrica no retroperitônio, vasodilatação por ação do sistema cininas e diminuição do débito cardíaco por hipocontratilidade somam-se na gênese de uma das mais temidas complicações da PA, que é a síndrome de choque.

### Aparelho respiratório

Atelectasias nas bases pulmonares representam a complicação respiratória mais comum da pancreatite aguda e expressa-se por hipoxemia arterial.

O derrame pleural, principalmente à esquerda, ocorre em cerca de 10 a 20% dos casos e é muito sugestivo de abdome agudo de provável origem pancreática.

A insuficiência respiratória aguda (SARA) ocorre nos casos mais graves e de pior prognóstico e se deve à associação de hipoventilação e à degradação do surfactante alveolar pela ação da fosfolipase A2 liberada pelo pâncreas, mas também à síndrome inflamatória sistêmica que se segue à pancreatite aguda grave consequente à liberação de mediadores inflamatórios e citocinas. Corresponde a uma importante causa de óbito na forma grave da doença.

### Aparelho digestivo

Dor abdominal e íleo paralítico com aperistalse são manifestações muito comuns nos primeiros dias de pancreatite e, nos casos menos graves, tendem a desaparecer entre o terceiro e o quinto dia.

A persistência desses sintomas, além da gravidade, pode correlacionar-se com complicações locais do tipo pseudocisto e abscesso.

Icterícia, presente em cerca de 1/4 das PA, pode dever-se à litíase de via biliar, colangite aguda concomitante, compressão do colédoco terminal por edema da cabeça do pâncreas e, mais raramente, à coexistência de hepatopatia alcoólica. Cabe salientar a importância do diagnóstico etiológico da icterícia, uma vez que colangite e/ou coledocolitíase envolvem terapêutica endoscópica imediata – esfincterotomia.

A hemorragia digestiva alta é outra manifestação gastrointestinal bastante séria e não rara. A causa mais comum se deve à úlcera do estresse, consequente à isquemia da mucosa gástrica, no entanto, síndrome de Mallory-Weiss decorrente de vômitos incoercíveis, úlceras gastrointestinais e até mesmo varizes de fundo gástrico podem ser responsáveis pela hemorragia.

As varizes de fundo gástrico são resultantes de hipertensão porta seletiva por compressão ou trombose da veia esplênica relacionada com o processo inflamatório pancreático. O mesmo mecanismo pode ser responsável pela esplenomegalia vista, por vezes, nesses pacientes.

### Sistema urinário

A insuficiência renal aguda (IRA) e a SARA se responsabilizam pela imensa maioria dos óbitos na 1ª semana de evolução da pancreatite aguda. O principal mecanismo que explica a falência renal é a hipotensão arterial com consequente isquemia e necrose tubular. Porém, duas outras teorias têm sido consideradas em pacientes normotensos com IRA. A primeira acredita que a tripsina elevada na PA ativaria o sistema de coagulação, estimulando a deposição de fibrina nos glomérulos; e a segunda defende a hipótese de que substâncias vasopressoras liberadas pelo pâncreas seriam responsáveis pela vasoconstrição e isquemia renal com progressiva necrose tubular aguda.

### Outras manifestações

Os nódulos subcutâneos, a poliartrite e a dor óssea, todas relacionadas com a necrose gordurosa devida à lipase circulante, são manifestações incomuns.[9,10]

Tetania, embora rara, também pode ser devida à necrose gordurosa extensa com consequente deposição de cálcio e hipocalcemia. Esta pode ser falsamente diagnosticada na presença de hipoalbuminemia.

### ■ DIAGNÓSTICO LABORATORIAL

Apesar de inúmeros estudos em busca de melhores métodos bioquímicos para o diagnóstico da pancreatite aguda, ainda não existe nenhum exame ideal para este fim.

As enzimas amilase e lipase permanecem como o método de comprovação diagnóstica mais comum e útil da pancreatite aguda. A amilase, menos específica, se encontra elevada em 70% das vezes, e a lipase, em 63%, sendo que ambas contribuem para o diagnóstico em 80% dos casos. As enzimas pancreáticas (amilase, lipase, tripsina e elastase) continuam a ser o "padrão-ouro" no diagnóstico bioquímico da pancreatite aguda. Em seu excelente artigo de revisão, Domingues-Muñoz sugere que amilase total tem uma sensibilidade de 83%, a amilase pancreática de 94% e a lipase de 92%.[11] Em virtude de sua disponibilidade em nosso meio, a amilase é a enzima mais solicitada, e embora possa ser originária de outras fontes, como glândula salivar, ovário, pulmões, fígado, rins, e talvez outras ainda, pode ser diferenciada mediante separação eletroforética. Sua elevação acima de 3 vezes o limite superior, associada a uma apurada história clínica e exame físico, praticamente confirma a hipótese diagnóstica.

Em casos de necrose extensa do pâncreas pode haver elevação pequena ou nenhuma elevação da amilase sérica. No entanto, se após um surto de pancreatite a amilasemia persiste elevada por um período acima de 1 semana e a isto se soma dor abdominal à palpação e, principalmente, presença de massa palpável, devemos pensar na presença de obstrução do ducto pancreático ou na existência de coleções líquidas peripancreáticas. Em uma fase mais tardia, pseudocistos ou abscessos podem estar presentes.

Convém também destacarmos que não existe correlação entre níveis de amilase e a gravidade do processo inflamatório.

A lipase sérica, por ser apenas de origem pancreática, e atualmente por ser mais simples a sua mensuração, tem sido considerada mais sensível e específica do que a amilase.

A avaliação laboratorial deve iniciar-se com o hemograma completo, eletrólitos, incluindo cálcio, desidrogenase láctica (DHL), ureia, creatinina, glicemia, proteínas totais de frações, provas de função hepática e gasometria arterial. Estes elementos nos possibilitam, de forma indireta, prever o grau de comprometimento pulmonar, renal, hepático e a possível coexistência de infecção e/ou hemorragia digestiva. Podemos observar também hiperglicemia e hipocalcemia, que constituem elementos que podem avaliar a gravidade e orientar a terapêutica.

Mais recentemente, tem crescido o número de substâncias orgânicas correlacionáveis com a pancreatite aguda grave (Quadro 8-4) e entre estas parecem merecer destaque a proteína C reativa e a elastase granulocítica dos leucócitos.[13] Em nossa experiência, a proteína C reativa, após as primeiras 48 horas de início da doença, parece apresentar um bom grau de previsão da gravidade da pancreatite.

Este paralelismo, no entanto, não é linear, isto é, doenças graves podem cursar com proteína C reativa normal ou baixa, e portadores de formas leves de pancreatite aguda, com níveis elevados. Mais uma vez, reforça-se a ideia de que exames devem acompanhar o contexto clínico e não podem ser valorizados isoladamente.

Observa-se que a interleucina 6, substância de resposta inflamatória sistêmica precoce, eleva-se nas primeiras 24

---

**Quadro 8-4. Indicadores laboratoriais de gravidade**

- Hematócrito
- Proteína C reativa
- Fosfolipase A2 pancreática
- Peptídeo ativado tripsinogênio (urinário)
- Elastase leucocitária
- Interleucina 6
- Procalcitonina

horas da PA e parece ter uma ótima relação com gravidade, mas não está disponível para uso clínico no momento. A determinação do TAP *(Trypsin Activating Peptide)*, ou seja, do peptídeo liberado após ativação do tripsinogênio pode ser utilizada não só como método diagnóstico, mas inclusive para avaliar a gravidade da doença. O método, no entanto, tem sido utilizado em nosso meio apenas em trabalhos experimentais, embora seu uso clínico esteja próximo de se tornar rotineiro.

## ■ DIAGNÓSTICO POR IMAGEM

Embora não permita a visualização direta do pâncreas, a rotina radiológica de abdome agudo ainda se apresenta útil na avaliação da pancreatite aguda, sobretudo nos centros que não possuem ultrassonografia e/ou tomografia computadoriza disponíveis.

O derrame pleural à esquerda, a alça sentinela paravertebral esquerda (Fig. 8-1), a dilatação do cólon transverso (sinal do *cutt-off*) e o aumento de espaço gastrocólico são sinais radiológicos que nos orientam para a hipótese de PA.

A ultrassonografia fornece uma informação diagnóstica em não mais do que 50 a 60% dos pacientes com PA devida ao excesso de gás intraluminal decorrente de íleo segmentar ou difuso. A ecogenicidade do pâncreas está geralmente diminuída em resultado do edema intersticial, embora, menos comumente, possa continuar normal ou aumentar devido à hemorragia ou liquefação, sinais estes que indicam progressão para a forma necrosante.

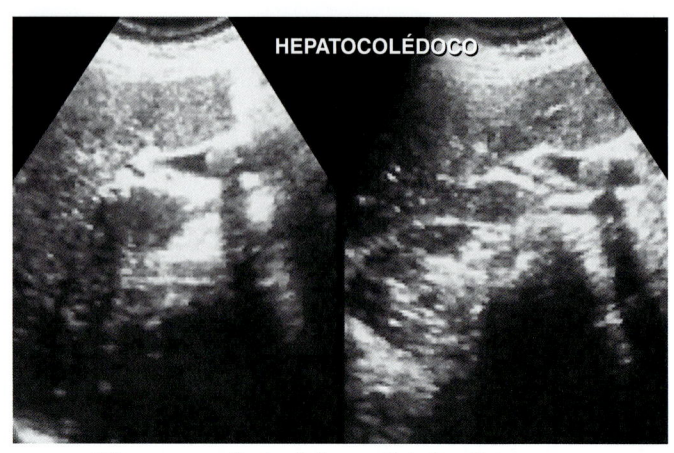

**Fig. 8-2.** Ultrassonografia do abdome. Coledocolitíase.

Embora a ultrassonografia possa demonstrar um pâncreas heterogêneo, não é capaz de determinar a presença de necrose parenquimatosa, sendo a tomografia computadorizada (TC) necessária para esta confirmação.[12]

É importante salientar o papel da ultrassonografia na visualização de cálculos na vesícula e na via biliar (Fig. 8-2), o que pode nos orientar não só no diagnóstico etiológico da PA, como também na indicação de pancreatocolangiografia endoscópica com esfincterotomia em casos selecionados.

A tomografia computadorizada (TC) do pâncreas com injeção de contraste em *bolus* (mapeamento dinâmico do pâncreas) é o método ideal de avaliação diagnóstica e das complicações da PA (pseudocisto – Figura 8-3, necrose infectada – Figura 8-4 e abscesso), sendo considerado ainda hoje o método de imagem padrão-ouro.

A possibilidade de lesão renal pelo contraste iodado na fase inicial da PA, onde predominam alterações hemodinâ-

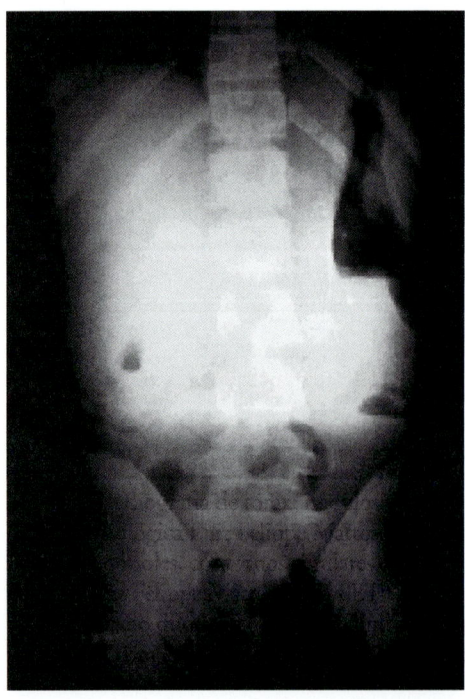

**Fig. 8-1.** Radiografia panorâmica de abdome. Alça sentinela.

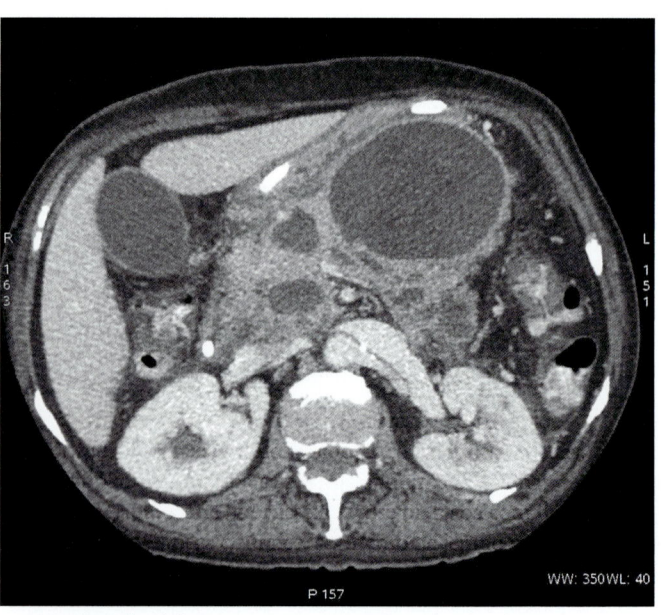

**Fig. 8-3.** TC de abdome com contraste. Pseudocisto do pâncreas.

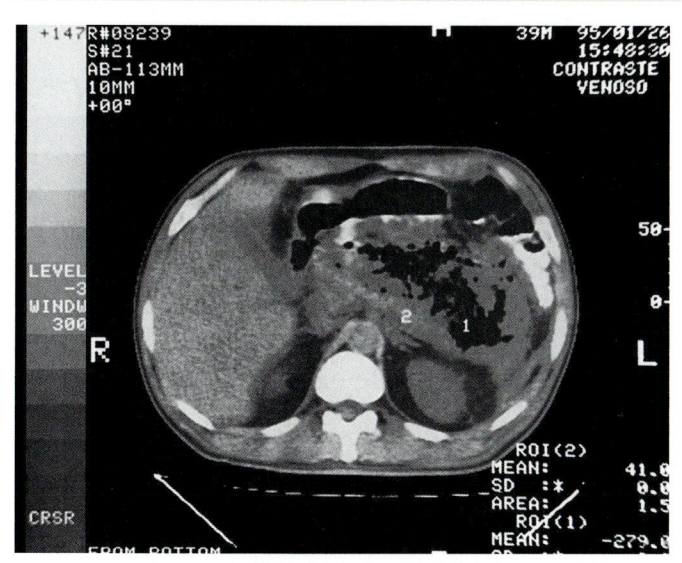

Fig. 8-4. TC de abdome. Necrose infectada do pâncreas.

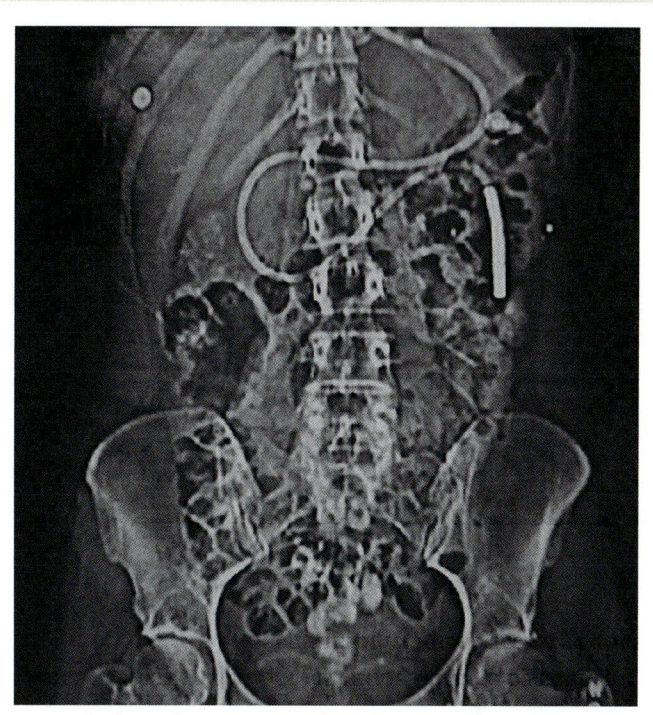

Fig. 8-5. Radiografia panorâmica de abdome. Sonda nasoenteral.

micas e a possibilidade inclusive de piora da própria lesão pancreática (comprovada experimentalmente, porém ainda não clinicamente), faz com que muitos utilizem a TC sem contraste nas primeiras horas da doença; é importante, no entanto, salientar que este procedimento não permite a confirmação da necrose parenquimatosa. Além disso, a primeira avaliação por TC deve ser feita, idealmente, após as primeiras 72 horas, onde virtualmente todos os pacientes que apresentam necrose terão sua forma anatomicamente demonstrável pelo método.

Na forma intersticial ou leve, a TC pode mostrar-se normal, ou com apenas discreto aumento na glândula, em cerca de 20% dos casos. No entanto, na PA grave ou necrosante mostra-se alterada em mais de 95% das vezes.

## ■ TRATAMENTO

O tratamento da PA se baseia na adoção de **medidas primárias**, indispensáveis a todos os pacientes, tais como dieta zero, hidratação venosa e analgesia, e em **medidas específicas**, como o suporte nutricional e a antibioticoterapia precoce, utilizados em pacientes selecionados que evoluem com a forma grave.

A manutenção de **jejum** é de fundamental importância em ambas as formas de PA. Na forma leve, deve ser mantido por aproximadamente 4 a 7 dias, e a alimentação oral reiniciada de forma gradual, inicialmente isenta de lipídios. Determinações de amilase e lipase séricas são úteis para monitorizar a realimentação. Elevações destas enzimas podem significar obstrução ductal ou a presença de complicações. A pancreatite aguda é um estado hipercatabólico que resulta em rápida perda de peso, gordura e proteína. Logo, deve-se empregar um suporte nutricional, parenteral ou enteral.

Sempre que possível deve-se optar pela nutrição enteral, colocando-se a sonda nasoenteral, guiada por fluoroscopia ou endoscopia, a partir da transição duodenojejunal (Fig. 8-5) em torno do 2º-4º dias.

Este tipo de alimentação tem-se mostrado eficaz, com baixo custo e boa tolerância. Naqueles em que a gravidade do íleo paralítico inviabiliza este método, opta-se pela nutrição parenteral. A alimentação parenteral, no entanto, pode facilitar infecção do cateter, pelo seu manuseio inadequado, levando à bacteriemia e eventual contaminação de necrose pancreática inicialmente estéril. Vários casos, na nossa casuística, se infectaram por esta via. Outro cuidado na nutrição parenteral se refere aos portadores de PA por hiperlipemia, que podem apresentar recidiva ou agravamento de sua condição.

Nesses pacientes, a realimentação oral será permitida após completo restabelecimento, já que o retorno precoce pode ser responsável por exacerbação do quadro.

Em virtude da hipovolemia e do sequestro hídrico, que podem agravar o curso da PA por acentuar o processo de isquemia e necrose glandular, torna-se de grande importância a **reposição hídrica** generosa. A administração de líquidos por via endovenosa pode levar, quando não monitorizada adequadamente, à piora da função pulmonar. Em casos graves de PA, é conveniente utilizar-se cateter de Swan-Ganz para monitorizar a administração endovenosa de líquidos. Há preferência atualmente pela administração associada de coloides e cristaloides. A utilização de aminas vasoativas pode ter indicação exclusiva nos pacientes que evoluem com a forma grave, apresentando-se hipotensos. Dopamina e dobutamina podem, então, ser utilizadas com o intuito de aumentar o índice cardíaco. Recentemente, a dopexamina tem sido citada na literatura como uma amina sintética que atua predominantemente em receptores beta-adrenérgicos e dopaminérgicos, sem efeito direto sobre os receptores alfa. Promove, então, aumento de débito cardíaco e também do fluxo sanguíneo renal, hepático e no território esplâncnico, sem aumentar o consumo miocárdico de oxigênio. Estudo randomizado publicado por Boyd et al.[13] demonstrou que a utilização da dopexamina em pacientes com PA grave é capaz de aumentar significativamente a oferta de oxigênio, diminuir a mortalidade em até 75% e reduzir a incidência de complicações em até 50%. Apesar de não estar disponível em nosso meio até o presente momento, deve ser a droga de eleição quando o objetivo é aumentar a oferta de oxigênio tecidual, favorecendo o curso da PA grave. Aguardam-se estudos futuros.

Correção da hiperglicemia e da hipocalcemia com insulina regular endovenosa e reposição de cálcio fazem parte do tratamento clínico da doença, sendo sua monitorização obrigatória durante a evolução da doença.

**Sonda nasogástrica** está indicada em presença de íleo paralítico extremo e em pacientes com vômitos frequentes, devendo esta permanecer o mínimo de tempo possível em decorrência da possibilidade de lesão da mucosa esofagiana por facilitar o refluxo gastroesofágico e ao incômodo causado no paciente.

Em relação à analgesia, deve-se optar pelo uso contínuo de analgésicos narcóticos, evitando-se a morfina, pela sua reconhecida ação espasmódica sobre o esfíncter de Oddi.

Temos, ao longo de anos, acumulado uma experiência favorável com a associação de meperidina e dipirona (em pacientes não alérgicos). Esta combinação, embora de nossa preferência pessoal, pode ser contestada por outros autores.

Embora de uso frequente na PA, os **inibidores da secreção ácida** do estômago não interferem diretamente na evolução da doença, estando indicados com o intuito de prevenir a hemorragia digestiva e em casos de PA leve não são de uso obrigatório.

Temos optado pelo uso intravenoso dos inibidores de bomba de prótons, em especial o pantoprazol.

Vários **inibidores da protease**, como a aprotamina, o gabexate[14] e o plasma fresco, têm sido propostos na tentativa de reduzir a resposta inflamatória sistêmica aguda que decorre da liberação de mediadores químicos, porém sem resultados efetivos comprovados. O gabexate ainda aguarda estudos futuros. Recentemente, apontam o Lexipafant, **um inibidor do fator de agregação plaquetária** (PAF), como substância capaz de reduzir a morbimortalidade, porém novos trabalhos, liderados por Imrie, não parecem confirmar os anteriores.[15]

Portanto, até o momento não há droga disponível capaz de mostrar-se eficaz na contenção evolutiva da PA.

Considerando a elevada morbimortalidade secundária a complicações infecciosas em pacientes com a forma necrosante, indica-se nesses casos a realização de **punção transparietal guiada por TC ou US**. O procedimento tem por objetivo coleta de tecido necrótico pancreático e/ou peripancreático para detectar presença de microrganismos através da coloração por Gram e cultura, diferenciando necrose estéril de infectada. Naqueles com necrose estéril, a conduta deve ser conservadora, no entanto, havendo infecção, indica-se a realização de desbridamento cirúrgico (necrosectomia).

A administração de antibióticos sistêmicos na PA grave com necrose, embora indicada de forma precoce em praticamente todos "Guidelines" apresentados sobre o assunto, tem merecido discussões bastante calorosas e controversas. Tal conduta é explicada pelo fato de que o tecido necrótico funciona como meio propenso à colonização de microrganismos oriundos de translocação da flora intestinal, principalmente Gram-negativos. Não há indicação para o uso de antimicrobianos nas PA leves.

O antibiótico a ser utilizado deve atuar contra as bactérias responsáveis pela infecção e ter boa penetração no tecido pancreático, além de proporcionar eficácia clínica.

Análise de 1.752 pacientes realizada entre os anos de 1966 e 1990 demonstrou ser a *Escherichia coli* o agente etiológico mais frequentemente implicado nessas infecções, isoladamente ou em associação com outros microrganismos como *Klebsiella pneumoniae, Staphylococcus aureus, Pseudomonas aeruginosa e Proteus mirabis*. Mais recentemente, *Enterococus aerogenes, Enterococcus faecalis, Bacteroides fragilis, Candida albicans, Serratia marcescens e Serratia putrifaciens* também têm sido descritos.[16]

Trabalhos recentes têm demonstrado que penicilinas, cefalosporinas (exceto cefoxitina) e aminoglicosídeos apresentam baixa concentração pancreática, possuindo, portanto, reduzido efeito terapêutico. Imipenem e ciprofloxacina têm elevada penetração no tecido e suco pancreáticos, atuando de forma eficaz contra a maioria dos patógenos relacionados com a PA grave. Baseando-se nesses dados, **a droga que vem sendo apontada mundialmente como de eleição é o Imipenem** que, quando iniciado precocemente, seria capaz de evitar a evolução para sepse. A dose a ser utilizada é de 500 mg EV a cada 8 horas, com manutenção por duas a quatro semanas. A associação de ciprofloxacina 200 mg EV de 12/12 horas e metronidazol 400 mg de 8/8 horas EV é uma opção bastante eficaz e na falta do Imipenem pode ser utilizada. No entanto, Bassi *et al.* apresentaram 13 pacientes com necrose pancreática infectada cujos agentes predominantes foram *S. aureus* meticilina resistente e *Candida globrata*.[16] Esta observação tem sido mundialmente confirmada por outros autores e constitui um problema em ebulição, que merece uma avaliação futura cuidadosa.[17,18]

Mais recentemente volta-se à discussão: em que situação, devemos administrar precocemente antibióticos na PA?[19]

Somos de opinião que, ao contrário do que recomendam os "consensos", deve-se analisar individualmente cada paciente e seu quadro clínico para que possamos decidir a necessidade e o momento da antibioticoterapia.

Um dos temas mais controvertido na pancreatite aguda biliar é o momento e quando indicar a CPER e esfincterotomia. Este assunto será abordado em detalhe posteriormente.

Em resumo, a Pancreatite Aguda, doença potencialmente fatal, tem diminuído sua morbiletalidade em razão da maior experiência da equipe médica, do atendimento em centro de terapia intensiva e o cuidado em evitarem-se cirurgias precoces.

## ■ REFERÊNCIAS BIBLIOGRÁFICAS

1. Bradley III EL. A clinically based classification system for acute pancreatitis. Summary of the international symposium on acute pancreatitis, Atlanta, Ga, September 11 through 13, 1992. *Arch Surg* 1993;128:586-90.
2. Renzulli P, Jakob SM, Tauber M et al. Severe acute pancreatitis: case-oriented discussion of interdisciplinary management. *Pancreatology* 2005;5:145-56.
3. Buchler MW, Gloor B, Muller CA *et al.* Acute necrotizing pancreatitis: treatment strategy according to the status of infection. *Ann Surg* 2000;232:619-26.
4. Baron T, Morgan DF. Current concepts: acute necrotizing pancreatitis. *N Engl J Med* 1999;340:1412-17.
5. Tandon M, Topazian M. Endoscopic ultrasound in idiophatic acute pancreatitis. *Am J Gastroenterol* 2001;96:705-9.
6. Tzovaras G, Shukla P, Kow L et al. What are the risks of diagnostic and therapeutic endoscopic retrograde cholangiopancreatography ? *Aust NZJ Surg* 2000;70:778-82.
7. Fung AS, Tsiotos GG, Sarr MG. ERCP-induced acute necrotizing pancreatitis: is it a more severe disease? *Pancreas* 1997;15:217-21.
8. Galvão-Alves J. *Pancreatite crônica alcoólica – Avaliação diagnóstica de 128 pacientes.* XXXV Congresso Brasileiro de Gastroenterologia,1998.
9. Buchler MW, Uhl W, Malfertheiner P et al. Acute pancreatitis. In: Buchler MW, Uhlw, Malfertheiner P et al. *Diseases of the pancreas basel.* Karger, 2004. p. 1-74.
10. Osman MO, Jensen SL. Acute pancreatitis: the pathophysiological role of cytokines and integrins. *Dig Surg* 1999;16:347-62.
11. Domingues-Munõz JE. Diagnosis of acute pancreatitis: any news or still amilase? In: Buchler M, Uhl E, Friess H et al (Eds.). *Acute pancreatitis: novel concepts in biology and therapy.* London: Blackwell Sciences, 1999. p. 171-80.
12. Balthazar EJ, Krinsky G. Role of imaging methods in acute pancreatitis: diagnosis, staging, and detection of complications. In: Dominguez-Munõz JE. *Clinical pancreatology.* London: Blackwell Sciences, 2005. p. 56-80.
13. Boyd O, Grounds M, Bennet E. A randomized clinical trial of the effect of deliberate perioperative increase of oxygen delivery on mortality in high-risk surgical patients. *JAMA* 1993;270:2699-707.
14. Bradley EL. *Acute pancreatitis, diagnosis and therapy.* New York: Raven Press, 1994.
15. Johnson CD, Kingsnorth AN, Imrie CW et al. Double blind, randomized, placebo controlled study of a platelet activating factor antagonist, lexipafant, in the treatment and prevention of organ failure in predicted severe acute pancreatitis. *Gut* 2001;48:62-69.
16. Bassi C, Pederzoli P, Talamini D *et al.* Controlled clinical trial of pefloxacin versus imipenem in severe acute pancreatitis. *Gastroenterology* 1998;115:1513-17.
17. Banks PA, Freeman ML. Practice guidelines in acute pancreatitis. *Am J Gastroenterol* 2006;101:2379-400.
18. Pandol SJ, Saluja AK, Imrie CW *et al.* Reviews in basic and clinical gastroenterology. Acute pancreatitis: bench to the bedside. *Gastroenterology* 2007;132:1127-51.
19. Banks PA, Mortele KJ. Nonsurgical management of acute pancreatitis. In: Beger HG, Matsuno S, Cameron JL. *Diseases of the pancreas: current surgical therapy.* Berlim: Springer-Verlag, 2008. p. 203-17.

# O PAPEL DO ENDOSCOPISTA

Glaciomar Machado

A pancreatite aguda é um processo inflamatório agudo do pâncreas relacionado, em aproximadamente 80% dos pacientes, com a litíase biliar (40-50%) e com o alcoolismo (30- 40%);[1] em cerca de 10% não é possível determinar sua etiologia (idiopática) e em 10% está associado a inúmeras outras causas.[2]

Até o momento, a evolução da pancreatite aguda não é previsível nem controlável: a inflamação se caracteriza por autodigestão enzimática, que tanto pode ser leve e autolimitada ao pâncreas (cerca de 80% dos pacientes), quanto grave e letal, comprometendo, inclusive, outros órgãos (20%)[3] e cursando com choque, insuficiência renal, insuficiência respiratória aguda e sepse, com uma taxa de mortalidade de 5-10%,[4] alcançando níveis mais elevados nos pacientes com colangite associada.[5]

Neste capítulo será enfatizada a importância do endoscopista na pancreatite aguda de origem biliar, cuja evolução apresentou significativa melhora após a introdução da papilotomia endoscópica na década de 1970 por Classen e Demling[6] e por Kawai et al.[7] e sua difusão por todo o mundo.[8-10]

## ■ PATOGÊNESE

A obstrução do fluxo normal de suco pancreático, quer por cálculo impactado na papila de Vater (Fig. 8-6), quer pela passagem de múltiplos microcálculos (Fig. 8-7) pelo orifício ampolar, em um curto período de tempo, é o mecanismo mais aceito no desencadeamento de episódios de pancreatite aguda biliar.

Esta relação etiológica com a litíase biliar foi demonstrada elegantemente por Acosta e Ledesma em 1974,[11] que encontraram cálculos biliares nas fezes de 85-95% de um grupo de pacientes em vigência de pancreatite aguda, em comparação com 10% de um segundo grupo, com colelitíase, porém, sem pancreatite. Entretanto, para o desencadeamento deste mecanismo é indispensável que o colédoco e o Wirsung desemboquem no mesmo orifício ampolar, após se juntarem, formando um canal comum, permitindo, assim, a comunicação entre ambos. Em 1984, Kelly[12] reviu retrospectivamente um grupo de pacientes com pancreatite biliar e o comparou com outro grupo de pacientes com litíase biliar, porém sem pancreatite, procurando encontrar possíveis fatores que explicassem esta aparente discrepância. Uma das maiores diferenças que observou foi que cerca de 70% dos pacientes com pancreatite biliar apresentavam, claramente, um *canal comum* em comparação com 18% de pacientes com litíase biliar, porém sem pancreatite (p < 0,001).

Algumas hipóteses têm sido levantadas para explicar o desencadeamento do processo de pancreatite biliar:

- A obstrução do fluxo biliar e do suco pancreático e o refluxo de bile para o ducto pancreático principal iniciam uma cascata de eventos que incluem o desarranjo dos ductos pancreáticos, ativação enzimática e autólise parenquimatosa.[13]
- A obstrução do ducto pancreático principal pode ser o principal fator para o desenvolvimento da pancreatite, e não apenas o refluxo biliar.[14]
- Associação de hipertensão do ducto pancreático com a ativação intraductal de enzimas pancreáticas.[15]
- A ativação intracelular de enzimas é outra alternativa.[16]

Conclui-se que estas teorias não explicam adequadamente o mecanismo pelo qual a passagem e/ou a impactação de cálculos biliares no orifício ampolar inicia e mantém a pancreatite, podendo resultar em falência de múltiplos órgãos e óbito. No momento, muitas pesquisas estão em andamento para tentar esclarecer este mecanismo.

## ■ INTERVENÇÃO ENDOSCÓPICA – QUANDO E POR QUÊ?

Apesar de seu reconhecido baixo índice de morbimortalidade,[17] havia resistência ao emprego deste procedimento em casos de pancreatite aguda, por se temer, não somente maiores dificuldades técnicas nesta eventualidade, mas também pela possibilidade do agravamento da própria pancreatite.

O emprego da papilotomia endoscópica na pancreatite aguda biliar, descrito inicialmente por Classen et al,[18] limitou-se ao relato de casos nos quais se demonstrava que a extração dos cálculos era possível e segura.[19-21] Uma revisão destas séries iniciais, realizada em 1986 por Hess,[22] mostrou que, do total de 244 casos de pancreatite aguda biliar submetidos à papilotomia endoscópica de urgência, somente 7 (2,9%) apresentaram complicações e 3 (1,2%) evoluíram para o óbito. Estas publicações iniciais serviram para demonstrar o alto índice de sucesso do método e seu baixo índice de complicações, estimulando o desenvolvimento de estudos controlados e randomizados. Um resumo das pesquisas mais representativas[23-26] está apresentado no Quadro 8-5.

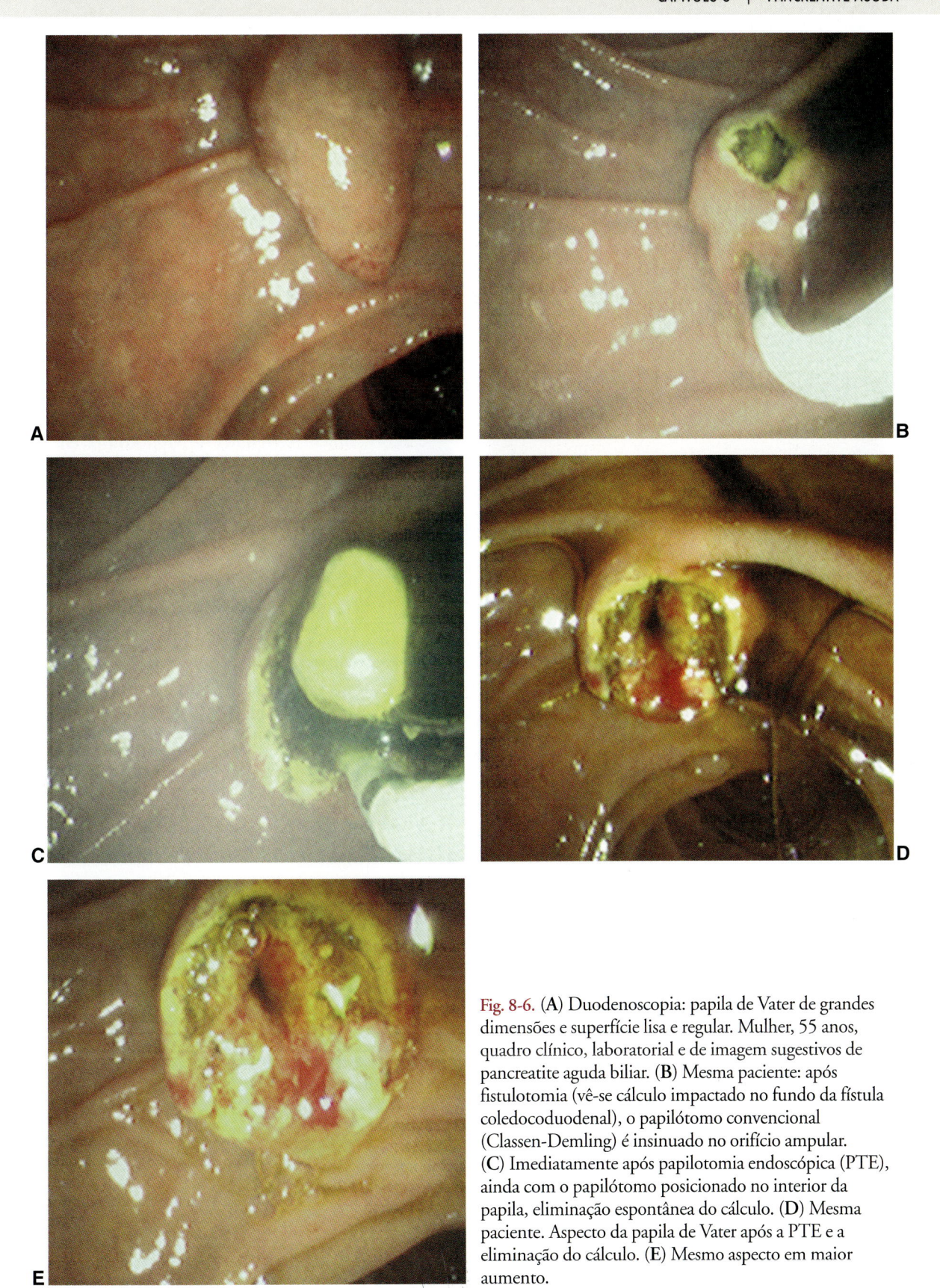

Fig. 8-6. (**A**) Duodenoscopia: papila de Vater de grandes dimensões e superfície lisa e regular. Mulher, 55 anos, quadro clínico, laboratorial e de imagem sugestivos de pancreatite aguda biliar. (**B**) Mesma paciente: após fistulotomia (vê-se cálculo impactado no fundo da fístula coledocoduodenal), o papilótomo convencional (Classen-Demling) é insinuado no orifício ampular. (**C**) Imediatamente após papilotomia endoscópica (PTE), ainda com o papilótomo posicionado no interior da papila, eliminação espontânea do cálculo. (**D**) Mesma paciente. Aspecto da papila de Vater após a PTE e a eliminação do cálculo. (**E**) Mesmo aspecto em maior aumento.

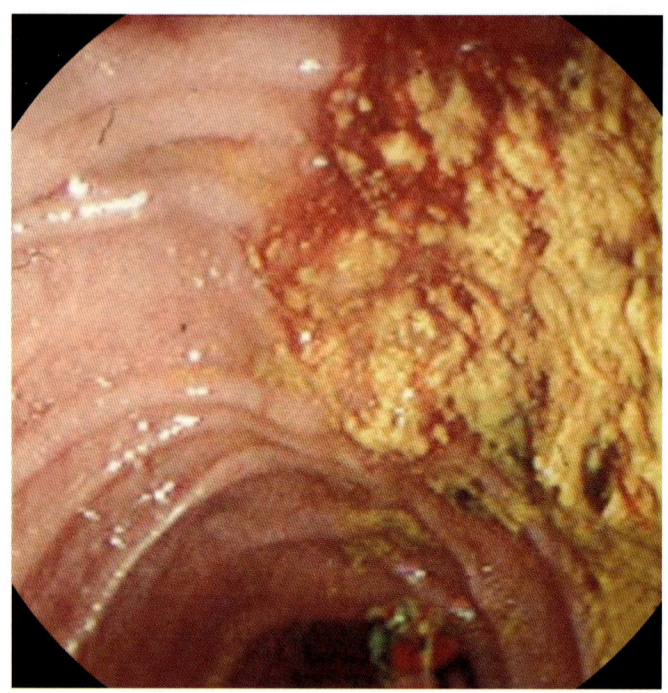

Fig. 8-7. Incontáveis microcálculos e "lama" biliar após PTE. Paciente com quadro clínico e laboratorial de pancreatite aguda.

## ■ DISCUSSÃO

Uma análise sucinta destes quatro trabalhos é apresentado a seguir:

1. O grupo de Leicester, liderado por Neoptolemus e Carr-Locke,[23] em trabalho prospectivo randomizado, comparou a papilotomia endoscópica (PTE) de urgência com extração dos cálculos biliares, *versus* tratamento clínico conservador, em pacientes com pancreatite aguda biliar. Os autores demonstraram uma redução significativa de complicações da pancreatite no grupo dos pacientes graves submetidos à PTE de urgência (24% com 4% de mortalidade), comparativamente ao grupo dos tratados conservadoramente (61% com 18% de mortalidade). Igualmente, houve uma redução significativa do tempo de internação hospitalar nos pacientes tratados endoscopicamente (média de 9,5 dias *versus* 17 dias).

2. No trabalho de Fan *et al.*,[24] 125 pacientes com pancreatite aguda biliar foram randomizados para receber, ou tratamento endoscópico (colangiopancreatografia endoscópica retrógrada + papilotomia endoscópica – CPER + PTE) nas primeiras 24 horas de admissão hospitalar, ou tratamento conservador inicial. Encontrou-se que a causa da pancreatite aguda foi litíase biliar em 65% dos pacientes. A ocorrência de complicações foi maior no grupo de pacientes tratado conservadoramente, especialmente nos casos de pancreatite grave (28% *versus* 10%); igualmente, a sepse foi mais comum no grupo conservador (20% *versus* 0%). A mortalidade foi menor no grupo tratado emergencialmente por endoscopia (5% *versus* 9%). Analisando, apenas, os pacientes com litíase biliar, o grupo tratado endoscopicamente teve complicações significativamente menos frequentes

**Quadro 8-5. Pancreatite aguda biliar – CPER/PTE precoces *versus* conduta conservadora**

| Estudos clínicos randomizados | Número de pacientes | | Morbidade | | Mortalidade | |
|---|---|---|---|---|---|---|
| | Tratamento conservador | CPER/PTE | Tratamento conservador | CPER/PTE | Tratamento conservador | CPER/PTE |
| Neoptolemos *et al.*[23] | | | | | | |
| Leve | 34 | 34 | 4 (12%) | 4 (12%) | 0 | 0 |
| Grave | 28 | 25 | 17 (61%) | 6 (24%)* | 5 (18%) | 1 (4%)* |
| Total | 62 | 59 | 21 (34%) | 10 (17%)* | 5 (8%) | 1 (2%) |
| Fan *et al.*[24] | | | | | | |
| Leve | 35 | 34 | 6 (17%) | 6 (18%) | 0 | 0 |
| Grave | 28 | 30 | 15 (54%) | 4 (13%)* | 5 (18%) | 1 (3%)* |
| Total | 63 | 64 | 21 (33%) | 10 (16%)* | 5 (8%) | 1 (2%) |
| Nowak *et al.*[25] | | | | | | |
| Leve | 75 | 137 | 19 (25%) | 13 (9%)* | 4 (5%) | 1 (1%)* |
| Grave | 27 | 41 | 20 (74%) | 17 (41%)* | 9 (33%) | 3 (7%)* |
| Total | 102 | 178 | 39 (38%) | 30 (17%)* | 13 (13%) | 4 (2%)* |
| Folsch *et al.*[26] | 112 | 126 | 57 (51%) | 58 (46%) | 7 (6%) | 14 (11%) |
| TOTAL** | 339 | 427 | 138 (41%) | 108 (25%) | 30 (9%) | 21 (5%) |

CPER = Colangiopancreatografia endoscópica retrógrada; PTE = Papilotomia endoscópica; * = estatisticamente significativo; ** = deve ser interpretado com cuidado em virtude de diferenças significativas no desenho dos estudos e na população dos pacientes; não é uma metanálise verdadeira.

que o tratado conservadoramente (16% *versus* 33%, respectivamente). Estes números foram ainda mais significativos nos pacientes com pancreatite grave: a morbidade decresceu de 54% para 13% e a mortalidade, de 22% para 12%.
3. Nowak *et al.*[25] trataram 280 pacientes com pancreatite aguda biliar por papilotomia endoscópica dentro da primeiras 24 horas de admissão hospitalar. Setenta e cinco destes 280 pacientes tinham cálculo impactado na papila de Vater e foram tratados endoscopicamente; os restantes 205 foram randomizados e tratados ou por via endoscópica ou convencionalmente. Os resultados mostraram significativa redução tanto das complicações quanto da mortalidade no grupo submetido à papilotomia endoscópica (17% *versus* 36% e 2% *versus* 13%, respectivamente). O estudo também sugeriu menor taxa de morbimortalidade nos pacientes tratados endoscopicamente, tanto nos que apresentavam quadro de pancreatite leve quanto nos com quadro grave.
4. Folsch *et al.*[26] reuniram 238 pacientes anictéricos, porém com suspeita de pancreatite aguda biliar, oriundos de 22 serviços da Alemanha e os submeteram, ou à CPER dentro das primeiras 72 horas, ou a tratamento clínico convencional. Em 126 destes pacientes foi indicada CPER de urgência e realizada em 121 deles (96%). Cinquenta e oito destes tinham litíase biliar. Vinte dos 112 pacientes tratados conservadoramente foram igualmente submetidos à CPER, dos quais 13 apresentaram cálculos biliares que foram removidos. O estudo não mostrou qualquer benefício naqueles tratados por papilotomia endoscópica de urgência em ambos os grupos. Os que se submeteram à CPER de urgência apresentaram maior incidência de insuficiência respiratória e de complicações mais graves.

As críticas aos trabalhos do Reino Unido,[23] de Hong Kong[24] e da Polônia[25] limitam-se ao fato de terem sido realizados, cada um deles, em um único Serviço, portanto, seus resultados são passíveis de não serem reprodutíveis na prática. Em adição e, especificamente em relação ao trabalho inglês,[23] a média de idade dos pacientes com a forma grave de pancreatite foi de 75 anos, levantando a questão da aplicabilidade dos resultados obtidos a pacientes mais jovens.

Em relação ao trabalho realizado em Hong Kong,[24] as críticas incluíram, também, o fato de a doença biliar ter uma fisiopatologia diferente da encontrada no Ocidente, o que poderia afetar os resultados apresentados.

Em relação ao trabalho polonês,[25] as restrições se estendem ao fato de não ter sido totalmente randomizado, uma vez que todos os 75 pacientes com cálculos impactados na papila de Vater foram submetidos à CPER e PTE de urgência; somente os restantes 205 foram randomizados.

Quanto ao estudo realizado na Alemanha,[26] as críticas incluem o pequeno número de pacientes tratados em cada Serviço: três Serviços tinham 20 ou mais pacientes e, portanto, os 19 Serviços restantes contribuíram com menos de 2 pacientes por ano, em média. Tal fato levanta a questão da possibilidade de os endoscopistas destes Serviços serem inexperientes na realização de CPER em pacientes com pancreatite aguda. Outra questão é a incidência elevada de insuficiência respiratória nos pacientes submetidos à CPER. Tal ocorrência não foi verificada em outros estudos. Uma das críticas mais duras ao trabalho prende-se ao fato de os pacientes ictéricos terem sido excluídos, quando seriam exatamente estes pacientes que, teoricamente, mais se beneficiariam com a intervenção endoscópica precoce.

## ■ CONCLUSÕES

Permanece em discussão a questão do emprego emergencial da papilotomia endoscópica na pancreatite aguda biliar, apesar dos resultados estatisticamente significativos, apresentados nos três trabalhos mencionados.[23-25]

Os mais conservadores preferem esperar que surjam os sinais de gravidade para indicar o tratamento endoscópico, argumentando que a grande maioria dos casos (cerca de 80%) regride espontaneamente,[3] permitindo ao cirurgião proceder à colecistectomia eletiva (na maioria dos pacientes, por via laparoscópica). Nestes casos de boa evolução, acentuam, a endoscopia pré-operatória estaria indicada quando a icterícia fizesse parte do quadro clínico (coledocolitíase associada à colelitíase).

Por outro lado, os argumentos mais utilizados pelos que preconizam, como nós, a rotina de intervir endoscopicamente nas primeiras 72 horas do início dos sintomas, incluem:

- Embora existam critérios bem-definidos para avaliação da gravidade da pancreatite,[1-3] ainda não é possível predizer precocemente que evolução cada caso terá.
- Os pacientes com quadro clínico leve não necessitam submeter-se à papilotomia endoscópica; um cirurgião habilitado é capaz de solucionar estes casos (além do mais, o paciente estaria exposto aos riscos adicionais da PTE, e aos custos relativos a este procedimento).
- Levando-se em consideração que 30-60% dos pacientes que evoluem para o óbito têm litíase biliar localizada no hepatocolédoco,[27] faz sentido a extração urgente destes cálculos para prevenir sua impactação na papila e/ou colangite (Fig. 8-8).
- É frequente a coexistência de colangite hipertensiva aguda. Esta condição exige tratamento emergencial com ba-

98 SEÇÃO | O PAPEL DO ENDOSCOPISTA

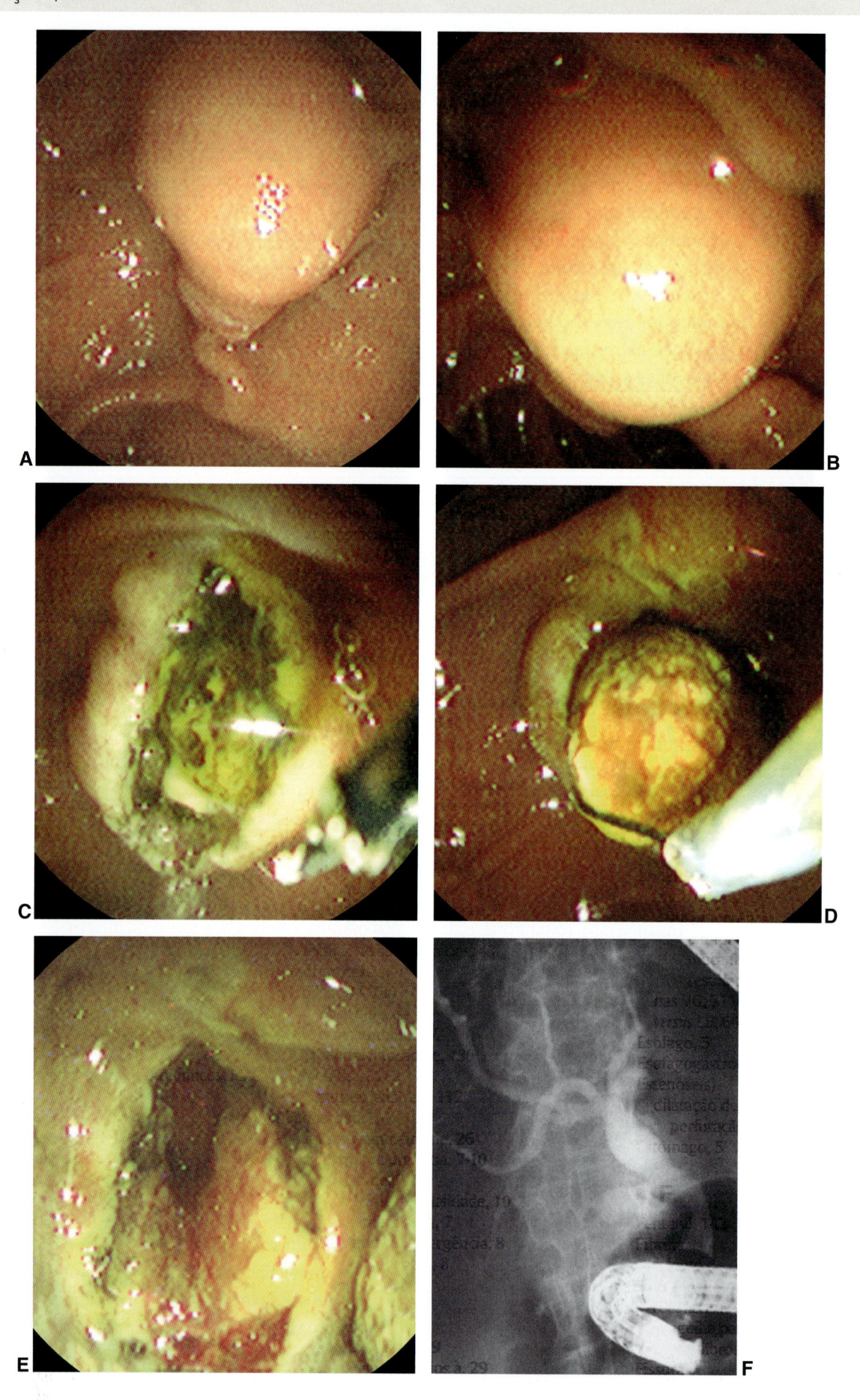

**Fig. 8-8.** (**A**) Mulher, 62 anos, multípara. Quadro clínico, laboratorial e de imagem iniciado há 18 horas sugestivo de pancreatite aguda biliar. Duodenoscopia: papila de Vater muito protrusa, com superfície lisa e regular – cálculo impactado? (**B**) Mesma paciente: "teto" (infundíbulo) da papila em maior aumento. (**C**) Por dificuldades técnicas para posicionamento do duodenoscópio faceando o orifício ampolar, optamos por puncionar o infundíbulo para obtenção de fístula coledocoduodenal, utilizando alça diatérmica axial (papilótomo de ponta) e prolongando a incisão distalmente até o orifício ampolar. Seguiu-se PTE com papilótomo de Classen-Demling por toda a extensão da incisão anterior. (**D**) Mesma paciente. Remoção de cálculo impactado no infundíbulo com cesta de Dormia. (**E**) Mesma paciente. Aspecto da ampla papilotomia endoscópica. (**F**) Mesma paciente. CPER imediatamente após PTE + remoção de cálculo impactado: balão de Fogarty na extremidade distal do colédoco para ocluir a PTE, retendo o contraste iodado injetado + vias biliares dilatadas, sem cálculos.

se em internação do paciente em unidade de terapia intensiva, reposição hidreletrolítica, antibioticoterapia intravenosa, o uso de agentes inotrópicos, quando necessários e, especialmente, a drenagem das vias biliares. Como a intervenção cirúrgica emergencial, nestes casos, tem taxa de mortalidade muito elevada,[27] no momento, a papilotomia endoscópica é o procedimento de escolha para esta eventualidade.

## ■ REFERÊNCIAS BIBLIOGRÁFICAS

1. Ranson JHC. Etiologic and prognostic factors in human acute pancreatitis: a review. *Am J Gastroenterol* 1982;77:633-38.
2. Galvão-Alves J. Pancreatite aguda. Avaliação clínica. In: Galvão-Alves J (Ed.). *Emergências em gastroenterologia*. Rio de Janeiro: Rubio, 2002. p. 75-91.
3. Corfield AP, Cooper MJ, Williamson RCN et al. Prediction of severity in acute pancreatitis: a prospective comparison of three prognostic indices. *Lancet* 1985;2:403-7.
4. Maguilnik I, Breyer HP. Pancreatite aguda biliar – Esfincterotomia endoscópica. In: Galvão-Alves J (Ed.). *Pancreatites*. Rio de Janeiro: Rubio, 2002. p. 77-80.
5. Osborne DH, Imrie CW, Carter DC. Biliary surgery in the same admission for gallstone-associated acute pancreatitis. *Br J Surg* 1981;68:758-61.
6. Classen M, Demling L. Endoskopische sphinkterotomie der papilla Vateri und steinextraktion aus dem ductus choledochus. *Dtsch Med Wschr* 1974;99:469-76.
7. Kawai K, Akasaka Y, Murakami K et al. Endoscopic sphincterotomy of the ampulla of Vater. *Gastrointest Endosc* 1974;20:148-51.
8. Liguory Cl, Coffin JCh, Holler A et al. Traîtment endoscopique de la lithiase de la voie biliar. *Nov Presse Med* 1975;4:20.
9. Machado G. Papilotomia endoscópica. *Medicina de Hoje* 1976;22:881-84.
10. Koch H, Rösch W, Shaffner O et al. Endoscopic papillotomy. *Gastroenterology* 1977;73:1393-95.
11. Acosta JM, Ledesma CL. Gallstone migration as a cause of acute pancreatitis. *N Engl J Med* 1974;290:484-87.
12. Kelly TR. Gallstone pancreatitis: local predisposing factors. *Ann Surg* 1984;200:479-85.
13. Lerch MM, Weidenbach H, Hernandez CA et al. Pancreatic outflow obstruction as the critical event for human gallstone induced pancreatitis. *Gut* 1994;35:1501-3.
14. Armstrong CP, Taylor TV, Torrance HB. Ionic flux and mucosal ultrastructure in the rat bile-pancreatic duct. *Dig Dis Sci* 1987;32:861.
15. Patti MG, Pellegrini CA. Gallstone pancreatitis. *Surg Clin North Am* 1990;70:1277-95.
16. Steer ML, Meldolesi J. The cell biology of experimental pancreatitis. *N Engl J Med* 1987;316:144-50.
17. Machado G. Complicações da PTE. In: Machado G. *Endoscopia terapêutica em gastroenterologia*. Rio de Janeiro: Cultura Médica, 1988:133-39.
18. Classen M, Ossenberg W, Wurbs D et al. Pancreatitis: an indication for endoscopic papillotomy? (abstract). *Endoscopy* 1978;10:223.
19. Safrany L, Cotton PB. A preliminary report: urgent duodenoscope sphincterotomy for acute gallstone pancreatitis. *Surgery* 1981;89:424-28.
20. van der Spuy. Endoscopic sphincterotomy in the management of gallstone pancreatitis. *Endoscopy* 1981;13:25-26.
21. Rosseland AR, Sohaug JH. Early or delayed endoscopic papillotomy (EPT) in gallstone pancreatitis. *Ann Surg* 1984;199:165-67.
22. Hess W. Collective review: gallstone pancreatitis. *Ital J Surg Sci* 1986;16:313-18.
23. Neoptolemos JP, Carr-Locke DL, London NJ et al. Controlled trial of urgent endoscopic retrograde cholangiopancreatography and endoscopic sphincterotomy versus conservative treatment for acute pancreatitis due to gallstones. *Lancet* 1988;2:979-83.
24. Fan ST, Lai ECS, Mok FPT et al. Early treatment of acute biliary pancreatitis by endoscopic papillotomy. *N Engl J Med* 1993;328:228-32.
25. Nowak A, Nowakowska-Dulawa E, Marek T et al. Final results of the prospective, randomized, controlled study on endoscopic sphincterotomy versus conventional management in acute biliary pancreatitis (abstract). *Gastroenterology* 1995;108:A380(Suppl).
26. Folsch UR, Nitsche R, Ludtke R et al. Early ERCP and papillotomy compared with conservative treatment for acute biliary pancreatitis. *N Engl J Med* 1997;336:237-42.
27. Kelly TR, Wagner DS. Gallstone pancreatitis: a prospective randomized trial ot the timing of surgery. *Surgery* 1988;104:600-4.

# DESCOMPRESSÃO EMERGENCIAL DOS CÓLONS

CAPÍTULO 9

Glaciomar Machado

Neste capítulo serão discutidos a pseudo-obstrução aguda do cólon (POAC), e o vólvulo do sigmoide, entidades que cursam com dilatação pronunciada do cólon, podendo resultar em perfuração e requerendo, portanto, pronto atendimento médico.

## ■ PSEUDO-OBSTRUÇÃO AGUDA DO CÓLON (POAC)

Em 1948, Ogilvie[1] descreveu uma nova condição clínica caracterizada por dilatação aguda do cólon, sem que exista uma causa mecânica, em dois pacientes com tumor retroperitoneal comprometendo a cadeia ganglionar simpática. Do ponto de vista clínico, a maioria dos pacientes apresenta dilatação de alguns ou de todos os segmentos proximais do cólon, até o ângulo esplênico. É encontrada predominantemente em pacientes com problemas médicos múltiplos ou no pós-operatório, embora possa também se apresentar sem causa definida. Uma vez diagnosticada, deve ser tratada emergencialmente por apresentar risco significativo de perfurar, portanto, com altas taxas de morbimortalidade. Um ano após a descrição original, Dunlop[2] a denominou **Síndrome de Ogilvie**. Embora **pseudo-obstrução aguda do cólon (POAC)**, termo introduzido por Dudley et al.,[3] e Síndrome de Ogilvie sejam as designações mais empregadas pela comunidade médica, esta condição é também denominada "falsa obstrução colônica", "pseudo-obstrução", "obstrução funcional do cólon", "pseudomegacólon", "íleo adinâmico do cólon" e "obstrução idiopática do cólon". Como o número de pacientes com pseudo-obstrução colônica associada a tumores retroperitoneais, registrado na literatura, é muito pequeno, atualmente o termo **síndrome de Ogilvie** ou qualquer de suas denominações referidas anteriormente, tem sido utilizado para designar casos de dilatação aguda do cólon de qualquer etiologia.

Embora o tempo de evolução do quadro clínico seja variável, o termo "agudo" é importante para distinguir esta entidade da pseudo-obstrução crônica, uma condição de etiologia e história natural inteiramente diferentes.[4]

### Fisiopatologia

Pouco se sabe da fisiopatologia da POAC por existirem dados laboratoriais[5] ou pesquisas em animais[6] insuficientes na literatura. Ogilvie[1] a relacionou com a desnervação simpática e contração exagerada e descoordenada do cólon distal, causada por estimulação excessiva, e sem oposição, da inervação parassimpática. Entretanto, a melhor compreensão da inervação autonômica do cólon e pesquisas com drogas parassimpaticomiméticas sugerem que o mecanismo esteja relacionado com uma incoordenação no estímulo autonômico do cólon, que tanto pode ser uma hiperatividade simpática, inibição parassimpática ou a combinação de ambas.[8]

## Quadro clínico

A POAC geralmente acomete pacientes na sexta década, embora possa ocorrer em qualquer idade, mais comumente homens (relação entre 1,5-4:1) e já hospitalizados por outros motivos, que não estão bem clinicamente por outros problemas médicos ou cirúrgicos.[9] Por este motivo, o quadro clínico pode estar mascarado e não ser prontamente reconhecido, o que torna esta condição muitas vezes subdiagnosticada e tratada erroneamente.[10]

As principais características da doença são a distensão abdominal e o timpanismo generalizado à percussão. Apenas uma minoria dos pacientes apresenta náuseas e vômitos, e a prevalência de dor abdominal é muito variável. O paciente frequentemente elimina *flatus,* e o peristaltismo pode ser normal ou estar exacerbado. Leucocitose e febre podem estar presentes mesmo sem perfuração do cólon, porém fazem parte do quadro clínico quando existe associação com isquemia (cerca de 10% dos pacientes) ou perfuração espontânea (3% dos pacientes).[11] Sinais de reação peritoneal, leucocitose e febre indicam a necessidade de avaliação e tratamento agressivos. A radiografia simples do abdome mostra distensão de grandes proporções do cólon, especialmente do ceco e cólon direito e, frequentemente, interrupções *(stops)* nos ângulos hepático, esplênico e na junção cólon esquerdo/sigmoide (Fig. 9-1).

Entretanto, ao contrário do que ocorre nas obstruções mecânicas, não se observam níveis líquidos no cólon. Tendo como base a lei de Laplace, aumentos de diâmetro aceleram a hipertensão nas paredes do cólon, elevando o risco de ruptura espontânea. Dados retrospectivos e estudos em animais sugerem dimensões críticas de 9 cm para o cólon transverso e 12 cm para o ceco, embora muitos pacientes apresentem dimensões maiores que estas sem nenhuma sequela.[11] Portanto, é fundamental o diagnóstico precoce, antes da evolução do quadro para perfuração do ceco. Na grande maioria dos pacientes, a combinação de diagnóstico precoce e conduta apropriada resulta em boa evolução da POAC.[9]

Como já assinalado, a POAC geralmente acomete pacientes que apresentam comorbidades. A relação de condições clínicas/doenças associadas à POAC é cada vez maior (Quadro 9-1).

## Tratamento

Os objetivos do tratamento são reduzir o diâmetro do ceco, evitando a perfuração e melhorar a sintomatologia do paciente.

Uma vez estabelecido o diagnóstico de POAC, devemos iniciar imediatamente o tratamento por meio de medidas conservadoras em todos os pacientes.

### *Tratamento conservador*

Inclui o tratamento das comorbidades, a suspensão do uso de narcóticos e drogas anticolinérgicas, correção dos distúrbios hidreletrolíticos e mobilização do paciente, se possível. Adicionalmente, realizar exames retais, com utilização de sondas para permitir aspiração e eliminação de gases, inclusive podendo ser utilizada sonda nasogástrica calibrosa para aspiração, embora não existam evidências inequívocas de sua eficácia. Na maioria das séries da literatura, mais de 50% dos pacientes melhoram o quadro clínico sem tratamentos adicionais.[12]

### *Tratamento farmacológico*

Publicações de casuísticas pequenas e de relatos de casos têm mostrado a utilidade de medicamentos como a eritromicina IV,[13] cisaprida[14] e metaclopramida[15] no tratamento da POAC. Igualmente, a neostigmina,[16] em doses de 2 mg por via IV, tem sido utilizada, com sucesso, em pacientes que não responderam às medidas conservadoras. A neostigmina tem, como efeitos colaterais, a bradicardia em 10% dos casos, dor abdominal espasmódica, sialorreia e vômitos, sendo recomendável a monitorização dos sinais vitais dos pacientes em uso deste medicamento.

Representam contraindicações ao seu emprego[17] a bradicardia, vigência de broncospasmo e insuficiência renal. Em caso de recidiva do quadro, a dilatação do cólon pode responder à nova dose de neostigmina. Uma segunda recidiva é indicação para o emprego de descompressão por via colonoscópica.

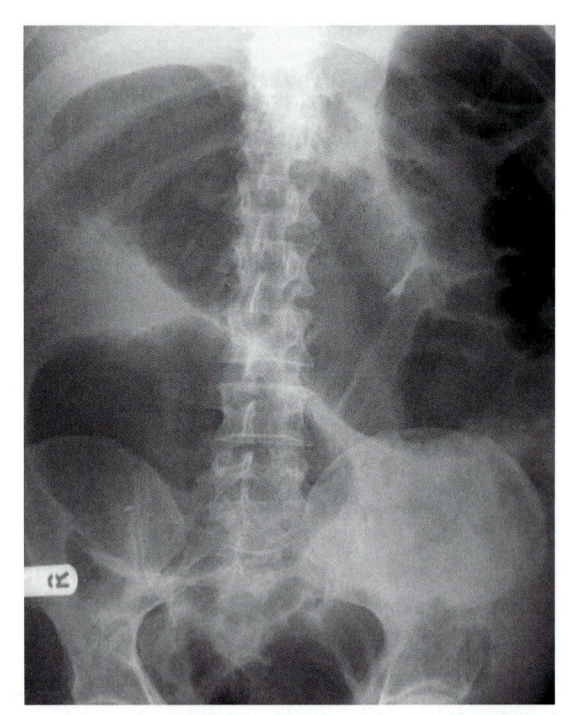

**Fig. 9-1.** Radiografia simples do abdome: dilatação pronunciada do cólon, à exceção do retossigmoide. Destaque para o ceco (risco de ruptura) e cólon transverso.

**Quadro 9-1. Condições associadas à pseudo-obstrução aguda do cólon (Ormonde e Marcon[8] modificado)**

| Pós-operatório | Drogas |
|---|---|
| Cirurgia pélvica e dos quadris | Narcóticos |
| Cesariana | Anticolinérgicos |
| Aborto terapêutico | Clonidina |
| Histerectomia | Drogas antiparkinsonianas |
| Transplante de coração, pulmões, fígado e rins | Citotóxicos |
| Outras cirurgias intra-abdominais | Bloqueadores dos canais de cálcio |
| Outras cirurgias torácicas | Benzodiazepínicos |
| Craniotomia | Esteroides em altas doses (transplantados) |
| Laminectomia lombar | Interleucina-2 |
| | *Overdose* de anfetaminas |
| | Envenenamento por chumbo |
| **Trauma** | **Metabólicas/Endócrinas** |
| Pélvico | Hipo e hipercalcemia |
| Múltiplo | Hiponatremia |
| Hematoma retroperitoneal | Hipocalemia |
| Queimaduras | Hipotireoidismo |
| | Diabetes |
| | Hipomagnesemia |
| | Porfiria |
| **Neurológicas** | **Gastrointestinais** |
| Demência | Colecistite |
| Doença de Parkinson | Pancreatite |
| Esclerose múltipla | Apendicite |
| Craniotomia | Trombose mesentérica |
| Hemorragia subaracnóidea | Hemorragia gastrointestinal |
| Anestesia epidural | Insuficiência hepática |
| Acidente vascular cerebral | Radiação pélvica |
| Distrofia miotônica | |
| Síndrome de Guillain-Barré | |
| **Respiratórias** | **Cardiovasculares** |
| Pneumonia | Infarto miocárdico |
| Doença pulmonar obstrutiva crônica | Insuficiência cardíaca |
| Ventilação pulmonar mecânica | Aneurisma da aorta |
| **Renais** | **Ginecológicas & obstétricas** |
| Insuficiência renal | Gravidez |
| Amiloidose | Placenta prévia |
| Cálculo renal | Parto normal |
| Ablação alcoólica de câncer de células renais | |
| **Câncer** | **Infecções** |
| Invasão lombar e retroperitoneal | Sepse |
| Câncer generalizado | Formação de abscessos |
| Câncer de células pequenas do pulmão | Herpes-zóster |
| | Toxoplasmose |
| | Peritonite tuberculosa |
| **Tóxicas** | **Imunológicas** |
| Alcoolismo | Lúpus eritematoso sistêmico |
| Envenenamento por chumbo | |
| **Idiopáticas** | |

### Descompressão colonoscópica

A descompressão do cólon por colonoscopia foi descrita em 1977 por Kukora e Dent.[18] Desde então, o sucesso com o método tem girado em torno de 70%. Entretanto, ainda não existe uniformidade quanto aos critérios de seleção dos pacientes, que variam desde o insucesso com o tratamento conservador, até o emprego da colonoscopia em todos os casos que apresentem quadro clínico sugestivo desta síndrome.[19] Alguns autores consideram o diâmetro do ceco (igual ou superior a 12 cm) um dos indicadores de perfuração iminente e necessidade de descompressão colonoscópica ou cirúrgica[20,21] em caráter emergencial. Entretanto, a grande maioria dos pacientes com POAC e diâmetro do ceco maior que 12 cm não evolui com perfuração, e muitos deles se recuperam, mesmo com o ceco atingindo 25 cm de diâmetro. Johnson *et al.*[22] afirmam, entretanto, que a perfuração, está muito mais relacionada com o tempo de dilatação do ceco do que com a magnitude desta dilatação, justificando, assim, o atendimento precoce destes pacientes.

A conduta que adotamos em nosso serviço é indicar a colonoscopia nos pacientes com POAC que tenham um ou mais dos seguintes achados[23]:

- Desconforto abdominal significativo associado à distensão.
- Insucesso após 24-48 horas de tratamento conservador.
- Ausência de qualquer fator precipitante que possa reverter o quadro, como, por exemplo, o uso de narcóticos (neste caso, a suspensão da medicação reverteria o quadro clínico).

Consideramos o diâmetro do ceco de 12 cm o sinal de alerta para a equipe que assiste o paciente, incluindo o radiologista, no sentido de colocar o endoscopista de sobreaviso, uma vez que julgamos ser este diâmetro apenas um dos fatores a serem computados na decisão de indicar a colonoscopia.

Por outro lado, a colonoscopia é contraindicada quando existem evidências de perfuração ou de sinais de irritação peritoneal ao exame físico.

A questão do preparo do cólon para o exame permanece em aberto: preferimos utilizar enemas de soro fisiológico,[23] embora as fezes líquidas, encontradas nos cólons sem preparo prévio, facilitem a progressão do colonoscópio, ainda que com certa dificuldade. Em geral, não utilizamos ou empregamos o mínimo de sedação nestes pacientes. Igualmente, a insuflação de ar pelo colonoscópio deve ser mínima.

Ao progredirmos com o aparelho, os gases dos segmentos dilatados, porventura encontrados, devem ser aspirados; porém, para facilitar a continuação do exame, esta aspiração deve ser parcial. Alcançar o ceco é mais difícil em virtude de estes pacientes apresentarem, não somente a dilatação, mas também o cólon alongado. Na eventualidade de não conseguirmos alcançar o ceco, devemos insinuar o colonoscópio o máximo possível, uma vez que a entubação do ceco não é necessariamente um pré-requisito para que consigamos descomprimir o cólon. Devemos insistir, pelo menos, na passagem pelo ângulo hepático e atingir o cólon direito, situação em que o sucesso na descompressão é maior.[24] Se conseguirmos avançar apenas até o cólon transverso, empregamos a compressão manual do cólon direito para a eliminação dos gases.

Em uma revisão dos resultados com o emprego da colonoscopia inicial, em 24 trabalhos diferentes, Rex[25] relata a obtenção de sucesso na descompressão colônica (redução do diâmetro do ceco após o procedimento) em 201 de um total de 292 (70%) pacientes. Desta análise, podemos afirmar que a colonoscopia não é perfeita como método de redução do diâmetro do ceco, como demonstrado radiologicamente. Adicionalmente à taxa de insucesso de 30%, o mesmo estudo mostrou que 40% dos pacientes que inicialmente apresentaram redução do ceco tiveram, pelo menos, uma recidiva, necessitando uma segunda colonoscopia. Por estas razões, alguns autores recomendam a colocação de um cateter para auxiliar na descompressão, durante a primeira colonoscopia.[26] Utilizamos duas técnicas para colocação deste cateter, dependendo das dificuldades encontradas no decorrer do exame:

- Um fio de sutura de algodão é amarrado na extremidade distal do cateter, de maneira a tomar a forma de anel, como o utilizado para o posicionamento de sondas para alimentação enteral, sob assistência endoscópica. Este fio é aprisionado com uma pinça de biópsias e guiado, juntamente com o colonoscópio, até o cólon direito ou até ultrapassar áreas que estejam causando a dilatação (como nos casos de edema de boca anastomótica pós-cirurgia do cólon);
- Introdução do colonoscópio até o cólon direito ou até junto de estenose intransponível, resultante de edema de boca anastomótica pós-cirúrgica, seguida de passagem de fio-guia e de cateter-guia sobre ele, remoção do colonoscópio e insinuação de cateter para descompressão sobre o cateter-guia (Fig. 9-2), que pode ser acompanhada, ou pelo endoscópio (reintroduzido e insinuado paralelamente ao cateter-guia com o cateter para a descompressão, deslizando sobre ele), ou por fluoroscopia (Fig. 9-3).

Atualmente temos utilizado *sets* produzidos pela firma *Wilson-Cook* (CDSG-14-175), que são constituídos por fio-guia flexível de 0,035 polegada (0,89 mm), cateter-guia (6 Fr/182 cm) e cateter para descompressão (disponíveis em vários diâmetros: 7 Fr, 8,5 Fr, 10 Fr e 14 Fr, todos eles com

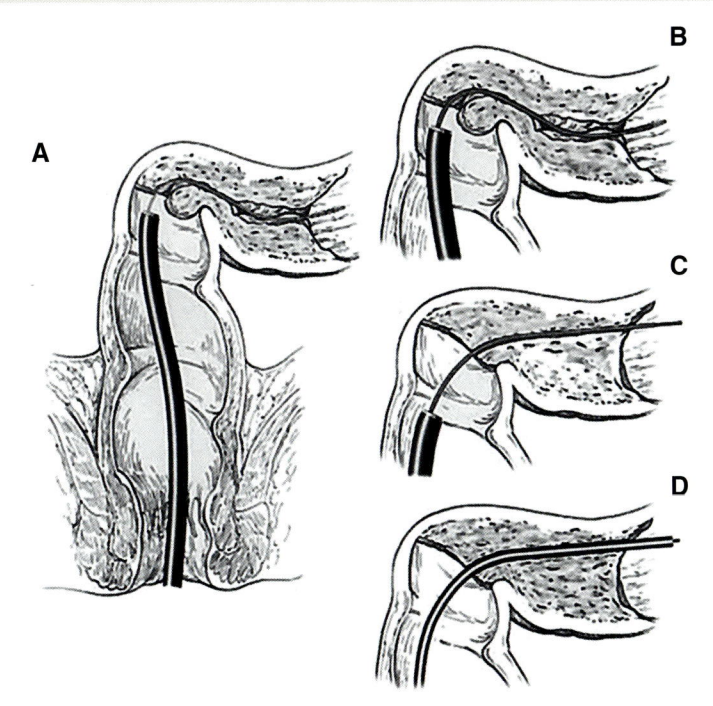

**Fig. 9-2.** Esquema ilustrativo de passagem de cateter para descompressão de cólon após a cirurgia (edema da boca anastomótica): (**A**) introdução do colonoscópio até a boca anastomótica intransponível; (**B**) passagem de fio-guia pelo canal de biópsias do aparelho até atingir o ceco; (**C**) seguida de remoção do endoscópio, deixando o fio-guia posicionado; (**D**) insinuação de sonda sobre o fio-guia.

175 cm de comprimento). Nossa preferência recai sobre o cateter de 14 Fr por ter maior possibilidade de permanecer patente. Se desejarmos utilizar cateter ainda mais calibroso para descompressão (sonda nasogástrica, por exemplo), em um número não desprezível de casos, a insinuação desta sonda sobre o cateter-guia pode ser difícil pela formação de alças, inclusive do sigmoide. Uma forma de se evitar esta dificuldade é utilizar, como guia, um fio de Savary (o mesmo usado para guiar os dilatadores esofagianos), mais firme que os fios-guia convencionais, sobre o qual é possível passar a sonda nasogástrica.[23] Tanto os cateteres (de qualquer diâmetro) quanto as sondas nasogástricas devem ser muito bem lubrificados para facilitar a insinuação. Após a sua colocação, estes cateteres/sondas devem ser lavados regularmente com pequenos volumes de água destilada ou solução salina para se manterem pérvios.

Devem ser mencionadas duas situações especiais que representam indicações para descompressão colônica emergencial: as estenoses pós-cirúrgicas resultantes, ou de edema, ou de fibrose da anastomose e a obstrução aguda produzida por tumores malignos.

No caso da estenose fibrótica da boca anastomótica, um número não desprezível de pacientes pode cursar com quadro clínico de dilatação aguda do cólon, necessitando descompressão emergencial. A conduta que adotamos é avaliar a extensão da estenose por via colonoscópica: se for "em anel", adotamos a seguinte conduta, em sequência (Fig. 9-4):

1. Secção da estenose, em múltiplos pontos de sua circunferência, em forma estrelar, utilizando alça diatérmica axial (a mesma que habitualmente empregamos para infundibulotomia).
2. Dilatação com balão hidrostático, que possibilita o diâmetro da estenose atingir até 20 mm.

Em contrapartida, se a estenose for mais extensa, a secção diatérmica está contraindicada pelo risco de perfuração. Assim sendo, recomendamos o emprego apenas de balão hidrostático. Nesta eventualidade, preferimos utilizar balão hidrostático especial que, ao ser insuflado, distende-se progressivamente por três estágios (diâmetros), dependendo da pressão aplicada – 25 psi, 37 psi e 50 psi, até atingir 18 mm de diâmetro. Em cada um dos estágios, o balão deve permanecer insuflado por cerca de 60 segundos.

Nos casos de distensão colônica por edema de boca anastomótica, impedindo a progressão do colonoscópio, nossa conduta é (Fig. 9-5):

- Insinuar o aparelho até a anastomose.
- Introduzir um fio-guia pelo canal de biópsias, acompanhando sua progressão por fluoroscopia, até atingir o ceco.
- Passar um cateter-guia sobre o mesmo.
- Introduzir uma sonda nasogástrica, preparada previamente com um número maior de orifícios laterais, até o cólon direito, acompanhando sua progressão por fluoroscopia.
- Em caso de dúvida quanto ao posicionamento da sonda, injetar pequeno volume de contraste iodado.

Situação considerada emergência cirúrgica e que merece comentários especiais, por resultar em altas taxas de morbidade e de mortalidade peroperatórias de até 75% e 30%, respectivamente, refere-se à obstrução aguda do cólon[28] que ocorre em aproximadamente 25% dos pacientes com tumores malignos localizados no cólon esquerdo e 85% das emergências colônicas.[29] O câncer do cólon causando obstrução tende a estar em estágio mais avançado que aqueles não obstrutivos.[29]

Geralmente, estes pacientes apresentam-se com abdome muito distendido e cólon friável e não preparado (com fezes). Desnutrição, desidratação, sepse e metástases contribuem para elevar ainda mais estes números indesejáveis.[30] É possível afirmar, com base nestes dados, que o tratamento cirúrgico emergencial está associado a taxas de mortalidade

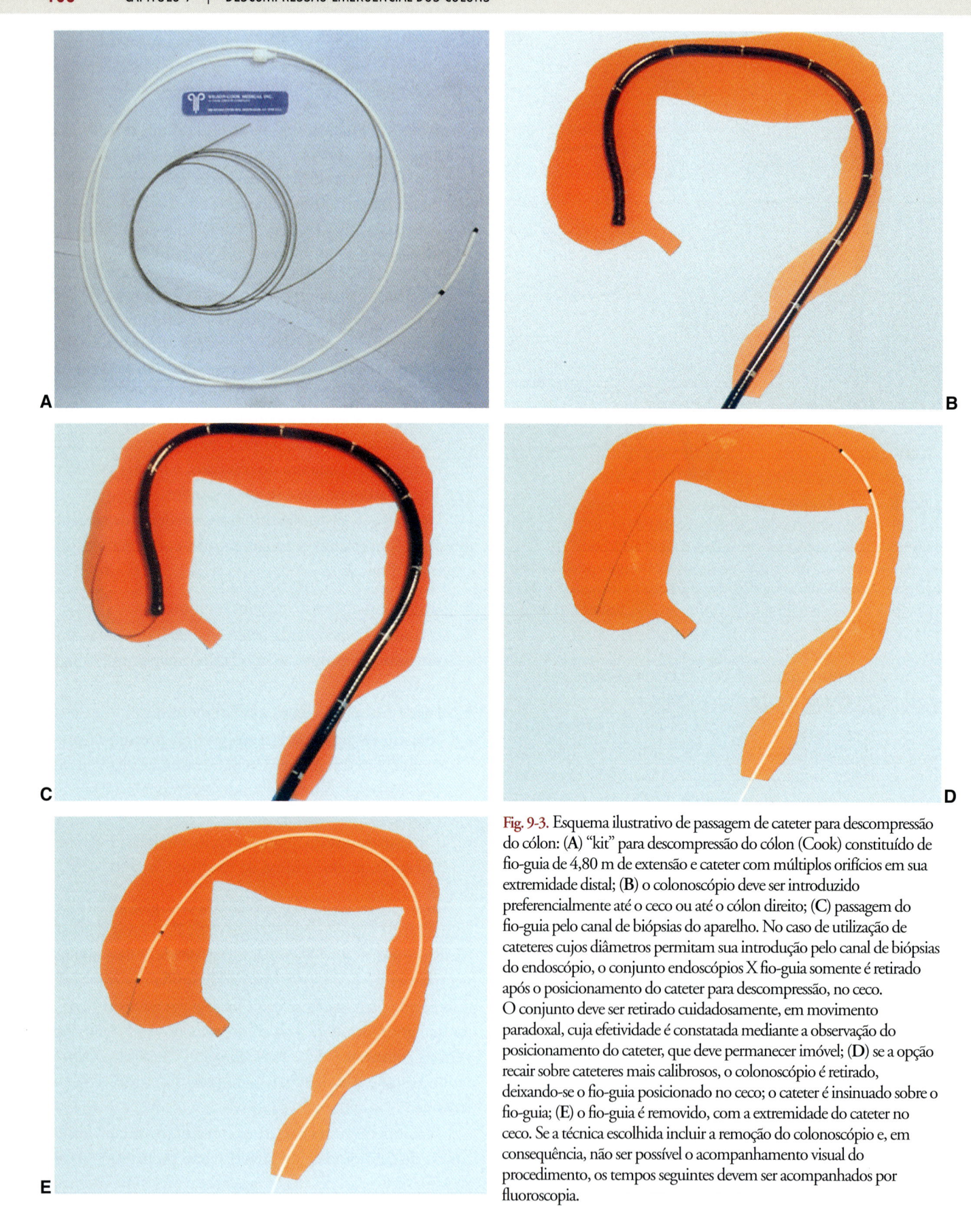

**Fig. 9-3.** Esquema ilustrativo de passagem de cateter para descompressão do cólon: (**A**) "kit" para descompressão do cólon (Cook) constituído de fio-guia de 4,80 m de extensão e cateter com múltiplos orifícios em sua extremidade distal; (**B**) o colonoscópio deve ser introduzido preferencialmente até o ceco ou até o cólon direito; (**C**) passagem do fio-guia pelo canal de biópsias do aparelho. No caso de utilização de cateteres cujos diâmetros permitam sua introdução pelo canal de biópsias do endoscópio, o conjunto endoscópios X fio-guia somente é retirado após o posicionamento do cateter para descompressão, no ceco. O conjunto deve ser retirado cuidadosamente, em movimento paradoxal, cuja efetividade é constatada mediante a observação do posicionamento do cateter, que deve permanecer imóvel; (**D**) se a opção recair sobre cateteres mais calibrosos, o colonoscópio é retirado, deixando-se o fio-guia posicionado no ceco; o cateter é insinuado sobre o fio-guia; (**E**) o fio-guia é removido, com a extremidade do cateter no ceco. Se a técnica escolhida incluir a remoção do colonoscópio e, em consequência, não ser possível o acompanhamento visual do procedimento, os tempos seguintes devem ser acompanhados por fluoroscopia.

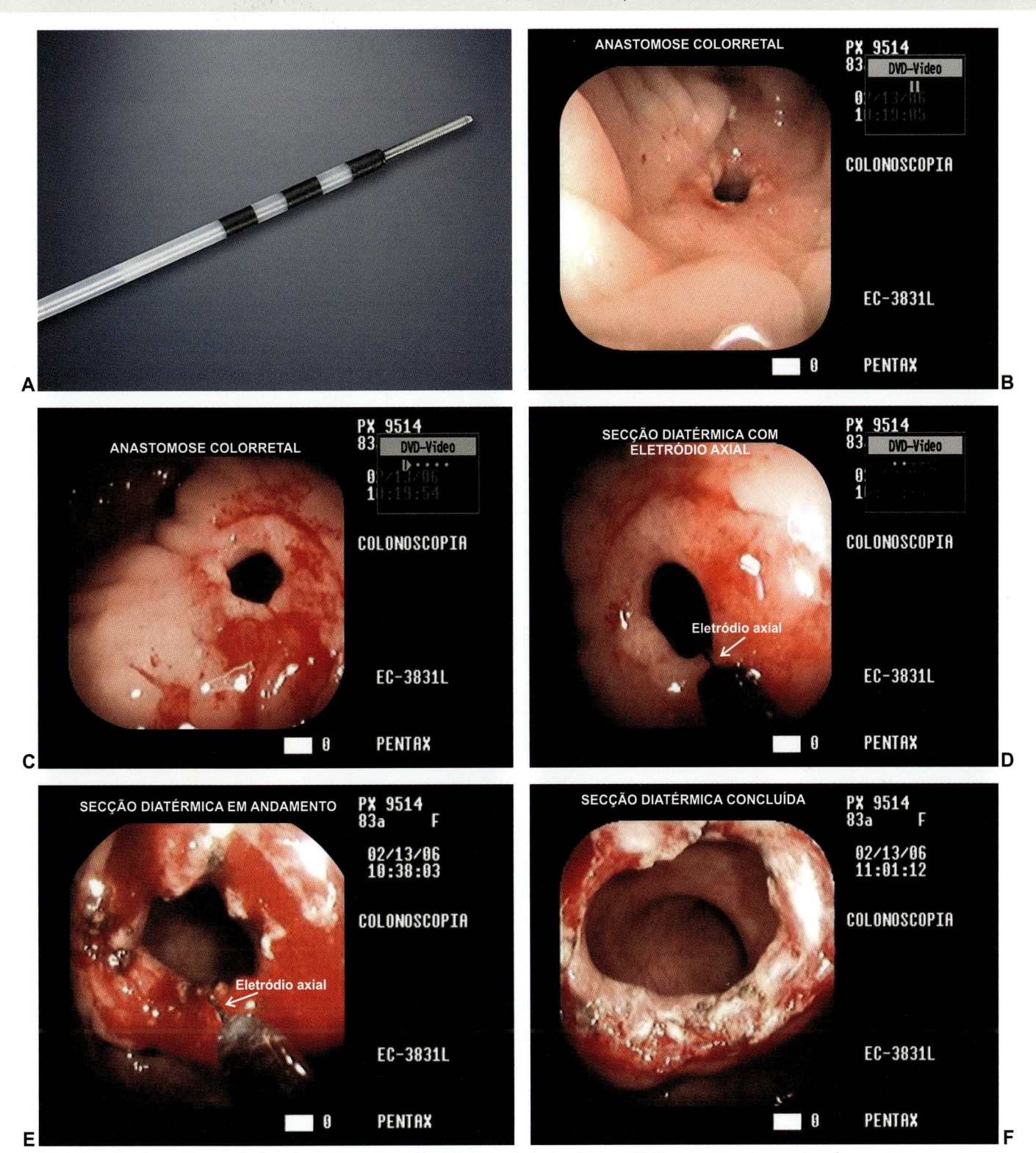

CAPÍTULO 9 | DESCOMPRESSÃO EMERGENCIAL DOS CÓLONS | 107

**Fig. 9-4.** Pseudo-obstrução aguda do cólon por estenose fibrótica pós-cirúrgica, "em anel". Descompressão por via colonoscópica: (**A**) alça diatérmica do tipo "faca" (Cook, PTW-1); (**B**) estenose de anastomose colorretal; (**C**) detalhe da anastomose (estenose "em anel"); (**D**) eletródio axial posicionado para iniciar a secção diatérmica da estenose; (**E**) secção da estenose em múltiplos pontos, de forma estrelar; (**F**) secção diatérmica da estenose concluída. *(Continua)*

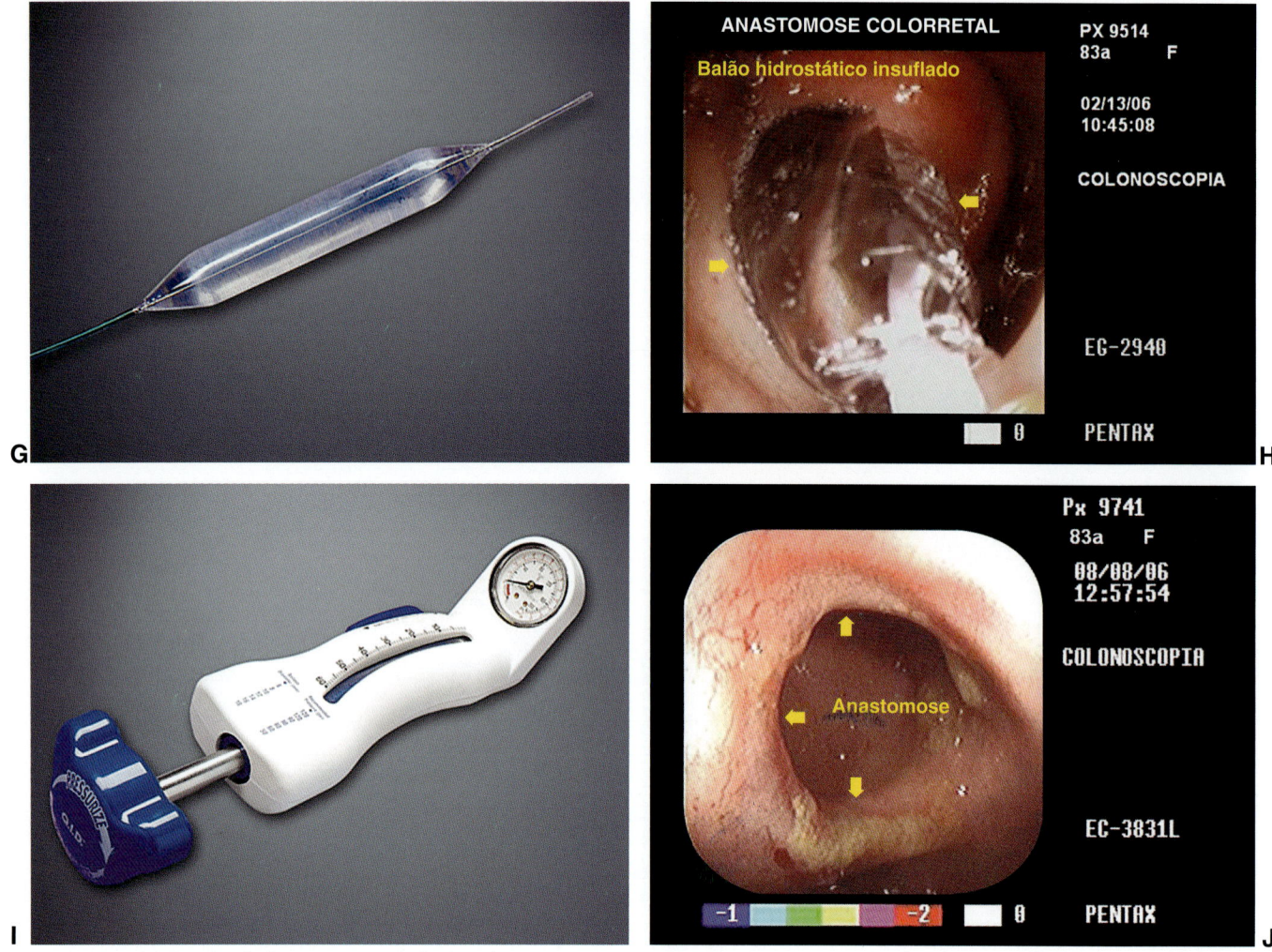

Fig. 9-4. *(Cont.)* (**G**) Balão hidrostático insuflado (Cook, QDP-20X5.5); (**H**) balão hidrostático insuflado, posicionado na estenose colorretal; (**I**) acessório para insuflação de balão hidrostático (Cook, QID-1); (**J**) colonoscopia para controle de tratamento (6 meses após): anastomose íntegra e pérvia, com diâmetro suficiente para a passagem do colonoscópio.

peroperatória (15-30% ou mais) e de complicações mais elevadas do que as relacionadas com a mesma cirurgia, se realizada eletivamente ou mesmo em caráter de urgência (até 10%).[31] Estes números negativos têm estimulado o desenvolvimento de alternativas não cirúrgicas que podem melhorar, não somente as taxas de sobrevida, mas também a qualidade de vida dos pacientes. Neste sentido, a endoscopia vem apresentando métodos (dilatação com balões ou velas, tunelização da lesão com raios *laser* ou com plasma de argônio, *stents*/endopróteses metálicos autoexpansivos) que permitem a desobstrução do cólon, postergando a cirurgia e convertendo o tratamento emergencial em eletivo, possibilitando, assim, que a intervenção seja realizada em um único tempo.[29,31] A inserção de *stents* metálicos autoexpansivos por via colonoscópica tem sido utilizada com frequência cada vez maior e tem sido considerada uma "ponte para a cirurgia" nos pacientes com tumores malignos potencialmente ressecáveis.[32] Enquanto aliviam a obstrução colônica, os *stents* permitem a re-hidratação e a correção da desnutrição dos pacientes, o tratamento e a estabilização de comorbidades porventura existentes, o estadiamento da lesão primária evitando, não raras vezes, que cirurgias desnecessárias sejam realizadas e que o preparo do cólon para a cirurgia seja efetuado, fatores indispensáveis para a diminuição das taxas de morbimortalidade cirúrgica e, consequentemente, o resultado final do tratamento.[33] Adicionalmente, se forem detectadas extensas metástases, a endoprótese pode permanecer como tratamento paliativo definitivo.[34] Além disso, a descompressão prévia do cólon e as medidas descritas anteriormente aumentam a possibilidade de anastomose cirúrgica primária minimizando a necessidade de colo ou de enterostomia, diminuindo o tempo de hospitalização e de internação nas unidades de terapia intensiva.[35]

Como cerca de 60% dos tumores malignos estão localizados no cólon esquerdo, a inserção dos *stents* metálicos é mais fácil do ponto de vista técnico. A experiência inicial

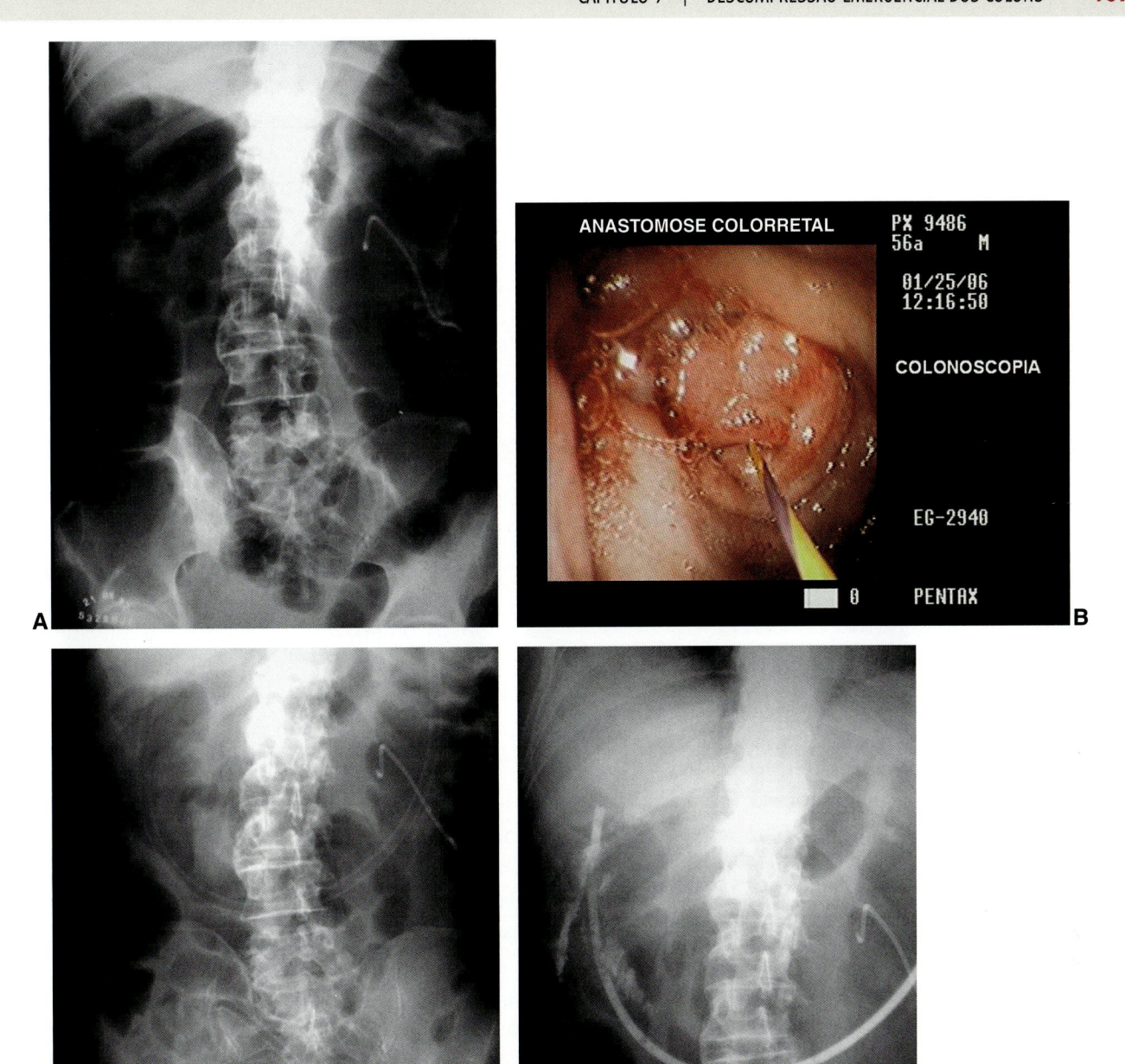

**Fig. 9-5.** Pseudo-obstrução aguda do cólon por edema de boca anastomótica (sigmoidectomia por doença diverticular e anastomose colorretal). Descompressão colonoscópica: **(A)** radiografia simples de abdome: distensão gasosa de todo o cólon. Cateter de nefrostomia esquerda; **(B)** colonoscopia: edema da anastomose colorretal intransponível com o colonoscópio. Passagem de fio-guia; **(C)** radiografia simples de abdome: extremidade da sonda posicionada no cólon direito e redução da distensão gasosa do cólon; **(D)** radiografia simples de abdome: presença de pequeno volume de contraste iodado em cólon direito (extremidade da sonda). Acentuada redução da distensão gasosa do cólon.

com o uso destes *stents* é dos radiologistas intervencionistas, por meio de técnicas radiológicas de acesso intraluminal.[35] A inserção por via endoscópica acrescentou a vantagem da colocação sob visão direta, acrescida da possibilidade do uso de sistemas que podem ser introduzidos pelo canal de biópsias dos colonoscópios.[32-34] Portanto, no momento, a sequência que recomendamos para a colocação de *stents* transtumorais é a seguinte:

- O paciente é colocado em decúbito lateral esquerdo, e o colonoscópio é insinuado até a lesão (Fig. 9-6A).
- Uma vez alcançada a obstrução, causa da dilatação aguda do cólon à montante, intransponível com o colonos-

- cópio, um fio-guia atraumático é insinuado através da lesão (Fig. 9-6B).
- Passagem de cateter-guia sobre o fio-guia (Fig. 9-6C).
- Troca do fio-guia de extremidade muito flexível, por outro mais firme (Fig. 9-6D).
- Segue-se a passagem de balão hidrostático, cujo terço médio é posicionado na metade da extensão do tumor e, a seguir, insuflado com água destilada até atingir um diâmetro que permita a passagem do colonoscópio ou, pelo menos, do *stent* (Fig. 9-6E).
- Se a lesão estiver localizada no sigmoide, é possível utilizar, como dilatadores, as velas de Savary (as mesmas usadas para dilatação de estenoses pépticas do esôfago). Pessoalmente, preferimos empregar os balões hidrostáticos.
- Se for possível ultrapassar a área comprometida com o colonoscópio, a endoprótese pode ser posicionada transtumoralmente sem necessidade de acompanhamento radiológico; caso contrário, é imperativa a utilização de fluoroscopia (Fig. 9-6F).
- Para a escolha adequada das dimensões do *stent* (deve ser aproximadamente 4-6 cm mais longo que o tumor), a avaliação da extensão da estenose tumoral é feita por meio das marcações (em centímetros) existentes no próprio colonoscópio, que é introduzido até ultrapassar a extremidade proximal da lesão, por cerca de 2-3 cm, atingindo área macroscopicamente não comprometida pela lesão (lembrar que o *stent* se retrai ao alcançar sua expansão máxima). Nesta situação, o *stent,* ainda contido em seu sistema de depleção, é introduzido pelo canal de biópsias do colonoscópio até alcançar o campo visual do endoscopista. Mantendo-o nesta posição, o colonoscópio é removido lentamente pelo interior da lesão, em movimento paradoxal com o sistema de depleção do *stent,* que permanece em situação transtumoral, ao mesmo tempo em que o mecanismo de liberação da prótese é acionado.
- Ao atingir o segmento não comprometido pelo tumor, o colonoscópio permite visualizar a extremidade distal da prótese, posicionada igualmente a 2-3 cm distais do limite distal da lesão, quando é, então, liberada em sua totalidade (Fig. 9-6G, H).
- Se a estenose não for franqueável com o colonoscópio, após a passagem transtumoral do cateter com o fio-guia, já mencionados anteriormente, e ilustrados na Fig. 9-6C, o fio-guia é removido, permanecendo o cateter, pelo qual é injetado contraste iodado para delinear toda a extensão do tumor, cujas margens proximal e distal são, a seguir, demarcadas por marcadores metálicos externos (clipes, por exemplo), fixados na pele do paciente com adesivo.
- Igualmente, conforme já mencionado, um fio-guia mais rígido (para estabilizar o sistema de depleção da prótese) é introduzido pelo mesmo cateter até cerca de 50 cm proximais à área estenosada (Fig. 9-6D).
- O cateter é removido, conforme o já citado, permanecendo o fio-guia mais rígido sobre o qual o sistema de depleção (com a prótese) é introduzido sob visão direta (lembre-se que o colonoscópio está colocado distalmente à lesão – intransponível com o aparelho), e insinuado através do tumor até que a marca radiopaca da extremidade proximal alcance a margem proximal da lesão previamente marcada com o clipe.
- Segue-se, a lenta e progressiva liberação da prótese, ainda sob acompanhamento radiológico, com sua extremidade distal visualizada com o colonoscópio (Fig. 9-6G).
- Uma vez colocado, são necessários 2-5 dias para que o *stent* atinja a plenitude de sua forma e dimensões, previamente configuradas. Esta propriedade de memorizar a forma é própria do nitinol, um metal constituído de níquel e titânio, desenvolvido inicialmente para uso aeroespacial.[36] Outra de suas propriedades é não impedir a peristalse, por ser flexível.

Atualmente, temos à disposição uma variedade de *stents* metálicos autoexpansivos calibrosos, de comprimento útil, variando entre 4-17 cm e diâmetros de 1,8-3 cm, porém, o único específico para o cólon é o fabricado pela *Boston Scientific (Microvasive)* que tem, como vantagem, a possibilidade de colocação utilizando o canal de biópsias do colonoscópio, que deve ter o mínimo de 3,7 mm de diâmetro, uma vez que o sistema de depleção tem 10 Fr de diâmetro (Quadro 9-2).

Se a extensão do tumor for maior que as endopróteses, a solução é utilizar dois *stents* superpostos. O *stent* proximal deve ser implantado primeiro, com o cuidado de se deixar 2-3 cm livres, acima da margem proximal da lesão. O fio-guia deve permanecer posicionado transtumoralmente, enquanto removemos o sistema de depleção da primeira endoprótese. O segundo *stent,* distal, deve ter, pelo menos, cerca de 50% de sua extensão no interior da área estenosada e 2-3 cm livres, abaixo da margem distal da estenose (Fig. 9-6I).

**Em relação aos resultados**, Mainar et al.[37] realizaram um estudo prospectivo multicêntrico, totalizando 71 pacientes com câncer do cólon, obtendo sucesso na desobstrução colônica em 93% dos casos.

Em relação ao custo-benefício, os *stents* foram responsáveis por resultados igualmente favoráveis: Osman et al.[38] relataram sucesso de 94% na implantação de endopróteses metálicas, que resultou em diminuição no tempo de interna-

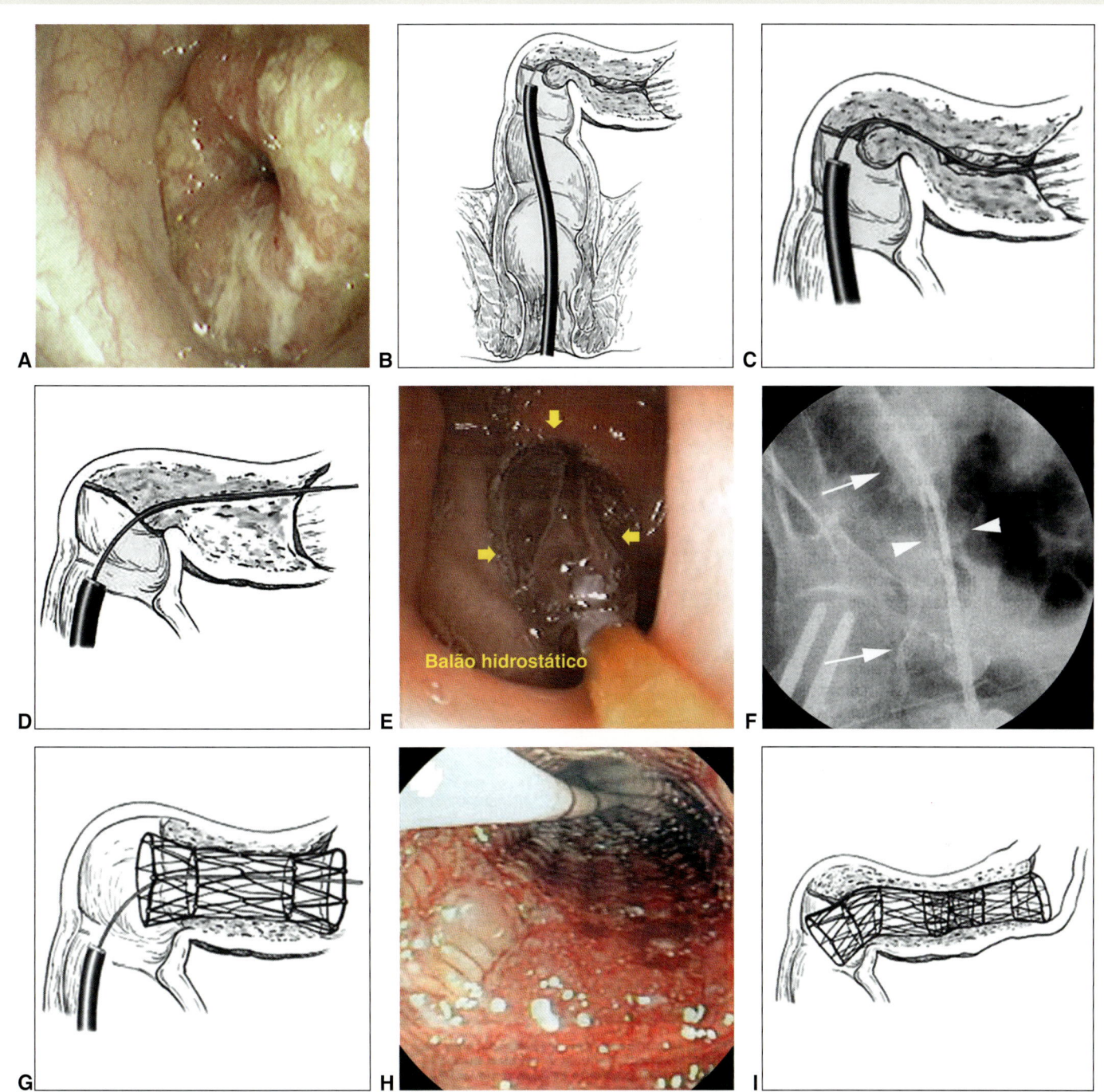

**Fig. 9-6.** Dilatação aguda do cólon por tumor maligno. Descompressão por via colonoscópica: (**A**) colonoscopia: extremidade distal de tumor maligno do sigmoide, em "anel de guardanapo", intransponível com o colonoscópio; (**B**) esquema ilustrativo da passagem de fio-guia de extremidade muito flexível, atraumática, através da lesão; (**C**) esquema ilustrativo da passagem de cateter-guia sobre o fio-guia; (**D**) esquema ilustrativo da troca do fio-guia flexível por outro mais firme; (**E**) balão hidrostático posicionado para dilatação do tumor; (**F**) radiografia simples do abdome: as setas mostram a prótese metálica em expansão franca, e os marcadores estão localizados na parte intermediária da lesão, com a prótese exercendo força radial em suas paredes, ainda em fase de expansão; (**G**) esquema ilustrativo mostrando o colonoscópio já retirado do interior do tumor, posicionado distalmente em área macroscopicamente livre da lesão, o sistema de depleção e a prótese metálica já colocada e em processo de expansão; (**H**) colonoscopia: vê-se o sistema de depleção e a endoprótese posicionada no interior do tumor, em processo de expansão; (**I**) esquema ilustrativo mostrando dois *stents* superpostos para alcançar toda a extensão de tumor mais longo que o comprimento de uma prótese.

**Quadro 9-2. Endopróteses metálicas autoexpansíveis disponíveis**

| Stent | Material | Dimensão do cateter de depleção (Fr) | Comprimento do sistema de depleção (cm) | Diâmetro do stent (mm) | Comprimento do stent (cm) |
|---|---|---|---|---|---|
| *Memotherm* (Bard) | Nitinol | 14,5 | 120 | 25, 30 | 6, 8, 10 |
| *Wallstent* (Microvasive) | Nitinol | 10 | 135, 255 | 18, 20, 22 | 6, 9 |
| *Z-Stent* (Wilson-Cook) | Aço | 31 | 40 | 25 | 4, 6, 8, 10, 12 |

ção e economia de mais de 50% dos custos hospitalares. Adicionalmente, o emprego dos *stents* metálicos autoexpansivos reduz o número de pacientes que necessitam colostomia e, em consequência, os custos com a intervenção cirúrgica propriamente dita, com as bolsas e os cuidados com a sua manutenção e com o seu fechamento cirúrgico, quando possível.[39]

Geralmente, a implantação de endopróteses metálicas flexíveis é segura. A taxa de **complicações** é menor com os *stents* se comparada com a relacionada com a terapêutica cirúrgica. Entretanto, ainda é um procedimento que cursa com consequências adversas em um número significativo de casos. Em uma revisão detalhada de 222 pacientes, Lo refere taxa de mortalidade relacionada com o procedimento de 1% e morbidade de 18%.[40] As principais complicações resultantes da colocação dos *stents* são:

- *Perfuração:* talvez seja a complicação mais grave pela possibilidade de contaminação com fezes e, consequentemente, peritonite e óbito. Esta complicação está associada à colocação dos *stents* em cerca de 5% dos casos e se manifesta clinicamente até decorridos os 3 primeiros dias do procedimento. Alguns autores[37,41,42] observaram que a maioria das perfurações graves estava relacionada com a dilatação da estenose tumoral com balão hidrostático ou com velas. Baron *et al.*,[42] inclusive, não mais utilizam a dilatação prévia da estenose pelo risco de perfurar. Como não é imperativo a passagem do colonoscópio pela estenose, recomendamos cautela nesta manobra, evitando o risco desnecessário de perfuração.

- *Migração espontânea da endoprótese* e sua eliminação sem o conhecimento do paciente ocorre, em média, em 13% dos casos[43] e, embora alguns deles não apresentem recidiva de sintomas de obstrução intestinal,[44] a presença destes sintomas deve sempre levantar a hipótese de deslocamento do *stent*.[40] A migração pode ocorrer a qualquer tempo, porém é mais frequente decorridas 24-72 horas ou várias semanas após a sua implantação.[45] Fatores predisponentes a esta complicação incluem o uso de *stents* de pequeno calibre ou recobertos, implantação em alças anatômicas (p. ex., ângulo esplênico) e tratamentos visando à redução das dimensões do tumor (quimioterapia e radioterapia).[46] Se o deslocamento ocorreu com *stent* de pequeno diâmetro, este pode ser removido e substituído por outro de maior calibre.

- *Reobstrução* da endoprótese por crescimento tumoral em sua extremidade proximal ou no seu interior por entre suas malhas, ou oclusão por impactação de fezes no *stent* pode ocorrer em cerca de 10% dos pacientes.[47] Para prevenir o crescimento tumoral proximal à endoprótese deve-se ter o cuidado de posicionar a mesma excedendo 2-3 cm acima e abaixo da lesão. No caso de reestenose, a solução é a colocação de um segundo *stent*, mais longo, que é insinuado por dentro do primeiro. Se houver crescimento tumoral por entre as malhas da prótese, é possível a recanalização mediante fulguração do tecido tumoral com plasma de argônio (menor custo) ou com raios *lasers*. A impactação de fezes pode ser tratada com enemas convencionais.[46] Outras causas de recidiva da obstrução do cólon incluem a expansão incompleta do *stent*; lesões tumorais adicionais proximais à lesão primária; *stents* mais curtos que a lesão estenosante; tumores estenosantes muito longos, necessitando o uso de duas endopróteses, estenose hiperplásica proximal à lesão, entre outras (Figs. 9-7 e 9-8).[40]

- *Hemorragia pós-procedimento:* em geral, de pequena monta e possivelmente resultante da friabilidade tumoral, não causando maiores problemas. Eventualmente pode haver necrose tecidual relacionada com a pressão radial exercida pela endoprótese que, potencialmente, pode causar hemorragia vultosa. Geralmente, o tratamento conservador resolve esta situação. Transfusão de sangue e ressecção cirúrgica do tumor são raramente necessárias.[40]

- *Dor, tenesmo e alteração do hábito intestinal:* são complicações adicionais que podem ocorrer em 10-17% dos pacientes,[34] todas tratadas conservadoramente.

Devem ser mencionados, como **limitações** do método, os tumores estenosantes localizados no cólon direito ou em alças anatômicas como os ângulos esplênico e hepático, e as

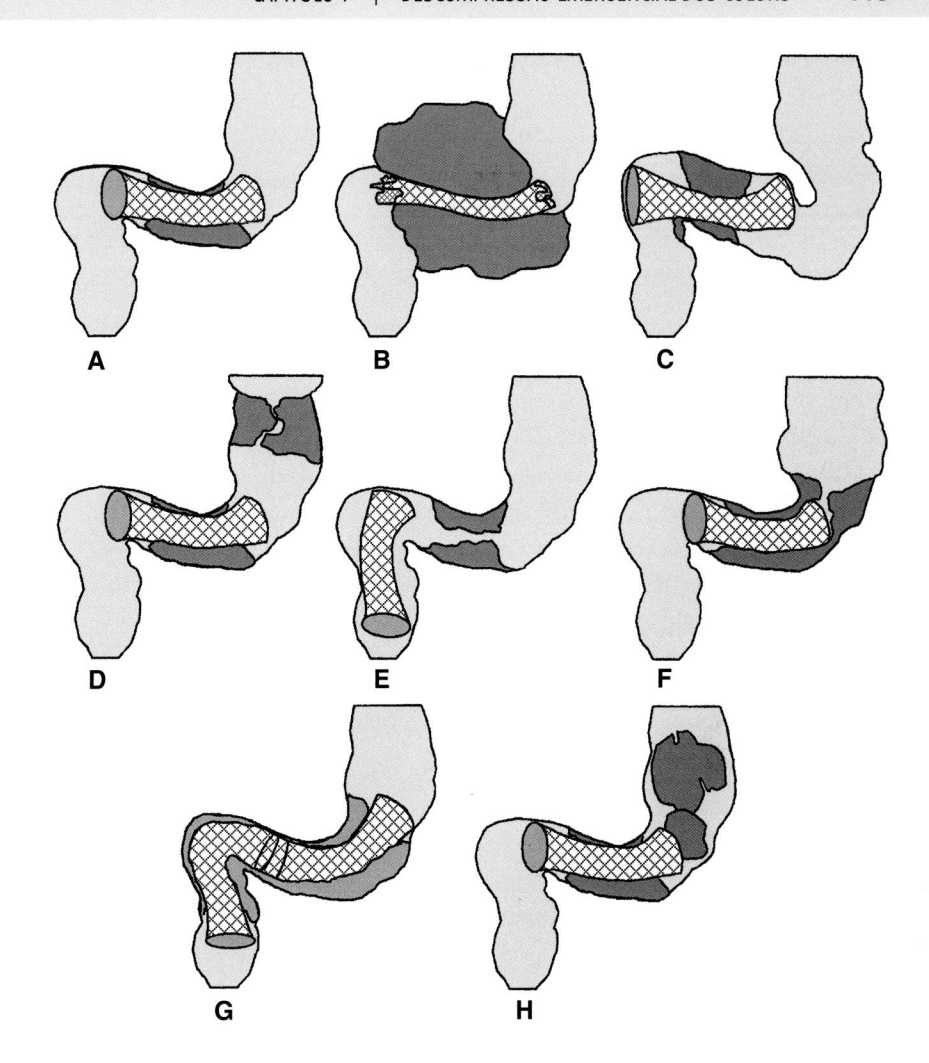

CAPÍTULO 9 | DESCOMPRESSÃO EMERGENCIAL DOS CÓLONS 113

Fig. 9-7. Esquemas ilustrativos de causas de insucesso precoce após implantação de *stents* transtumorais (Lo SK,[40] modificado): (**A**) posicionamento ideal do *stent;* (**B**) expansão incompleta; (**C**) extremidade(s) do *stent* coberta(s) pelas paredes do cólon; (**D**) presença de lesão adicional; (**E**) migração do *stent;* (**F**) insinuação incompleta do *stent;* (**G**) tumores muito longos; (**H**) impactação de fezes.

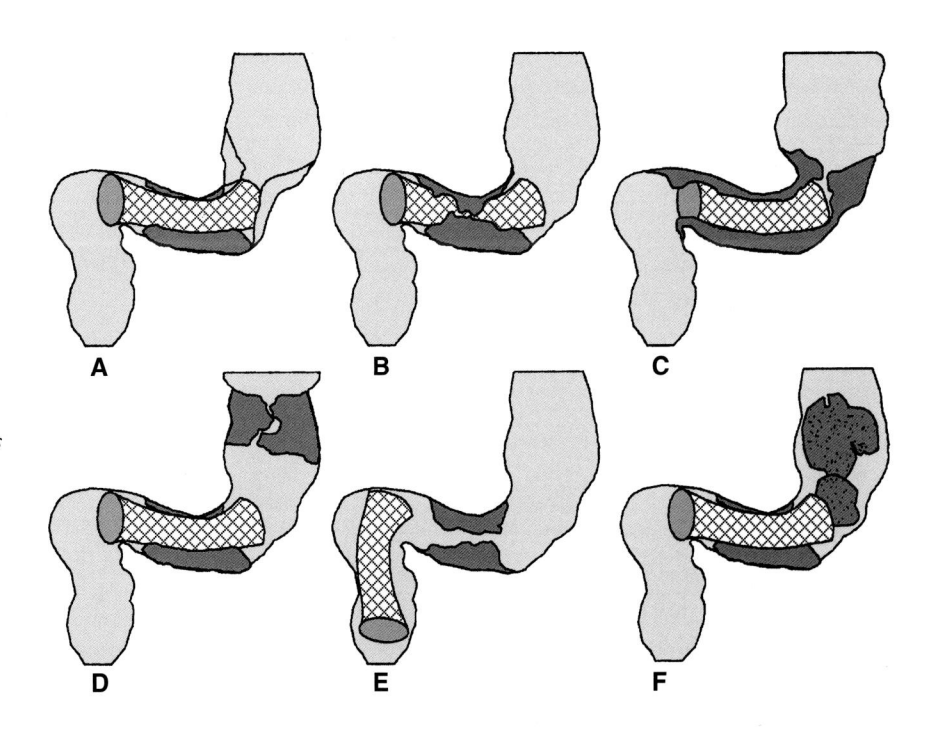

Fig. 9-8. Esquemas ilustrativos de causas de recidiva de obstrução pós-implantação de *stents* transtumorais (Lo SK,[40] modificado): (**A**) estenose por hiperplasia de tecido na extremidade proximal da prótese; (**B**) crescimento do tumor dentro da prótese; (**C**) crescimento tumoral à volta e proximal à prótese; (**D**) presença de lesão adicional: (**E**) migração da prótese; (**F**) impactação de fezes.

estenoses muito cerradas, de consistência firme, dificultando ou impedindo a insinuação do sistema de depleção da endoprótese e mesmo de fio-guia, indispensável, nestes casos, para permitir a dilatação da lesão com balões hidrostáticos e subsequentemente a implantação do *stent*.

### Tratamento cirúrgico

Nos dias atuais, a cirurgia representa a última opção para a terapêutica da POAC e deve ser indicada para os pacientes em que outras formas de tratamento resultaram em insucesso e/ou evoluíram com complicações, tais como **perfuração** e **peritonite**, ambas consideradas indicações absolutas. Indicações relativas incluem diâmetro do ceco maior que 14 cm (embora este parâmetro não tenha a mesma importância que há alguns anos) e a possibilidade de que a obstrução do cólon seja de origem mecânica. Pelas razões já expostas neste mesmo capítulo, o tratamento cirúrgico cursa com altas taxas de complicações e mortalidade. Vanek e Al-Salti[48] relataram taxa de mortalidade de 30% em comparação com 14% nos pacientes tratados conservadoramente. Wegener e Borsch,[49] em uma revisão da literatura totalizando 1.027 pacientes, encontraram taxas de mortalidade de 35% nos pacientes operados e de 9,8% naqueles que receberam tratamento conservador. Estes números podem refletir a gravidade do quadro de POAC e da comorbidade causadora do quadro e não necessariamente resultar da cirurgia.

A cecostomia é a intervenção mais utilizada para a descompressão cirúrgica do cólon porém, atualmente, a cecostomia pela colocação de um tubo percutâneo sob anestesia local é a opção mais utilizada na ausência de isquemia ou perfuração.[48] O tubo para descompressão pode permanecer de duas a três semanas, e o orifício se fecha espontaneamente, como na gastrostomia endoscópica. A mortalidade relacionada com o procedimento gira entre 12-30%.[48]

Em 1993 Duh e Way[50] realizaram a primeira cecostomia por via laparoscópica. Por esta técnica, em primeiro lugar é realizada uma investigação abdominal ampla, objetivando determinar se existe infarto ou perfuração de alça, indicações para conversão para laparotomia. Estes autores consideram este método superior à cecostomia operatória, por esta apresentar altas taxas de complicações.

## ■ VÓLVULO

Denomina-se vólvulo à rotação anormal de um segmento do cólon sobre o seu eixo longitudinal, que resulta em obstrução parcial ou total de sua luz e em comprometimento vascular de graus variáveis de gravidade.[51] Fatores predisponentes para o desenvolvimento de volvo incluem segmento redundante do cólon e o alongamento ou agenesia do mesentério. Sua incidência nos Estados Unidos da América do Norte e em outros países ocidentais é de 10-15% do total de casos de obstrução intestinal e de 20-50% na Europa Oriental, partes da África e Ásia.[51]

O vólvulo de sigmoide e o de ceco são os que ocorrem com maior frequência (75% e 22% de todos os casos, respectivamente); outros segmentos mais raramente acometidos incluem o cólon transverso (2%)[52] e o ângulo esplênico (< 1%).[53]

Do ponto de vista do diagnóstico, os pacientes se apresentam com um quadro de obstrução intestinal: parada de eliminação de gases e fezes, dor e distensão abdominais (78% dos casos[54]). Sinais de peritonite, hipertermia e/ou choque sugerem comprometimento vascular grave. Pacientes com volvo do ceco tendem a ser mais jovens que os pacientes com volvo do sigmoide e frequentemente têm uma história de cirurgia abdominal prévia. Quase um terço dos pacientes com vólvulo do ceco tem, concomitantemente, uma lesão obstrutiva parcial localizada em segmentos colônicos mais distais. Constipação crônica e uso abusivo de laxativos são frequentes tanto no volvo do ceco quanto no do sigmoide.[55] O quadro clínico associado à rotina radiológica para abdome agudo selam o diagnóstico.

A conduta depende da existência ou não de peritonite e do grau de obstrução colônica (parcial ou total). Pacientes com quadro franco de peritonite devem ser submetidos à laparotomia de urgência, sem maiores procedimentos diagnósticos complementares, enquanto que aqueles que apresentam radiologia compatível com obstrução distal devem ser submetidos, ou à retossigmoidoscopia ou, preferencialmente, à colonoscopia com o objetivo de demonstrar o local e a natureza da obstrução, e no caso de vólvulo, promover a descompressão colônica. Na eventualidade de realização destes exames endoscópicos, há que se ter muita atenção com o volume de ar insuflado, pelo risco de exacerbação da distensão do cólon, precipitando sua perfuração.[56] Preferimos não utilizar qualquer tipo de sedação para a realização de colonoscopia.

A sequência que usamos para este procedimento nos pacientes com vólvulo do sigmoide é a seguinte:[23]

1. O colonoscópio é introduzido no retossigmoide da forma usual, injetando um volume mínimo de ar, indispensável para se observar o trajeto a ser percorrido pelo aparelho, com o cuidado de aspirá-lo repetidamente.

2. Geralmente o ponto de torção apresenta-se edemaciado, com a mucosa opaca, não permitindo a visualização da vascularização submucosa (Fig. 9-9A).

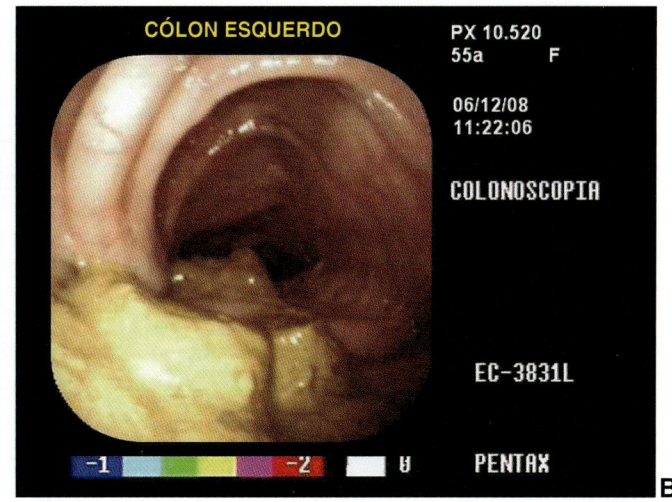

**Fig. 9-9.** Colonoscopia: **(A)** ponto de torção (vólvulo) de sigmoide, cuja mucosa está edemaciada; **(B)** colonoscopia: volvo desfeito, endoscópio em cólon esquerdo. Presença de fezes pastosas.

3. A insinuação da extremidade do instrumento pelo segmento afilado deve ser feita lentamente, com o cuidado de manter esta área posicionada no centro do campo visual.
4. A ultrapassagem deste segmento permite o imediato esvaziamento dos gases e líquidos do cólon distendido à montante, acionando-se o controle de sucção do colonoscópio.
5. Esta descompressão normalmente reduz parcialmente o vólvulo, facilitando as manobras subsequentes destinadas à sua redução total.
6. A seguir, a mucosa deve ser atentamente inspecionada: qualquer suspeita de isquemia (mucosa friável, sem brilho, de coloração de tonalidade azulada) contraindica a continuação do procedimento.
7. Caso a mucosa não apresente aspecto suspeito, o colonoscópio é gentilmente insinuado até o descendente e tracionado promovendo a retificação do sigmoide, desfazendo o volvo (Fig. 9-9B).
8. Alguns pacientes desenvolvem episódios repetidos desta condição. Embora as manobras descritas anteriormente sejam de fácil execução técnica, indicamos o tratamento cirúrgico para a solução definitiva do problema, para os pacientes que estejam em boas condições clínicas.

A retossigmoidoscopia/colonoscopia simples ou combinadas com a colocação de sonda retal reduz o volvo em 70-80% das tentativas, representando 60% dos pacientes.[52,56,58,59] Entretanto, o risco de recorrência é de 40-50%.[52,56,58]

Cordeiro e Quilici[57] argumentam que, embora a colonoscopia esteja sendo utilizada com mais frequência principalmente nas obstruções localizadas à montante do sigmoide, é considerada procedimento de difícil execução, cujos resultados são temporários (risco de recorrência elevado) e, como tal, deve ser utilizada precedendo o ato operatório definitivo. Portanto, seguindo-se à descompressão endoscópica, o paciente deve ser submetido à limpeza mecânica do cólon e ressecção eletiva do sigmoide.

A conduta inicial conservadora nos pacientes com volvo cecal é menos definida que a descrita para o do sigmoide. Embora os resultados com a colonoscopia sejam bons,[56] o risco de perfuração do ceco, frequentemente isquêmico, cujas paredes são mais delgadas, é substancial, motivo pelo qual Ballantyne[58] recomenda ressecção e anastomose primária nestes pacientes.

No total, a taxa de mortalidade dos pacientes com vólvulo do cólon é cerca de 8%, sendo a presença de gangrena de alça o maior fator preditivo de mortalidade.[56] A incidência de gangrena de alça em pacientes com vólvulo do ceco ou do sigmoide é de 15-20%.[51,56] Em uma revisão de 18 trabalhos, totalizando 299 pacientes com volvo de sigmoide, a taxa de mortalidade dos pacientes com gangrena do cólon foi de 80%, em comparação com uma taxa de 10% nos pacientes sem necrose colônica.[58]

### ■ REFERÊNCIAS BIBLIOGRÁFICAS

1. Ogilvie H. Large intestine colic due to sympathetic deprivation. A new clinical syndrome. *Br Med J* 1948;2:671-73.
2. Dunlop JA. Ogilvie's syndrome or false colonic obstruction. *Br Med J* 1949;5:890-91.
3. Dudley HAF, Sinclair ISR, McLaren IF *et al.* Intestinal pseudo-obstruction. *J R Coll Surg Edinb* 1958;3:206-17.
4. Camilleri M, Phillips SF. Acute and chronic intestinal pseudo-obstruction. *Adv Intern Med* 1991;36:287-306.
5. Krasnow SW, Courtney CI. Recurrent colonic dilation in a Cynomolgus macaque: similarity to idiopathic colonic pseudo-obstruction in humans. *Lab An Scie* 1992;42:616-19.

6. Stephenson BM, Morgan AR, Salaman JR et al. Ogilvie's syndrome: a new approach to an old problem. *Dis Colon Rectum* 1995;38:424-27.
7. Ponec RJ, Saunders MD, Kimmey MB. Neostigmine for the treatment of acute colonic pseudo-obstruction. *N Engl J Med* 1999;341:137-41.
8. Ormonde DG, Marcon NE. Intestinal decompression. In: Classen M, Tytgat GNJ, Lightdale CJ. Gastroenterological endoscopy. Stuttgart: Georg Thieme Verlag, 2002. p. 400-13.
9. Dorudi S, Berry AR, Kettlewell MG. Acute colonic pseudo-obstruction. *Br J Surg* 1992;79:99-103.
10. Dudley HAF, Paterson-Brown S. Pseudo-obstruction. *Br Med J* 1986;292:1157-58.
11. Petersen BT. Acute colonic pseudo-obstruction. In: ASGE Postgraduate course. *Can we justify what we do? An evidence-based approach to endoscopic management*. Orlando, 1999 May. p. 113-16.
12. Kimmey MB. Treatment of acute colonic pseudo-obstruction: what is the evidence? In: ASGE postgraduate course. *Can we justify what we do? An evidence-based approach to endoscopic management.* Orlando, 1999 May. p. 107-12.
13. Bonacini M, Smith OI, Pritchard T. Erythromycin as therapy in acute colonic pseudo-obstruction (Ogilvie's syndrome). *J Clin Gastroenterol* 1991;13:475-76.
14. MacColl C, MacCannell KL, Baylis B et al. Treatment of acute colonic pseudo-obstruction (Ogilvie's syndrome) with cisapride. *Gastroenterology* 1990;98:773-76.
15. DeGiorgio R, Barbara G, Stanghellini V et al. Review article: the pharmacological treatment of acute colonic pseudo-obstruction. *Aliment Pharmacol Ther* 2001;15:1717-27.
16. Turegano-Fuentes F, Muñoz-Jumenez F, Del Valle-Hernandez E et al. Early resolution of Ogilvie's síndrome with intravenous neostigmine: a simple, effective treatment. *Dis Colon Rectum* 1997;40:1353-57.
17. Ponec RJ, Saunders MD, Kimmey MB. Neostigmine for the treatment of acute colonic pseudo-obstruction. *N Engl J Med* 1999;341:137-41.
18. Kukora JS, Dent TL. Colonoscopic decompression of massive non-obstructive cecal dilation. *Arch Surg* 1977;112:512-17.
19. Jetmore AB, Timmcke AE, Gathright JB et al. Ogilvie's syndrome: colonoscopic decompression and analysis of predisposing factors. *Dis Colon Rectum* 1992;35:1135-42.
20. Wanebo H, Mathewson C, Conolly B. Pseudo-obstruction of the colon. *Surg Gynecol Obstet* 1971;133:44-48.
21. Vanek VV, Al-Salti M. Acute pseudo-obstruction of the colon (Ogilvie's syndrome): an analysis of 400 cases. *Dis Colon Rectum* 1985;29:203-10.
22. Johnson CD, Rice RP, Kelvin FM et al. The radiologic evaluation of gross cecal distension: emphasis on cecal ileus. *AJR* 1985;145:1211-17.
23. Machado G. *Endoscopia terapêutica em gastroenterologia*. Rio de Janeiro: Cultura Médica, 1988.
24. Starling JR. Treatment of nontoxic megacolon by colonoscopy. *Surgery* 1983;94:677-82.
25. Rex DK. Acute colonic pseudo-obstruction (Ogilvie's syndrome). In: ASGE postgraduate course. *Improving decision making and techniques*. New Orleans, 1994 May.
26. Harig JM, Fumo DE, Loo FD et al. Treatment of acute nontoxic megacolon during colonoscopy: tube placement versus simple decompression. *Gastrointest Endosc* 1988;34:23-27.
27. Jetmore AB, Timmcke AE, Gathright JB et al. Ogilvie's syndrome: colonoscopic decompression and analysis of predisposing factors. *Dis Colon Rectum* 1992;35:1135-42.
28. Ohman U. Prognosis in patients with obstructing colorectal carcinoma. *Am J Surg* 1982;143:742-47.
29. Deans Gt, Krukowski ZH, Irwin ST. Malignant obstruction of the left colon. *Br J Surg* 1994;81:1270-76.
30. Leitman IM, Sullivan JD, Brams D et al. Multivariate analysis of morbidity and mortality from the initial management of obstructing carcinoma o the colon. *Surg Gynecol Obstet* 1992;174:513-18.
31. Anderson JH, Hole D, McArdale CS. Elective versus emergency surgery for patients with colorectal cancer. *Br J Surg* 1992;79:706-9.
32. Dohmoto M. New method: endoscopic implantation of rectal stent in palliative treatment of malignant stenosis. *Endosc Digest* 1991;3:1507-12.
33. Keymling M. Colorectal stenting. *Endoscopy* 2003;35:234-38.
34. Machado G. Endopróteses digestivas. In: Galvão-Alves J (Ed.). *Temas de atualização em gastrroenterologia*. Rio de Janeiro: Galvão Alves J (Ed.), 2008. p. 213-24.
35. Binkert CA, Ledermann H, Jost R et al. Acute colonic obstruction: clinical aspects and cost-effectiveness of preoperative and palliative treatment with self-expanding metallic stents – A preliminary report. *Radiology* 1998;206:199-204.
36. Kauffmann GB, Mayo I. The metal with memory. *American Heritage, Invention and Technology* 1993;9:18-23.
37. Mainar A, de Gregorio Ariza MA, Tejero E et al. Acute colorectal obstruction: treatment with self-expandable metallic stents before scheduled surgery – Results of a multicenter study. *Radiology* 1999;210:65-69.
38. Osman HS, Rashid HI, Sathananthan N et al. The cost effectiveness of self-expanding metal stents in the management of malignant left-sided large bowel obstruction. *Colorect Dis* 2000;2:233-37.
39. Camunez F, Echenagusia A, Simo G et al. Malignant colorectal obstruction treated by means of self-expanding metallic stents: effectiveness before surgery and in palliation. *Radiology* 2000;216:492-97.
40. Lo SK. Metallic stenting for colorectal obstruction. *Gastrointest Endosc Clin N Am* 1999;9:459-77.
41. Ackle CA. Endoprotheses for colonic strictures. *Br J Surg* 1998;85:310-14.
42. Baron TH, Dean PA, Yates MR et al. Expandable metal stents for the treatment of colonic obstruction: techniques and outcomes. *Gastrointest Endosc* 1998;47:277-86.
43. Arnell T, Stamos MJ, Takahashi P et al. Colonic stents in colorectal obstruction. *Am Surg* 1998;64:986-88.
44. Raijman I, Siemens M, Marcon N. Use of an expandable ultraflex stent in the treatment of malignant rectal stricture. *Endoscopy* 1995;27:273-76.
45. Wholey MH, Ferral H, Reyes R et al. Retrieval of migrated colonic stents from the rectum. *Cardiovasc Intervent Radiol* 1997;20:477-80.
46. Rumalla A, Baron TH. Endoscopic treatment of malignant colorectal obstruction. *Tech Gastrointest Endosc* 2000;2:44-47.
47. Adamsen S, Holm J, Meisner S et al. Endoscopic placement of self-expanding metal stents for treatment of colorectal obstruction with long-term follow-up. *Dan Med Bull* 2000;47:225-27.
48. Vanek VW, Al-Salti M. Acute pseudos-obstruction of the colon (Ogilvie's síndrome): an análisis of 400 cases. *Dis Colon Rectum* 1986;29:203-10.
49. Wegener M, Borsch G. Acute colonic pseudo-obstruction (Ogilvie's syndrome): presentation of 14 of our own cases and analysis of 1027 cases reported in the literature. *Surg Endosc* 1987;1:169-74.
50. Duh QY, Way LW. Diagnostic laparoscopy and laparoscopic cecostomy for colonic pseudo-obstruction. *Dis Colon Rectum* 1993;36:65-70.
51. Ballantyne GH, Brandner MD, Beart Jr RW et al. Volvulus of the colon: incidence and mortality. *Ann Surg* 1985;202:83-91.
52. Grossman EM, Longo WE, Stratton MD et al. Sigmoid volvulus in Department of Veterans Affairs medical centers. *Dis Colon Rectum* 2000;43:414-20.
53. Goldberg M, Lernau OZ, Mogle P et al. Volvulus of the splenic flexure of the colon. *Am J Gastroenterol* 1984;79:693-94.
54. Hiltunen K-M, Syrjä H, Matikainen M. Colonic volvulus: diagnosis and results of treatment in 82 patients. *Eur J Surg* 1992;158:607-11.
55. Haskin PH, Teplick SK, Yeplick JG et al. Volvulus o fthe cecum and right colon. *JAMA* 1981;245:2433-38.
56. Brothers TE, Strodel WE, Eckhauser FE. Endoscopy in colonic volvulus. *Ann Surg* 1987;206:1-8.
57. Cordeiro F, Quilici FA. Colonoscopia na urgência. In: Livro da SOBED. *Endoscopia digestiva diagnóstica e terapêutica*. Rio de Janeiro, Revinter, 2005. p. 591-96.
58. Ballantyne GH. Review of sigmoid volvulus: history and results of treatment. *Dis Colon Rectum* 1982;25:494-500.
59. Procaccino J, Labow SB. Transcolonoscopic decompression of sigmoid volvulus. *Dis Colon Rectum* 1989;32:349-55.

# TRATAMENTO ENDOSCÓPICO EMERGENCIAL DAS COMPLICAÇÕES DA ENDOSCOPIA TERAPÊUTICA

**CAPÍTULO 10**

Glaciomar Machado

Com o fantástico desenvolvimento tecnológico dos endoscópios, o inquestionável progresso da indústria de acessórios, que disponibiliza equipamentos cada vez mais sofisticados para atender às mais diversas necessidades, aliados à experiência e ao crescente adestramento técnico dos endoscopistas, esta especialidade passou a ter, nos últimos anos, um enorme potencial terapêutico, cujos limites são ultrapassados a cada dia e que é frequentemente empregada em pacientes de alto risco. Por esta razão, é de fundamental importância prevenir, reconhecer e tratar as complicações relacionadas com os diferentes procedimentos endoscópicos, que incluem desde as mais simples até aquelas que podem resultar em óbito. Particularmente, os procedimentos endoscópicos terapêuticos utilizados na hemorragia digestiva, na colangiopancreatografia com ou sem papilotomia e na remoção de pólipos colônicos de grandes dimensões, podem resultar em complicações graves, de incidência não desprezível. Graças à crescente criatividade dos endoscopistas, muitas destas complicações, anteriormente abordadas cirurgicamente, atualmente têm sido tratadas endoscopicamente. Neste capítulo são revisadas as complicações mais frequentes relacionadas com a endoscopia terapêutica e as possibilidades de seu tratamento por meio da endoscopia.

## ■ HEMORRAGIA

É habitual classificá-la de acordo com dois parâmetros:

1. Tempo decorrido entre a sua apresentação e o diagnóstico:
    A) **Sangramento imediato** é aquele que é reconhecido durante e até uma hora após a realização de determinado procedimento endoscópico.
    B) **Sangramento tardio**, que é subclassificado em **precoce**, que ocorre nas primeiras 24 horas e **tardio propriamente dito**, após 24 horas da endoscopia.
2. **Gravidade da hemorragia**:
    A) **Sangramento leve** é o que não causa desestabilização hemodinâmica, a queda do hematócrito é menor que 4% e não há necessidade de transfusão sanguínea.
    B) **Sangramento vultoso** é aquele que pode causar sinais e sintomas de comprometimento hemodinâmico, tais como, hipotensão, taquicardia, síncope e queda do hematócrito superior a 4%, requerendo transfusão de papa de hemácias.

### Sangramento relacionado com o tratamento de úlceras pépticas

Os métodos endoscópicos são considerados o tratamento de escolha para o sangramento resultante das úlceras pépticas.[2] Numerosos trabalhos randomizados, controlados e subsequentes metanálises têm demonstrado o sucesso das diversas modalidades de terapêutica endoscópica, tais como a injeção de hemostáticos e a eletrocoagulação bipolar ou com plasma de argônio,[3-5] conforme já relatado no Capítulo 5. Apesar de estas formas de terapêutica endoscópica serem efetivas, tanto as taxas de ressangramento como as de mortalidade permanecem relativamente inalteradas, ocorrendo em aproximadamente 10% e 7% dos pacientes, respectivamente.

A terapêutica endoscópica, entretanto, pode desencadear ou piorar a hemorragia durante as tentativas de hemostasia. Alguns exemplos desta situação são:

- Remoção de coágulo aderido.
- Tratamento de vaso visível calibroso (Fig. 10-1).
- Ulcerações causadas por eletrocoagulação.

A incidência relatada de sangramento relacionado com o tratamento varia de 0,4 a 7,9%, embora estas cifras estejam limitadas a estudos contendo pequeno número de casos, população heterogênea de pacientes e terapêuticas diferentes.[3,4]

Os principais fatores de risco de complicações hemorrágicas, resultantes do tratamento endoscópico de sangramento por úlcera péptica, são:

- Localização da lesão na parede posterior do bulbo duodenal, área onde se localiza a artéria gastroduodenal, que pode medir 3 mm de diâmetro.[6] Estudos experimentais em animais mostram que a injeção de hemostáticos e os métodos térmicos de coagulação somente são efetivos quando os vasos tratados têm diâmetros de até 0,5 mm e 2 mm, respectivamente.[7-9] Existem evidências experimentais que os resultados com métodos mecânicos são melhores no tratamento de vasos calibrosos.[10]
- Repetição do tratamento endoscópico por meio de métodos térmicos ou por injeção de hemostáticos, em virtude das lesões teciduais que geralmente produzem.

O tratamento da hemorragia relacionada com o tratamento endoscópico é semelhante ao empregado inicialmente, ou seja, utilizando qualquer das modalidades terapêuticas que a endoscopia oferece, já mencionadas no Capítulo 5. Especial atenção deve ser dada aos métodos térmicos, especialmente se as lesões foram tratadas inicialmente com estes métodos, pelo risco de causarem perfuração. A combinação de injeção de solução de adrenalina e *clipes* metálicos geralmente resulta em hemostasia.

Como já mencionado, pacientes que cursam com ressangramento representam indicação para repetição de endoscopia decorridas 24 horas do tratamento.

Finalmente, nunca é demais enfatizar a importância do bom-senso na avaliação de cada caso, para discernir qual a melhor terapêutica a ser oferecida ao paciente: repetição do tratamento endoscópico ou encaminhamento para o cirurgião. Fatores que devem ser levados em consideração neste julgamento incluem as condições clínicas do paciente e a sua idade, a presença de comorbidades que podem determinar se o paciente representa um risco cirúrgico muito elevado, as facilidades terapêuticas endoscópicas disponíveis naquele serviço, que devem incluir, necessariamente, a experiência da equipe médica, não somente na sua utilização, mas também no atendimento a este tipo de paciente.

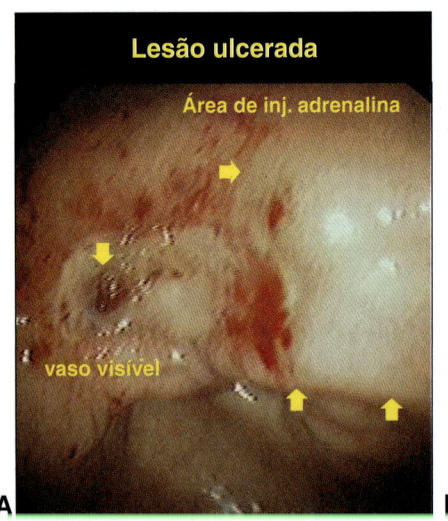

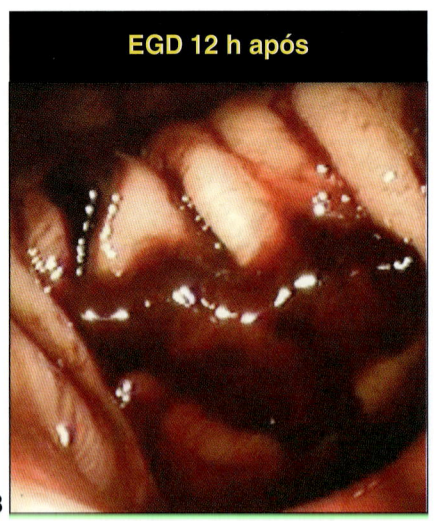

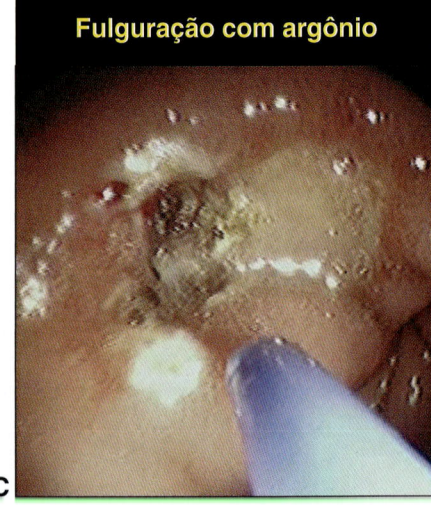

**Fig. 10-1.** Endoscopia digestiva alta (emergência) por hemorragia digestiva alta: (**A**) sangramento ativo por úlcera localizada em parede anterior do antro gástrico, com vaso visível no fundo. Hemostasia após injeção de adrenalina (sol. 1:200.000) nas margens da lesão; (**B**) nova hematêmese decorridas 12 horas. Endoscopia digestiva alta mostra sangramento ativo. Após lavagem vigorosa com água destilada gelada, identificação da origem do sangramento: vaso visível no fundo da úlcera; (**C**) hemostasia definitiva por eletrofulguração com plasma de argônio.

## Sangramento pós-polipectomia

Do ponto de vista da repercussão clínica, considera-se sangramento pós-polipectomia aquele que requer internação hospitalar, transfusão sanguínea e reintervenção, quer por colonoscopia, quer por angiografia ou cirurgia,[11] ocorrendo em 0,3-6% dos pólipos.[11] Esta variação de números se deve à heterogeneidade nas características dos pólipos e nas técnicas de polipectomia utilizadas.

Um estudo multicêntrico[12] dos fatores de risco de hemorragia imediata pós-polipectomia, em mais de 5.000 pacientes submetidos à colonoscopia, mostrou, em análise multivariada, que os principais foram:

- Idade do paciente (> 65 anos).
- Doença cardíaca ou renal.
- Uso de anticoagulantes.
- Dimensões do pólipo (> 1 cm).
- Tipo do pólipo (séssil ou pediculado).
- Cólon mal preparado para o exame.
- Uso exclusivo de corrente de corte.
- Polipectomia realizada a frio.

Dentre estes, o emprego exclusivo de corrente de corte e a polipectomia inadvertida a frio eram os mais importantes (Quadro 10-1). Dobrowolski et al.[13] mostraram que o risco de sangramento após polipectomia está relacionado com as dimensões do pólipo e, consequentemente, de seu pedículo e da artéria que corre em seu interior. Van Gossum et al.[14] relataram que o sangramento após o emprego, ou de corrente mista (corte/coagulação) ou de corrente de corte pura tende a ser imediato, permitindo, assim, a instituição do tratamento ainda durante a colonoscopia; em contrapartida, a hemorragia pós-corrente de coagulação pura tende a ocorrer posteriormente, portanto, pode ser mais difícil de tratar.

Teoricamente, o uso de drogas anti-inflamatórias não esteroides (AINES) e de anticoagulantes aumentam o risco de sangramento. A Sociedade Americana de Endoscopia Gastrointestinal (ASGE)[15] recomenda descontinuar o uso de anticoagulantes nos 7-10 dias que antecedem a realização de qualquer terapêutica endoscópica (gastrostomia, polipectomia, papilotomia etc.), entretanto, não faz menção à interrupção do uso de doses convencionais de AINES ou de aspirina.[16] A rotina que adotamos em nosso serviço é suspender o uso, tanto dos AINES quanto dos anticoagulantes, pelo período de 7-10 dias que antecedem a realização da endoscopia (Fig. 10-2).

Em virtude da relativa frequência da hemorragia pós-polipectomia, a atenção dos endoscopistas está direcionada para as estratégias de sua prevenção. A que utilizamos, com sucesso, é a injeção submucosa de solução de adrenalina (1:200.000), sob a base do pólipo (se séssil) ou sob a base do pedículo (se pediculado) (Figs. 10-3 e 10-4).

Hsieh et al.[17] e Dobrowolski et al.[18] mostraram, em trabalhos randomizados, comparando o uso de solução de adrenalina em um grupo de pacientes com outro grupo em que nenhuma medicação foi utilizada, que houve uma diminuição significativa de sangramento pós-polipectomia no grupo tratado. Outra alternativa que faz sentido é o uso profilático de *hemoclipes*, uma vez que, teoricamente, não causam lesões transmurais e se desprendem espontaneamente. Entretanto, Shioji et al. demonstraram não haver diferença significativa entre pacientes em que os *clipes* profiláticos foram utilizados em comparação com outros pacientes que não receberam este tratamento.[19] Friedland e Soetikno[20] demonstraram, por outro lado, que a colocação profilática de *clipes* foi efetiva em pacientes usando anticoagulantes. Outro meio de prevenção de sangramento é a utilização de alças destacáveis em pólipos pediculados. Iishi et al.[21] relataram os resultados obtidos em um grupo de pacientes que usou profilaticamente alças destacáveis em comparação com um grupo-controle: enquanto que não houve hemorragia no grupo tratado, 12% dos pacientes do grupo-controle apresentaram sangramento. Estudos subsequentes[22,23] confirmaram que as alças são seguras e efetivas. Recomendamos, entretanto, certos cuidados com as alças destacáveis:

- Devem ser evitadas nos pedículos muito finos pelo risco de transecção dos mesmos.
- Não colocar a alça de polipectomia muito próxima da alça destacável pelo risco de seu desprendimento prematuro.

**Quadro 10-1. Hemorragia pós-polipectomia: fatores de risco**

**Fatores de risco estabelecidos**
- Fatores relacionados com o paciente
  - Idade (> 65 anos)
  - Doença renal crônica
  - Cardiopatia
  - Coagulopatia
  - Cólon mal preparado
- Fatores anatômicos
  - Dimensões do pólipo (> 1 cm)
  - Pólipos sésseis
- Fatores relacionados com a técnica endoscópica
  - Polipectomia inadvertida *a frio*
  - Endoscopista inexperiente
  - Ressecções em *piecemeal* ou mucosectomia

**Fatores de risco prováveis**
- Uso exclusivo de corrente de corte
- Uso de anticoagulantes ou de AINES

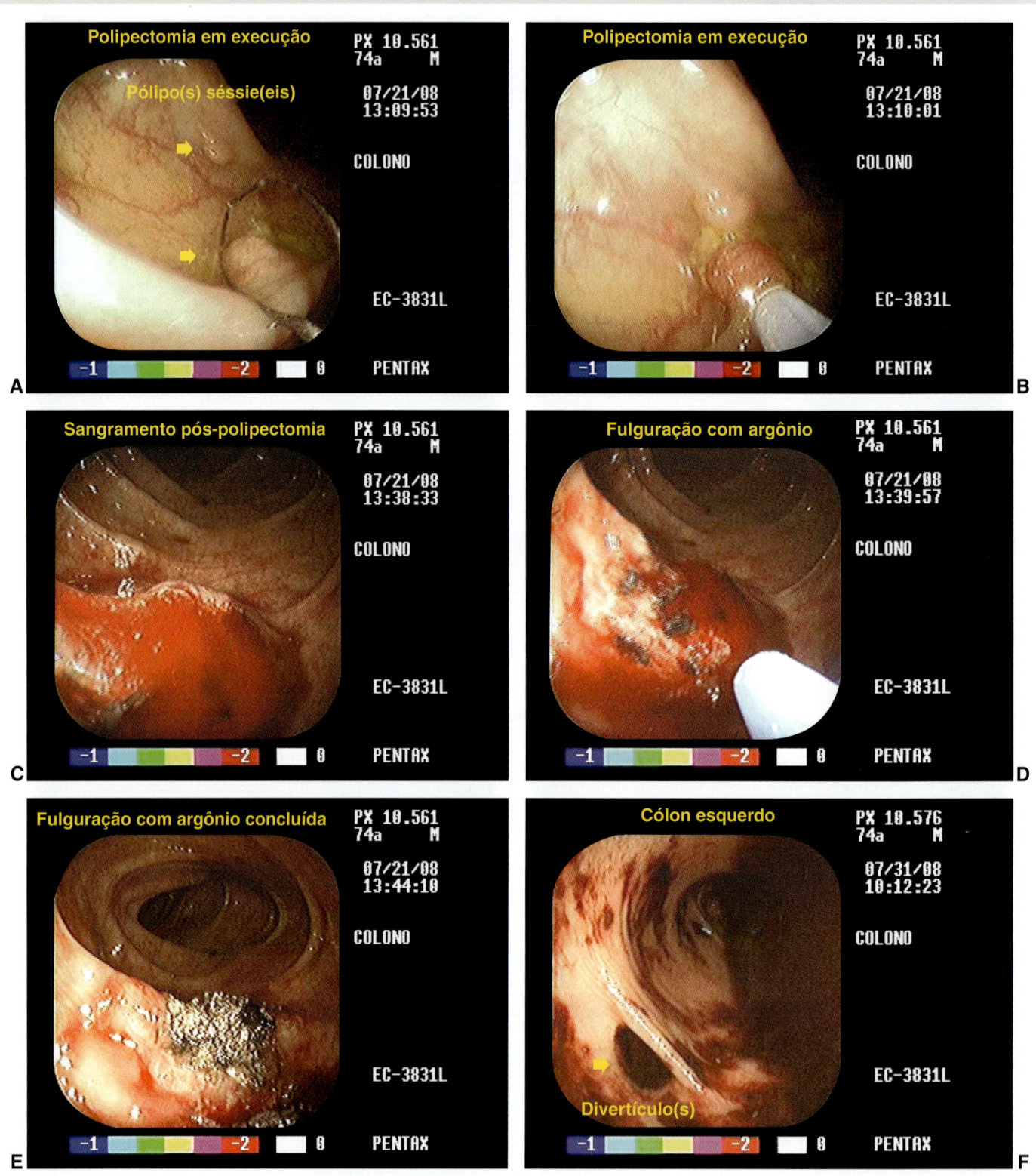

**Fig. 10-2.** Homem de 74 anos, com cardiopatia isquêmica, *stent* coronariano e história de alteração do ritmo intestinal, em uso de anticoagulante, suspenso há 10 dias. Colonoscopia: (**A**) pólipo séssil em terço proximal do cólon esquerdo, com alça diatérmica aberta, sendo posicionada; (**B**) polipectomia em andamento; (**C**) polipectomia concluída. Pequeno sangramento da base do pólipo; (**D**) eletródio para fulguração com plasma de argônio; (**E**) fulguração concluída; hemostasia; (**F**) há cerca de 20 horas, vultosa hematoquezia com lipotímia, queda da pressão arterial e taquicardia. Inadvertidamente, reintrodução do anticoagulante no 5º dia pós-polipectomia. Colonoscopia emergencial: cólon esquerdo com divertículos, coágulos sanguíneos aderidos e líquido residual sanguinolento.

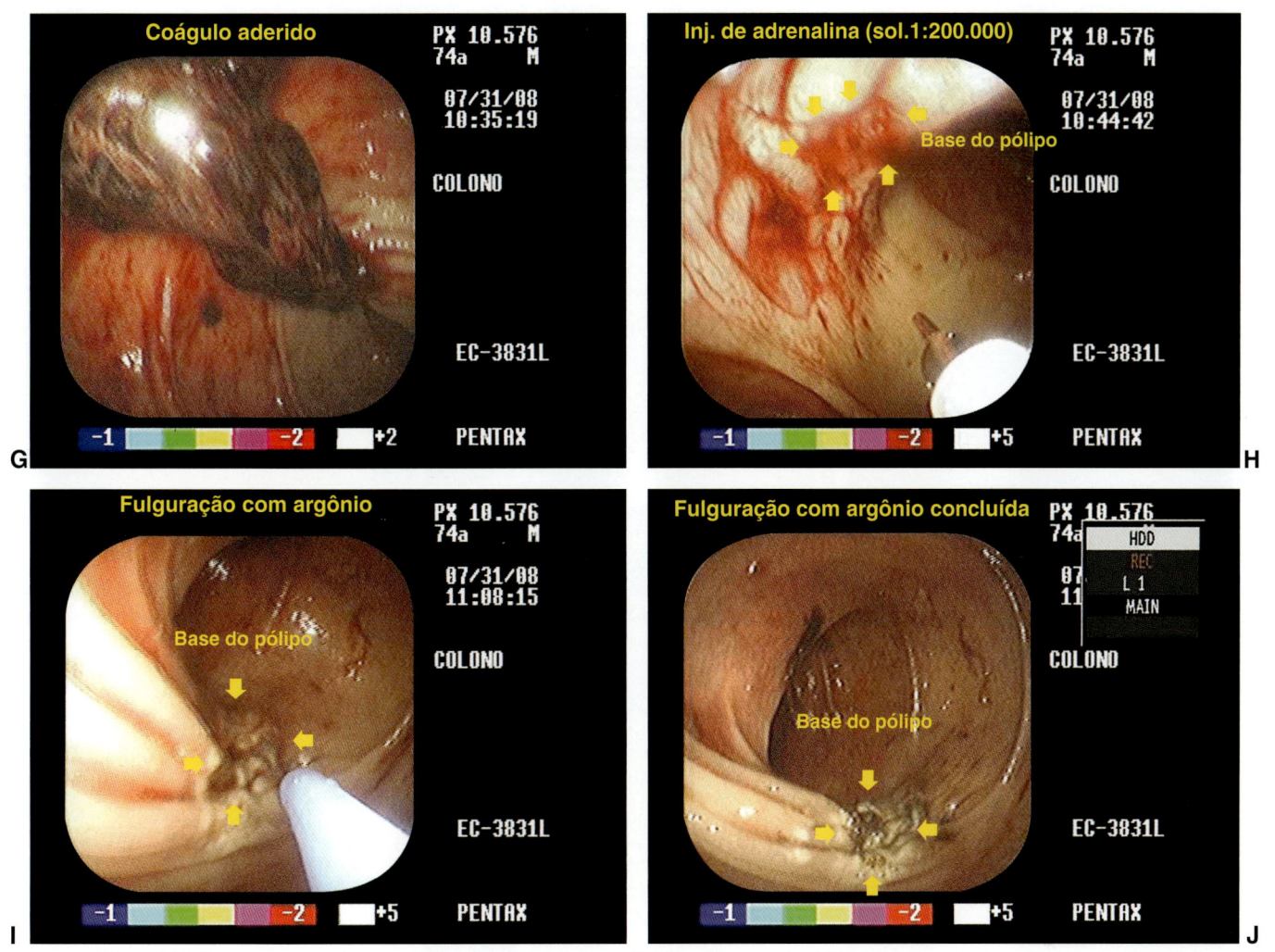

**Fig. 10-2.** *(Cont.)* **(G)** Grosseiro coágulo sanguíneo aderido em topografia da polipectomia; **(H)** após remoção do coágulo com alça para polipectomia, identificada a base do pólipo (local do sangramento). Injeção de adrenalina (sol. 1:200.000) nas margens da ferida; **(I)** seguiu-se fulguração com plasma de argônio; **(J)** fulguração concluída; hemostasia definitiva. Reintrodução do anticoagulante decorridos 10 dias, sem novos episódios hemorrágicos.

Uma vez constatada a ocorrência de hemorragia pós-polipectomia, da mesma forma já referida com as úlceras, a hemostasia pode ser obtida endoscopicamente, tanto com a injeção de hemostáticos, como com os métodos térmicos e os mecânicos. Entre os hemostáticos, a solução de adrenalina é a mais empregada. Em relação aos métodos térmicos, localizado o pedículo, este é apreendido por uma alça diatérmica aplicando-se eletrocoagulação monopolar ou bipolar. Outra alternativa é utilizar o plasma de argônio. Se a opção do endoscopista recair sobre os métodos térmicos, há que se considerar que tem risco maior de causar perfuração. Por esta razão, os métodos mecânicos são uma alternativa terapêutica atraente. Dentre estes, resultados satisfatórios têm sido obtidos com a ligadura elástica,[24] *clipes* metálicos[25] e com as alças destacáveis,[22] no caso da existência de pedículo.

Em nossa opinião, o endoscopista deve utilizar o método de que dispõe, com o qual está mais familiarizado e que esteja de acordo com a anatomia da lesão que está sangrando.

A conduta que adotamos em nosso serviço, na eventualidade de hemorragia pós-polipectomia, é a que se segue:

1. **Pólipos pediculados e sangramento pelo coto do pedículo:**
   - injeção de solução de adrenalina (1:200.000) à volta do pedículo
   - seguida de eletrofulguração da superfície livre do pedículo com
   - plasma de argônio (2,3 L/min e 70W).
2. **Pólipos sésseis e sangramento na base:**
   - fulguração com plasma de argônio (2,3 L/min e 70 W) – Fig. 10-5.

Se a terapêutica endoscópica falhar, o tratamento cirúrgico deve ser indicado. Nos pacientes que representam alto risco cirúrgico a angiografia com embolização é uma alternativa viável.[26]

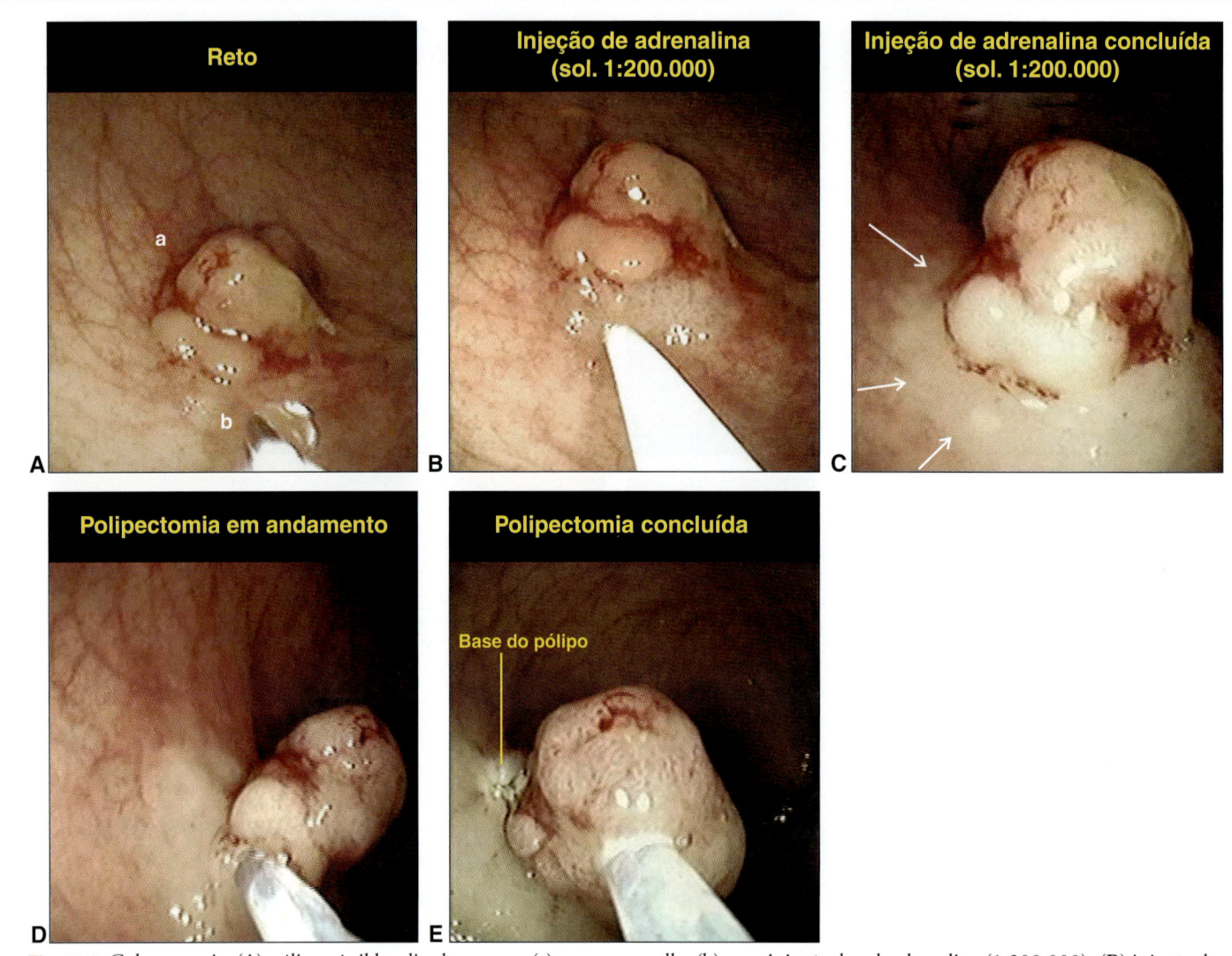

Fig. 10-3. Colonoscopia: (A) pólipo séssil localizado em reto (a) e cateter-agulha (b) para injeção de sol. adrenalina (1:200.000); (B) injeção da sol. de adrenalina sob a base do pólipo; (C) injeção de adrenalina concluída. Observe-se o halo esbranquiçado à volta do pólipo resultante de vasoconstrição; (D) pólipo aprisionado em alça diatérmica – polipectomia em andamento; (E) polipectomia concluída – vê-se a base do pólipo sem sinais de sangramento, o halo esbranquiçado à sua volta (injeção prévia de adrenalina) e o pólipo ressecado, ainda aprisionado na alça diatérmica para remoção.

## Sangramento pós-papilotomia endoscópica (PTE)

Um questionário elaborado, em 1984, por Machado[27] e enviado a 35 centros de endoscopia digestiva de diferentes países e apresentado na programação científica do Simpósio *Endoscopic papillotomy: now 10-year old* organizado por Meinhard Classen e Ludwig Demling e realizado na Universidade de Erlangen, Alemanha, mostrou que a incidência de complicações agudas pós-PTE variava de 2,5 a 14%, com uma mortalidade de 0 a 5,1%. Entretanto, analisando somente as casuísticas superiores a 1.000 papilotomias, a taxa de complicações agudas situava-se entre 3,7 e 8,8%, resultando em uma mortalidade de 0,3 a 1,3%. Este questionário mostrou, ainda, que as complicações mais frequentes são colangite, pancreatite, hemorragia e perfuração, e que estão diretamente relacionadas com a experiência do endoscopista. Assim, aqueles com mais de 500 PTE tiveram menor índice de complicações (6,0% de 14.984 procedimentos) *versus* 9,0% de 1.344 com endoscopistas de menos de 200 PTE realizadas. De igual forma, a mortalidade foi menor no primeiro grupo (0,78%) do que no segundo (1,12%).[28]

A intensidade da hemorragia pós-PTE é variável: pode ser leve e autolimitada, presumivelmente por resultar, neste caso, de lesões nos capilares, ocorrendo durante a papilotomia, até muito intensa necessitando transfusão sanguínea e/ou tratamento específico, que pode ser endoscópico ou cirúrgico[29]. Sua incidência varia entre 2,5 e 5%, com mortalidade de cerca de 0,3%.[1,30-32]

**Quadro 10-2. Hemorragia pós-papilotomia: fatores de risco**

**Fatores de risco estabelecidos**
- Fatores relacionados com o paciente
  - Coagulopatia
  - Hemodiálise
  - Hipertensão porta e cirrose avançada
  - Coledocolitíase
- Fatores relacionados com a anatomia gastrointestinal e da papila
  - Divertículo duodenal periampular
  - Gastrectomia prévia à Billroth II
  - Estenose papilar e disfunção do esfíncter de Oddi
  - Repetição da papilotomia
  - Câncer periampolar
  - Anomalias vasculares
- Fatores relacionados com a técnica endoscópica
  - Papilotomia longa
  - Pré-corte
  - Inexperiência do endoscopista

**Fatores de risco prováveis**
- Uso de anticoagulantes ou de AINES
- Colangite prévia (pré-papilotomia)

Embora o risco de hemorragia exista até a completa cicatrização da papilotomia, o sangramento típico ocorre durante o procedimento ou até decorridas 48 horas[27,30,33] de sua realização, sendo mais frequente nas seguintes circunstâncias:

- *Incisões muito longas:* o diâmetro médio dos vasos do plexo arterial papilar é de cerca de 0,98 mm, enquanto que no "teto" da papila é de apenas 0,43 mm. Entretanto, a partir de 36,5 mm proximais ao óstio ampolar, a vascularização da parede duodenal é mais exuberante.[33] Portanto, a melhor forma de prevenir hemorragia é limitar as dimensões da PTE à prega mucosa transversal que delimita a parte proximal da papila maior (ponto de referência da inserção da papila na parede duodenal), por onde correm vasos mais calibrosos[33] e considerada o limite de segurança, tanto para o sangramento, quanto para perfuração[34] retroduodenal (Fig. 10-6).
- *PTE realizada em mais de uma sessão:* em virtude do desenvolvimento de tecido de granulação com vasos neoformados no intervalo entre as sessões.
- *Pacientes com coagulopatias, tempo de protrombina baixo, em uso de AINES ou de anticoagulantes:* os medicamentos devem ser suspensos 7-10 dias anteriores à data do procedimento.[35] Se o tempo de protrombina estiver baixo por obstrução do hepatocolédoco, sua correção deve ser feita por meio de administração de vitamina K nos 3-4 dias antecedentes à papilotomia;

- Pacientes com **insuficiência hepática e hipertensão porta**, especialmente os classificados como Child C[36] e pacientes com **tumores localizados na papila de Vater.**[37]
- **Em aproximadamente 4% dos casos, a artéria retroduodenal localiza-se próxima do orifício ampolar**, podendo provocar sangramentos vultosos, mesmo quando a papilotomia é realizada corretamente.[38]
- **Técnica utilizada para a realização da papilotomia:** importante realizar o procedimento em cortes curtos, com a alça diatérmica (papilótomo) bem-posicionada (entre 10-12 horas, estando o papilótomo de frente para a papila). Há uma suposição de que as papilotomias realizadas, utilizando apenas a corrente de corte, são mais passíveis de sangrar (efeito *zíper*). Esta técnica foi sugerida para diminuir o risco de colangite e pancreatite que podem ocorrer em virtude de edema produzido pelo uso excessivo da corrente de coagulação. Usualmente, os endoscopistas acionam a corrente de corte por períodos de tempo muito curtos alternadamente com corrente de coagulação igualmente por tempo curto, ou corrente mista.[39]
- **Experiência do endoscopista na realização do procedimento:** a taxa de sangramento é maior nos serviços com número pequeno de papilotomias, sendo atribuída à inexperiência do endoscopista.[27,28,40] Por outro lado, os endoscopistas experimentados recebem pacientes difíceis, frequentemente com doença avançada, já manuseados em outros centros em um número considerável de casos e que requerem o emprego de técnicas de cateterismo da papila nem sempre convencionais que podem aumentar as chances de sangramento.
- **Aumento da extensão de papilotomia prévia:** provavelmente por aumento da vascularização local e pelo risco de secção de vasos sanguíneos calibrosos localizados à volta do colédoco distal.[41]
- **Divertículos periampolares:** tendem a distorcer a anatomia do duodeno descendente, dificultando a realização da papilotomia e facilitando a ocorrência de complicações.[42] Representam um desafio para a endoscopia, e a papilotomia, nestes casos, deve ser realizada respeitando os pontos anatômicos de segurança especialmente o trajeto do colédoco, representado por saliência longitudinal, e a margem proximal do divertículo que, se ultrapassado, pode resultar em perfuração. As Figuras 10-7 a 10-9 são de pacientes cujas papilas de Vater guardavam relação de proximidade com divertículos duodenais, em que as papilotomias endoscópicas foram realizadas com segurança, sem intercorrências.

Na maioria das vezes, o tratamento do sangramento leve, precoce, que surge durante a papilotomia, é conservador. A conduta que adotamos passa por duas fases: na primeira,

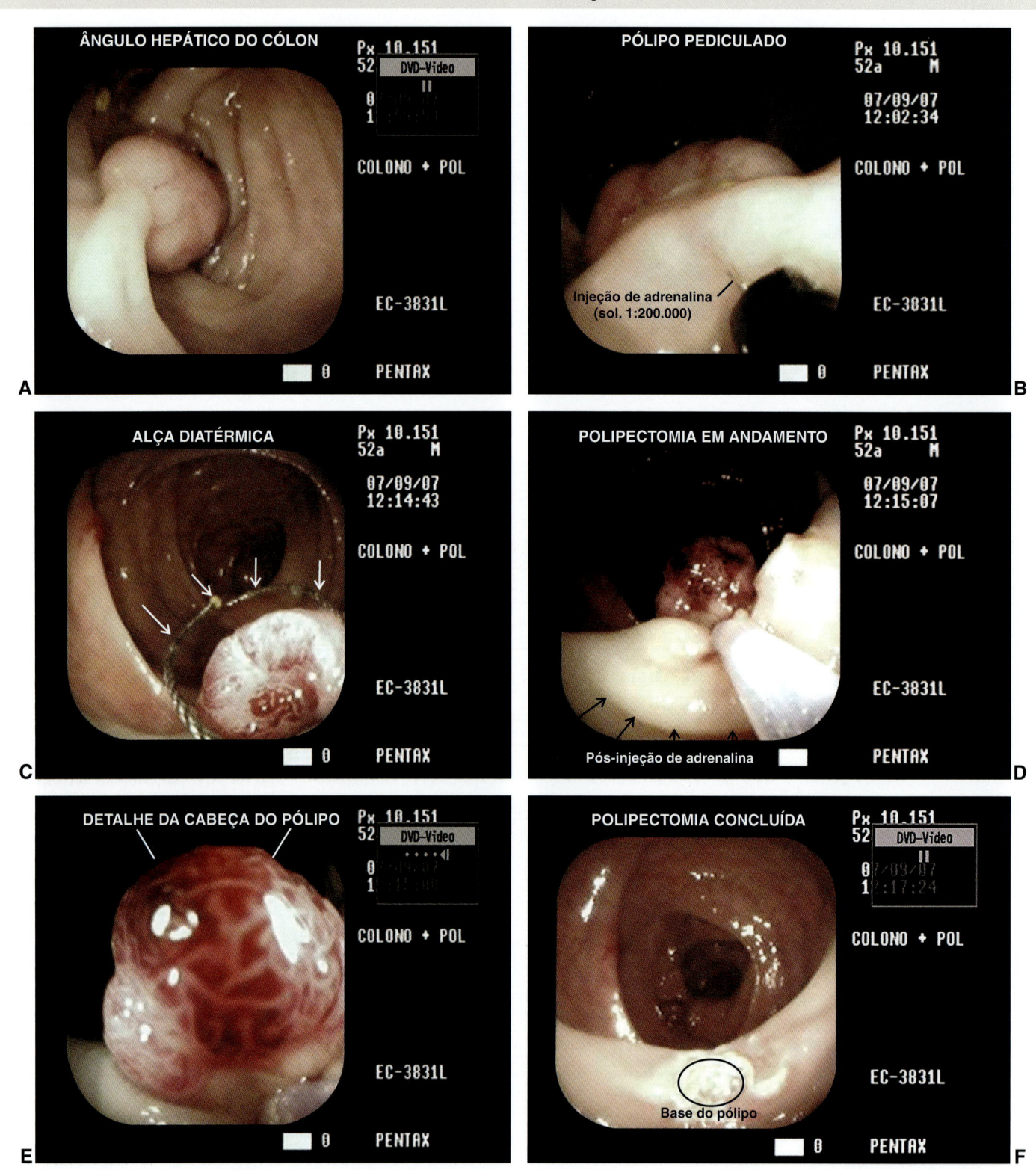

**Fig. 10-4.** Colonoscopia: (**A**) pólipo pediculado localizado no ângulo hepático do cólon; (**B**) injeção de adrenalina (sol. 1:200.000), com cateter-agulha, sob a base do pedículo; (**C**) alça diatérmica aberta para aprisionar o pólipo; (**D**) alça diatérmica posicionada na base do pedículo. Vê-se halo esbranquiçado à volta da base do pedículo, resultante de vasoconstrição pós-injeção de adrenalina; (**E**) detalhe da cabeça do pólipo (polipectomia em andamento); (**F**) polipectomia concluída. Base do pedículo sem sinais de sangramento.

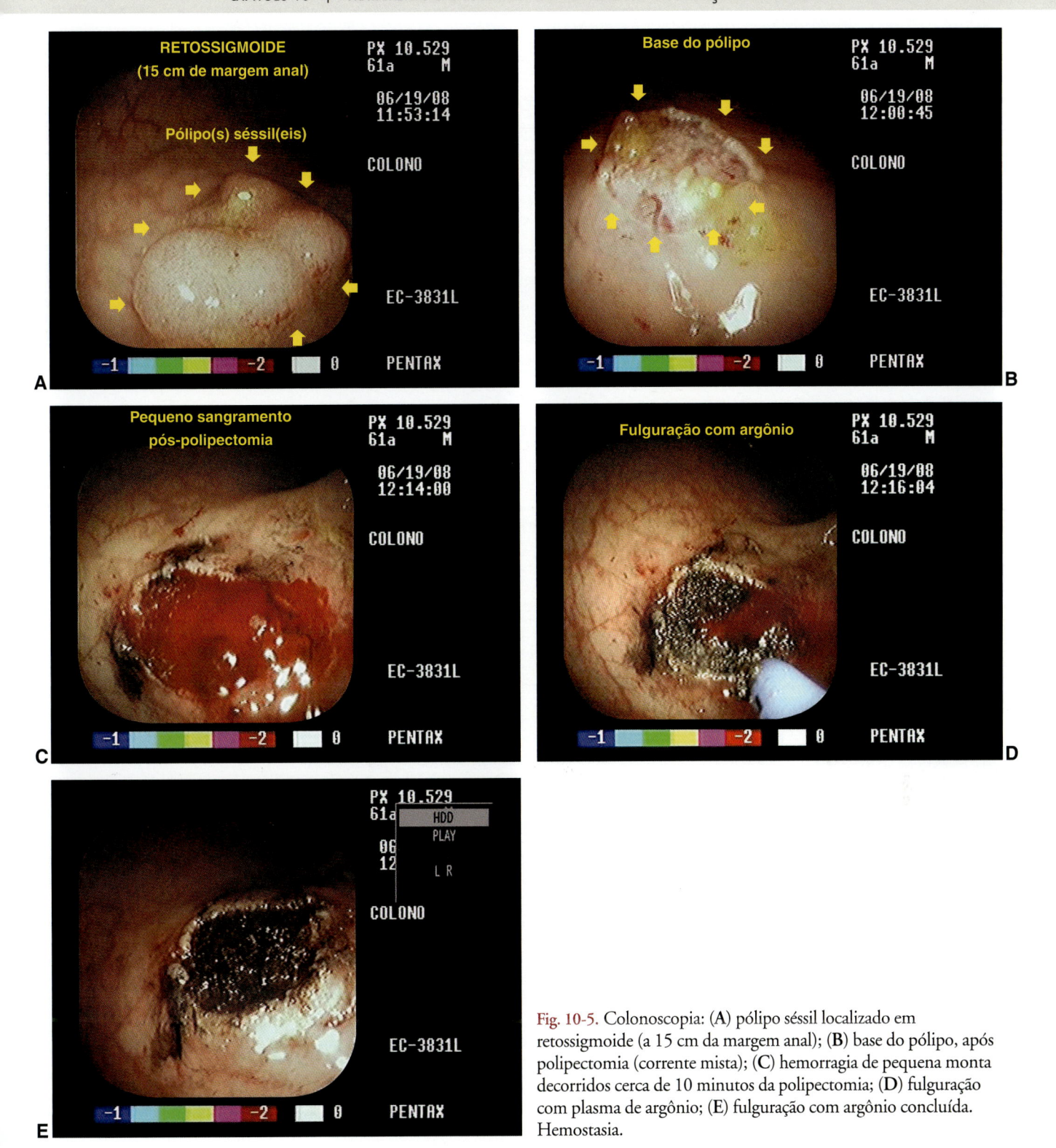

Fig. 10-5. Colonoscopia: (**A**) pólipo séssil localizado em retossigmoide (a 15 cm da margem anal); (**B**) base do pólipo, após polipectomia (corrente mista); (**C**) hemorragia de pequena monta decorridos cerca de 10 minutos da polipectomia; (**D**) fulguração com plasma de argônio; (**E**) fulguração com argônio concluída. Hemostasia.

cateterizamos seletivamente o colédoco com um cateter-balão do tipo Fogarty. Após posicioná-lo exatamente na papilotomia, o balão é insuflado para compressão dos vasos, permanecendo assim por 3-5 minutos, quando é desinsuflado e removido. Na segunda, persistindo a hemorragia, empregamos injeção local de solução de adrenalina (1:200.000)[27,28,42] cuja resposta é, em geral, muito boa. O mecanismo de ação da adrenalina é o mesmo do controle de sangramento por úlcera: compressão local e vasoconstrição. Como os volumes injetados podem variar, atingindo grandes proporções, a solução que empregamos não causa complicações cardiovasculares.

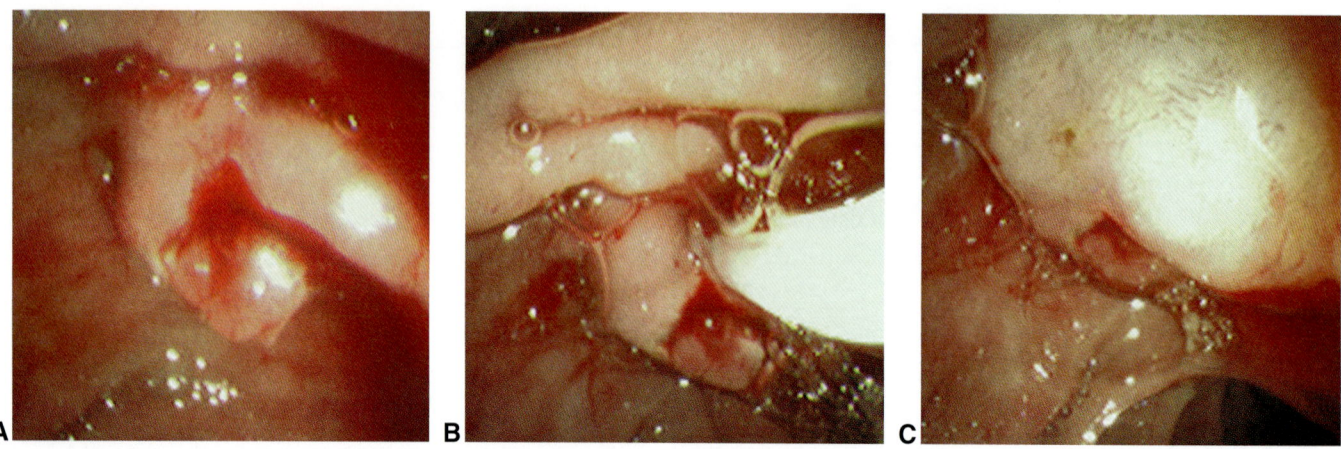

**Fig. 10-6.** Duodenoscopia; **(A)** sangramento de média intensidade pós-papilotomia extensa; **(B)** injeção de adrenalina (sol. 1:200.000) com cateter-agulha; **(C)** procedimento concluído: solução de adrenalina injetada (vê-se bolha formada na porção proximal da papilotomia) e hemostasia obtida.

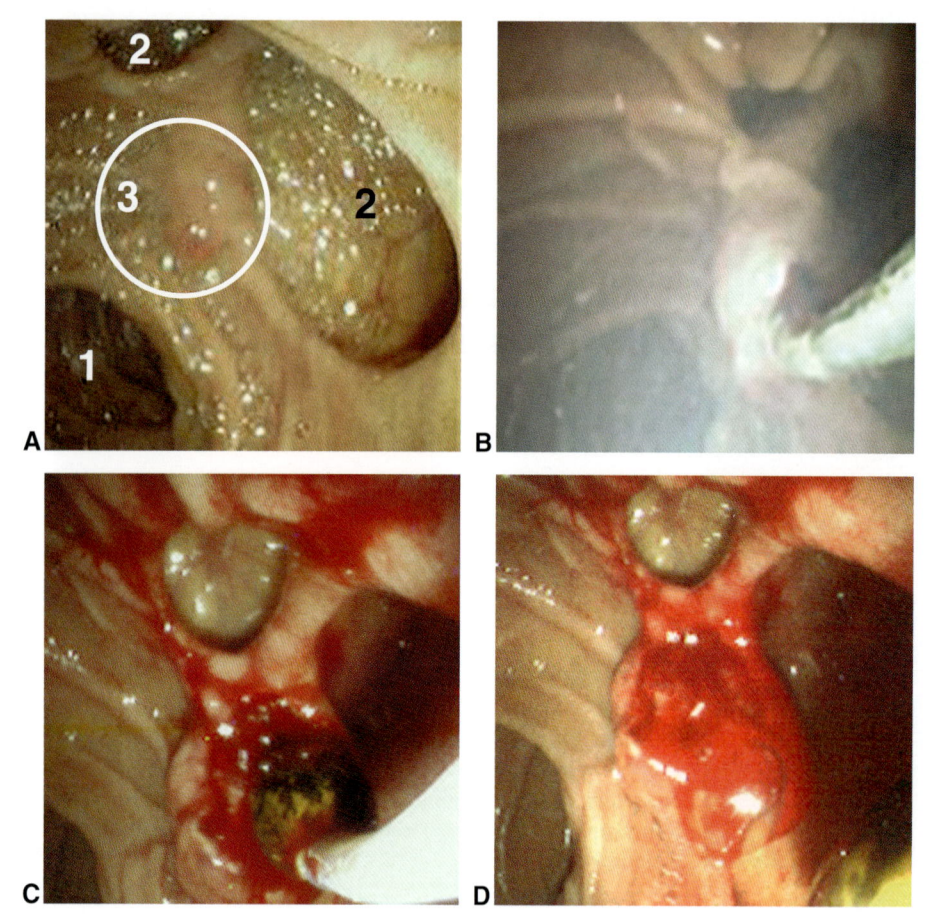

**Fig. 10-7.** Duodenoscopia: **(A)** papila de Vater (3) localizada no duodeno descendente (1) entre dois divertículos (2); **(B)** papilotomia em andamento; **(C)** papilotomia concluída, cálculo removido com cesta do tipo Dormia; **(D)** final do procedimento; discreto sangramento que cessou espontaneamente.

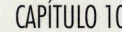

**CAPÍTULO 10** | TRATAMENTO ENDOSCÓPICO EMERGENCIAL DAS COMPLICAÇÕES DA ENDOSCOPIA TERAPÊUTICA

**Fig. 10-8.** Duodenoscopia: (**A**) papila de Vater (PV) localizada na margem distal de divertículo (D), em duodeno descendente; (**B**) papilotomia endoscópica já realizada; cateter-balão de Fogarty insinuado em hepatocolédoco; (**C**) remoção de "lama" biliar; (**D**) procedimento concluído; papilotomia ampla, com sangramento mínimo.

**Fig. 10-9.** Duodenoscopia: (**A**) papila de Vater localizada no interior de divertículo duodenal. Cateterismo com papilótomo do tipo convencional (Classen); (**B**) papilotomia já realizada; vê-se cesta de Dormia insinuada seletivamente em hepatocolédoco; (**C**) remoção de cálculo biliar amolecido com cesta de Dormia; (**D**) procedimento concluído; restos de "lama" biliar nas paredes do duodeno descendente.

Não utilizamos os métodos térmicos para hemostasia pelo risco de produzirem, pelo menos teoricamente, pancreatite ou estenose papilar.

Katsinelos et al.[43] empregaram hemoclipes em dois pacientes com sucesso, e Oviedo, Barrison e Lichtenstein[44] obtiveram bons resultados com o plasma de argônio.

Se não for possível controlar o sangramento endoscopicamente, as alternativas terapêuticas são a angiografia e embolização da artéria pancreaticoduodenal e a cirurgia. É importante frisar que um percentual significativo de pacientes submetidos à papilotomia endoscópica é considerado de alto risco cirúrgico, e as taxas de mortalidade, nesta eventualidade, podem alcançar 50%.[44]

## Síndrome de Mallory-Weiss

Classicamente, a síndrome de Mallory-Weiss (ou simplesmente Mallory-Weiss) é uma entidade caracterizada por hemorragia produzida por lacerações longitudinais da mucosa da junção esofagogástrica causada por eructações de grandes proporções ou vômitos repetidos, geralmente resultantes de libações alcoólicas e/ou alimentares. Com o emprego mais frequente da endoscopia, esta síndrome é atualmente reconhecida como uma de suas complicações potenciais, quer por trauma direto da mucosa pelos aparelhos, quer por eructações durante os procedimentos endoscópicos. Análises retrospectivas de Montalvo e Lee[45] e de Penston et al.[46] mostraram que as lacerações de Mallory-Weiss ocorrem em 0,07-0,49% das endoscopias altas.

O sangramento das lacerações de Mallory-Weiss é habitualmente autolimitado e cessa espontaneamente em 80-90% dos casos. Recomenda-se o tratamento endoscópico nos pacientes que estão sangrando ativamente durante a endoscopia, naqueles que apresentaram ressangramento, nos hemodinamicamente instáveis ou se existe coagulopatia associada.[47] Uma variedade de métodos hemostáticos tem sido utilizada com sucesso no seu tratamento; entretanto, sua escolha depende de alguns fatores como a gravidade da hemorragia, a presença de comorbidades, a exata localização da lesão e a experiência do endoscopista com o método a ser selecionado. Habitualmente empregamos e recomendamos a injeção submucosa de adrenalina (solução 1:200.000) que produz hemostasia por vasoconstrição arterial e compressão mecânica em mais de 90% dos casos[47] (Fig. 10-10).

Os esclerosantes não são seguros pelo risco do aparecimento de ulcerações, que geralmente ocorrem decorridos alguns dias.[48] Na eventualidade de lacerações muito extensas, em vigência de sangramento, temos utilizado a combinação de injeção submucosa de adrenalina (sol. 1:200.000), seguida de eletrofulguração com plasma de argônio (2,3 L/min, 70 W) das margens e do leito da lesão, com excelentes resultados. Yamaguchi et al., em estudo prospectivo randomizado, relataram sucesso no tratamento de 26 pacientes com *hemoclipes*.

Se não for possível o controle endoscópico da hemorragia, as alternativas terapêuticas são a angiografia com embolização e a cirurgia.

## ■ PERFURAÇÃO

A perfuração é uma das complicações mais temidas dos procedimentos endoscópicos terapêuticos, em especial das dilatações, papilotomia e polipectomia.

### Perfuração pós-colonoscopia

Perfuração resultante de colonoscopia ocorre em cerca de 0,2% dos casos.[50] A maioria das perfurações localiza-se no cólon sigmoide, e sua incidência é maior nas ressecções de pólipos de grandes dimensões.[50,51]

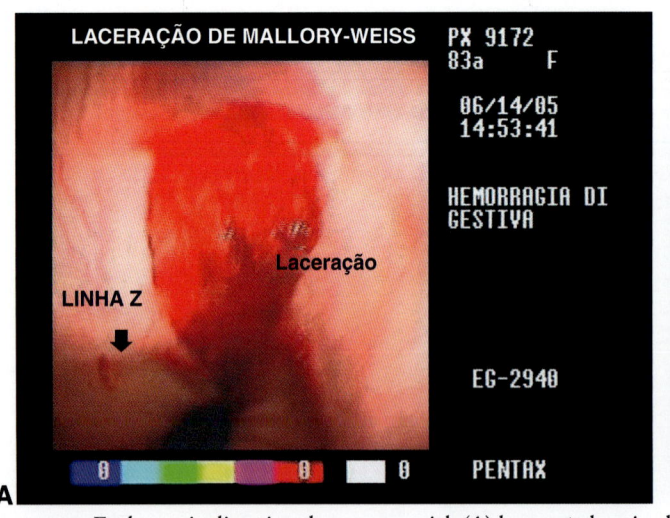

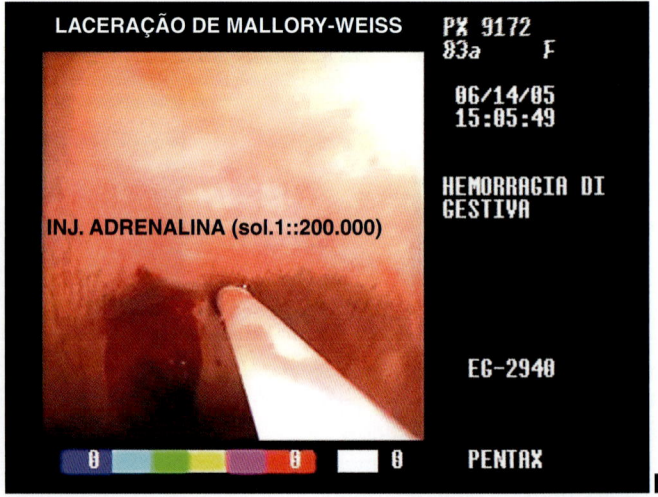

Fig. 10-10. Endoscopia digestiva alta emergencial: (A) laceração longitudinal da mucosa do esôfago distal (Mallory-Weiss) com sangramento ativo; (B) hemostasia após injeção de adrenalina (sol. 1:200.000) sob as bordas da lesão.

Existem três mecanismos que podem ser responsáveis pela perfuração:

- Lesão mecânica direta pelo colonoscópio ou instrumento acessório.
- Trauma devido à insuflação excessiva de ar.
- Procedimentos terapêuticos.

Fatores de risco para perfuração incluem colite, estenoses, aderências, doença diverticular extensa, cólon mal preparado, tumores friáveis, a técnica da introdução do colonoscópio por deslizamento pelas paredes do cólon, sem visualização do lúmen colônico e procedimento realizado por endoscopista inexperiente.[51] Em estudo retrospectivo de 43 perfurações, Farley *et al.*[52] relataram que aproximadamente 40% delas ocorreram durante colonoscopias tecnicamente difíceis.

Suspeita-se da ocorrência de perfuração, ou durante a colonoscopia, pela presença de gordura mesentérica ou de outros órgãos visíveis dentro da luz do cólon, ou quando os pacientes referem distensão e dor abdominal intensa no período de recuperação. O diagnóstico torna-se aparente decorridas 24-48 horas do procedimento, e ao quadro clínico geralmente se acrescenta febre, choque e sinais de irritação peritoneal, embora cerca de 30% dos pacientes não apresentem dor abdominal.[53] A confirmação da suspeita diagnóstica é feita por radiografia simples do abdome (rotina de abdome agudo), que irá mostrar ar abaixo da cúpula diafragmática ou, em caso de dúvida, por tomografia computadorizada.

Tradicionalmente, a conduta frente às perfurações é tratá-las cirurgicamente. Entretanto, alguns estudos retrospectivos[54,55] mostraram que uma opção viável, para pacientes selecionados com pequeninas perfurações (assintomáticos ou aqueles com peritonite localizada), é conservador, por meio de antibióticos e reposição hidreletrolítica, administrados por via parenteral, e repouso intestinal. Em virtude da morbidade associada à laparotomia exploradora, o tratamento endoluminal, endoscópico, das perfurações intestinais, tem sido motivo de grande interesse. O uso dos *hemoclipes* para o fechamento de perfurações iatrogênicas do cólon com sucesso foi relatado pela primeira vez em 1997 por Yoshikane *et al.*[56] e repetido em 2001 por Mana *et al.*[57] e por Raju *et al.*[58]

Outros acessórios para suturas endoluminais estão em desenvolvimento[59] e podem ser particularmente úteis nos pacientes cuja idade ou comorbidades tornam a laparotomia exploradora perigosa. Entretanto, no momento, os resultados obtidos com estes acessórios ainda são incertos. Em nossa opinião é preciso considerar com isenção e equilíbrio se um benefício em potencial não irá agravar os riscos de se postergar a indicação cirúrgica, permitindo o agravamento do quadro clínico do paciente. Entretanto, qualquer que seja a conduta adotada na vigência desta complicação, um cirurgião deve ser imediatamente convocado para participar da equipe que irá conduzir o caso.

## Perfuração pós-dilatação de estenoses

É possível dilatar endoscopicamente as estenoses localizadas no tubo digestivo ao alcance do endoscópio (panendoscópio, enteroscópio ou colonoscópio). Geralmente estas estenoses são de natureza péptica (úlceras na região justapilórica, as relacionadas com o refluxo gastroesofagiano, por exemplo) ou são iatrogênicas, como as pós-cirúrgicas (anastomoses) e as resultantes de ingestão de cáusticos. O tratamento consiste em sua dilatação, quer utilizando balões pneumáticos, hidrostáticos ou por sondas de diâmetro progressivo (como as de Savary-Gilliard). Acrescente-se às estenoses a dilatação pneumática da acalasia por meio de balões.

Como nas perfurações pós-colonoscopia, o tratamento cirúrgico é o mais empregado nestes casos. Entretanto, pequeninas perfurações podem ser conduzidas conservadoramente, por meio de antibióticos e reposição hidreletrolítica administrados por via parenteral, em complementação à colocação de hemoclipes por via endoscópica. Naturalmente as lesões localizadas no esôfago requerem, adicionalmente, a colocação de sonda enteral não somente para alimentação, mas também para aspiração contínua de suco gástrico, evitando o refluxo.

Em adição, também estão em processo de avaliação, acessórios para suturas endoluminais que, potencialmente, poderiam ser muito úteis em idosos ou em pacientes com comorbidades, fatores que tornam a intervenção cirúrgica de alto risco. Não é demais enfatizar a importância do bom-senso no momento da escolha do melhor tratamento uma vez que, postergar a cirurgia por supostos benefícios, poderá retardar o momento adequado da intervenção, propiciando o agravamento do quadro clínico do paciente e inviabilizando o tratamento cirúrgico.

## Perfuração pós-papilotomia endoscópica (PTE)

A incidência de perfurações retroperitoneais pós-PTE pode atingir 33% dos casos.[28,32,60] Elas são tipicamente assintomáticas, ocorrem quando a papilotomia se estende transmuralmente além do esfíncter de Oddi e são subvalorizadas porque a incidência de perfurações sintomáticas é pequena. As perfurações também podem resultar de lesão dos ductos biliares por fios-guia, cestas e balões para remoção de cálculos biliares, por dilatadores, endopróteses ou por trauma da parede duodenal causada pelo duodenoscópio (Figs. 10-11 e 10-12).

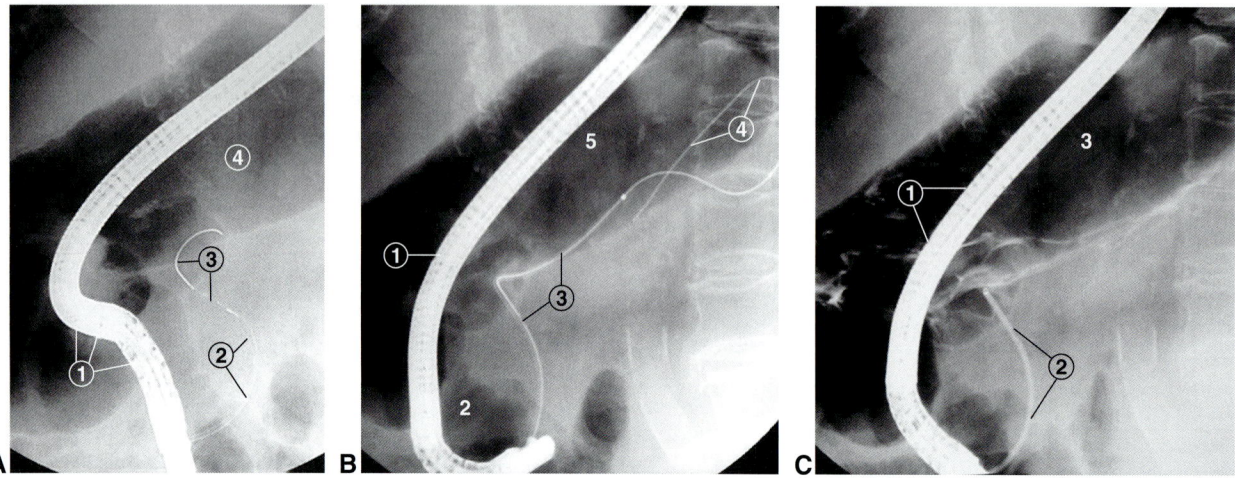

Fig. 10-11. Implantação de endoprótese biliar transtumoral no hepatocolédoco sob acompanhamento fluoroscópico. Radiografias simples do abdome: (**A**) duodenoscópio (1); cateterismo seletivo do hepatocolédoco com papilótomo (2) encaminhado por fio-guia (3); estômago distendido (insuflação de ar pelo endoscópio); (**B**) duodenoscópio (1); duodeno descendente (2); cateter com fio-guia (3); fio-guia (4); estômago (5); (**C**) duodenoscópio (1); cateter para colangiografia após remoção do fio-guia (2); estômago distendido com ar insuflado pelo duodenoscópio. Observar extravasamento de contraste iodado para a cavidade abdominal, desenhando as paredes do estômago. Tratamento conservador; o paciente evoluiu sem problemas relacionados com a perfuração do colédoco pelo fio-guia, na tentativa de franquear o tumor localizado no colédoco.

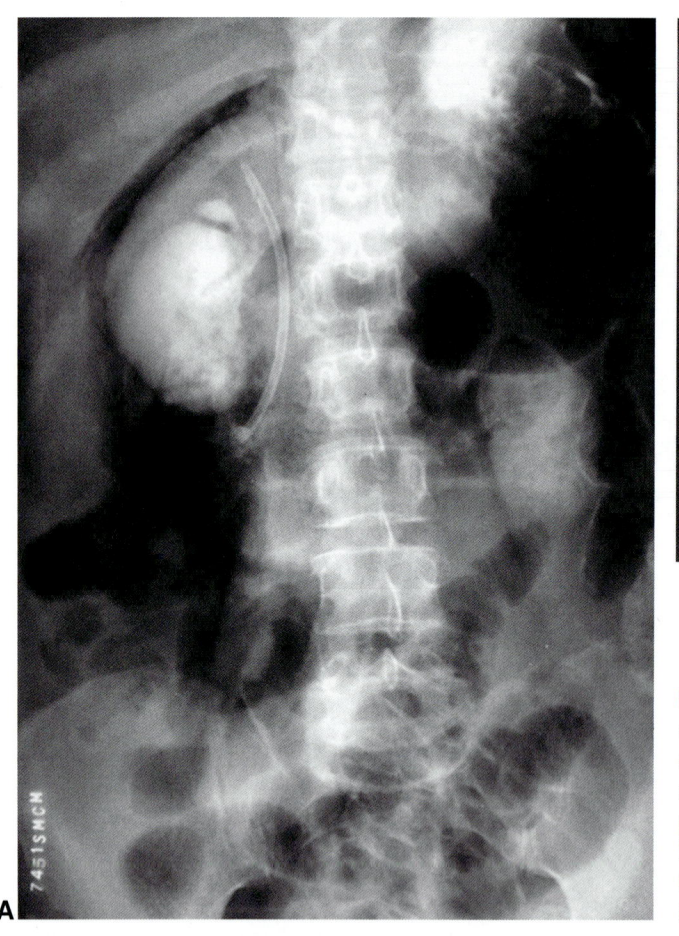

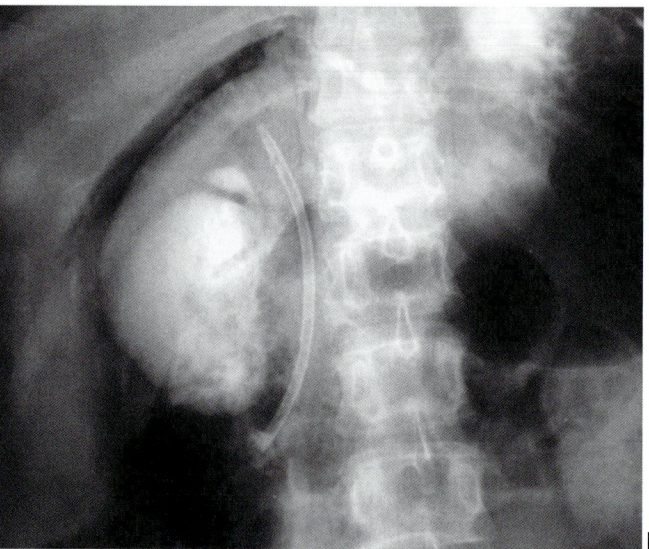

Fig. 10-12. Paciente com icterícia obstrutiva por tumor maligno em colédoco, encaminhado para colocação de prótese biliar por via duodenoscópica, com acompanhamento fluoroscópico. Radiografias simples do abdome: (**A**) tubo digestivo distendido por ar injetado pelo duodenoscópio durante o procedimento. Prótese plástica no hepatocolédoco. Ar no retroperitônio; (**B**) detalhe.
O paciente foi tratado clinicamente, evoluindo sem maiores intercorrências.

Nos pacientes assintomáticos, o diagnóstico de perfuração é feito pela fluoroscopia durante o procedimento ou posteriormente, quando da realização de exame de imagem abdominal por qualquer razão. Nos pacientes com sintomas, dependendo do volume de ar livre na cavidade abdominal ou no retroperitônio, o diagnóstico pode ser estabelecido por radiografia simples do abdome ou tomografia computadorizada. Inicialmente, os sintomas são frequentemente semelhantes aos de pancreatite relacionada com o procedimento, ou seja, dor abdominal e febre baixa. Raramente o quadro clínico inicial é tardio e nesse caso, está relacionado com a ocorrência de abscesso abdominal.

Os fatores de risco para perfuração pós-PTE incluem:[60-62]

- Técnica da papilotomia.
- Disfunção do esfíncter de Oddi.
- Gastrectomia à Billroth II.
- Procedimentos difíceis ou de longa duração.
- Dilatação de estenoses biliares.
- Pré-corte.
- Papilotomias muito longas.
- Colédoco não dilatado.

Uma vez que as perfurações variam quanto ao tempo de aparecimento e a intensidade dos sintomas, sua localização e causa, a conduta nestes pacientes também é muito diversificada.

Na maioria das vezes a perfuração tem dimensões diminutas. Como o sucesso do tratamento relaciona-se com a precocidade do diagnóstico, recomendamos rever a junção coledocoduodenal após a execução da PTE, objetivando o encontro de pertuitos, demonstrados pela presença de ar e contraste iodado no retroperitônio ou na cavidade peritoneal. A caracterização de perfuração não indica necessariamente o tratamento cirúrgico: na grande maioria dos casos pode ser tratada e curada conservadoramente em um prazo de 5-10 dias,[27,60,61,63] mantendo-se o paciente em dieta zero, com aspiração gástrica continuada, antibioticoterapia parenteral e reposição hidreletrolítica. Do ponto de vista da possibilidade de tratamento endoscópico, uma vez estabelecido o diagnóstico durante o procedimento, é recomendável a colocação de endoprótese plástica biliar e possivelmente pancreática ou, no caso de qualquer impossibilidade, de sonda nasobiliar, com o objetivo de afastar bile e suco pancreático do local da perfuração. Estas próteses são muito importantes no caso de tentativa de fechamento primário da perfuração por meio de endoclipes, durante o procedimento inicial, para evitar o aprisionamento dos orifícios biliar e pancreático pelo clipe.

O controle do tratamento[27] é feito mediante acompanhamento cuidadoso do quadro clínico, monitorizando, particularmente, o desenvolvimento de infecção relacionada com a perfuração por avaliação laboratorial e ultrassonográfica diárias. O cirurgião deve ser ouvido na eventualidade de elevação significativa da série branca do hemograma, do desenvolvimento de quadro de sepse ou sinais de peritonite.

As perfurações causadas por instrumentação da árvore biliar são tratadas de forma idêntica à empregada nas fístulas biliares, ou seja, pela colocação de endopróteses biliares pelo período de algumas semanas. Na impossibilidade técnica de colocação de endoprótese para drenagem biliar de lesões obstrutivas, no caso de a perfuração estar localizada na árvore biliar proximal à obstrução, o tratamento é a drenagem percutânea ou a intervenção cirúrgica.

Perfurações maiores, relacionadas com a passagem do duodenoscópio, tais como em pacientes com alteração da anatomia em virtude de cirurgias anteriores, têm indicação de tratamento cirúrgico emergencial para o fechamento da lesão, uma vez que o seu retardo eleva significativamente a morbimortalidade.

## ■ OUTRAS COMPLICAÇÕES PÓS-PAPILOTOMIA ENDOSCÓPICA

O refluxo colangiovenoso de bactérias, agravado pela hipertensão das vias biliares, é fato bem-conhecido, podendo levar a quadros clínicos graves (sepse) e morte.[28,64] A sepse é a causa mais comum de óbito (8 a 20%) no âmbito das intervenções endoscópicas sobre as vias biliares[65,66] e é mais frequente nos pacientes com obstrução biliar completa,[65] especialmente nas de natureza maligna.[67,68] A sepse pode ocorrer independentemente da administração profilática de antibióticos,[69] sendo *Pseudomonas aeroginosa* e *Escherichia coli* os agentes mais comuns.[65]

A fisiopatologia desta grave complicação está discutida em detalhe no Capítulo 7.

A colangite, em consequência de obstrução benigna das vias biliares, é observada em cerca de 1% dos casos e geralmente resulta de cálculo impactado, de papilotomia muito curta ou pre-corte, incapazes de permitirem fluxo biliar adequado.[28]

O tratamento é, inicialmente, conservador, dependendo, obviamente, da gravidade de cada caso: se o quadro clínico do paciente for leve, o tratamento está pautado na antibioticoterapia, com resposta favorável em 24 a 48 horas[70-72] e na drenagem das vias biliares. Nos pacientes que não respondem à terapêutica inicial e nos quadros graves de elevadas taxas de mortalidade,[70,74,75] a descompressão emergencial das vias biliares é imperiosa, em regime de internação hospitalar, de preferência em unidade de terapia intensiva com monitorização dos sinais vitais, antibioticoterapia intravenosa, reposição hidreletrolítica e, de acordo com a gravidade e a instabilidade hemodinâmica, administração de agentes inotrópicos. Em adição, possíveis coagulopatias devem ser pesquisadas e corrigidas, com administração de vitamina $K_1$ (10 mg IV).

Alguns autores[70,71] preconizam a drenagem biliar precoce em idosos com comprometimento renal e hepático ou na presença de fatores de mau prognóstico. Pessoalmente, entendemos que a indicação estende-se a todos os pacientes, inclusive àqueles com a forma leve da doença, desde que a icterícia faça parte do quadro clínico[28] (Fig. 10-13).

Portanto, nos pacientes com colangite resultante de obstrução biliar por coledocolitíase, não sendo possível a extração do(s) cálculo(s), nossa conduta, do ponto de vista endoscópico, é colocar uma ou mais de uma endoprótese plástica ou, na impossibilidade de sua implantação, recorremos à colocação de sonda nasobiliar (Fig. 10-14).

Decorridas, no máximo, 72 horas, promovemos nova tentativa de execução ou ampliação de papilotomia nos casos pertinentes, e de extração do(s) cálculo(s) biliar(es) responsáveis pela colangite. Nas colangites de natureza maligna, se a obstrução das vias biliares for parcial, o ideal é repetir a tentativa de implantação de endoprótese biliar até 24 horas após o procedimento anterior. Nas obstruções completas, a solução é proceder a qualquer forma de drenagem (percutânea ou cirúrgica) dependendo, evidentemente, do quadro clínico do paciente e a expectativa de seu tempo de sobrevida. Entretanto, se a causa da colangite for obstrução de endoprótese biliar plástica, a indicação é a sua substituição por outra (Fig. 10-15).

Se a prótese obstruída for metálica autoexpansiva, poderemos franqueá-la com nova prótese metálica ou com uma prótese plástica (Fig 10-16).

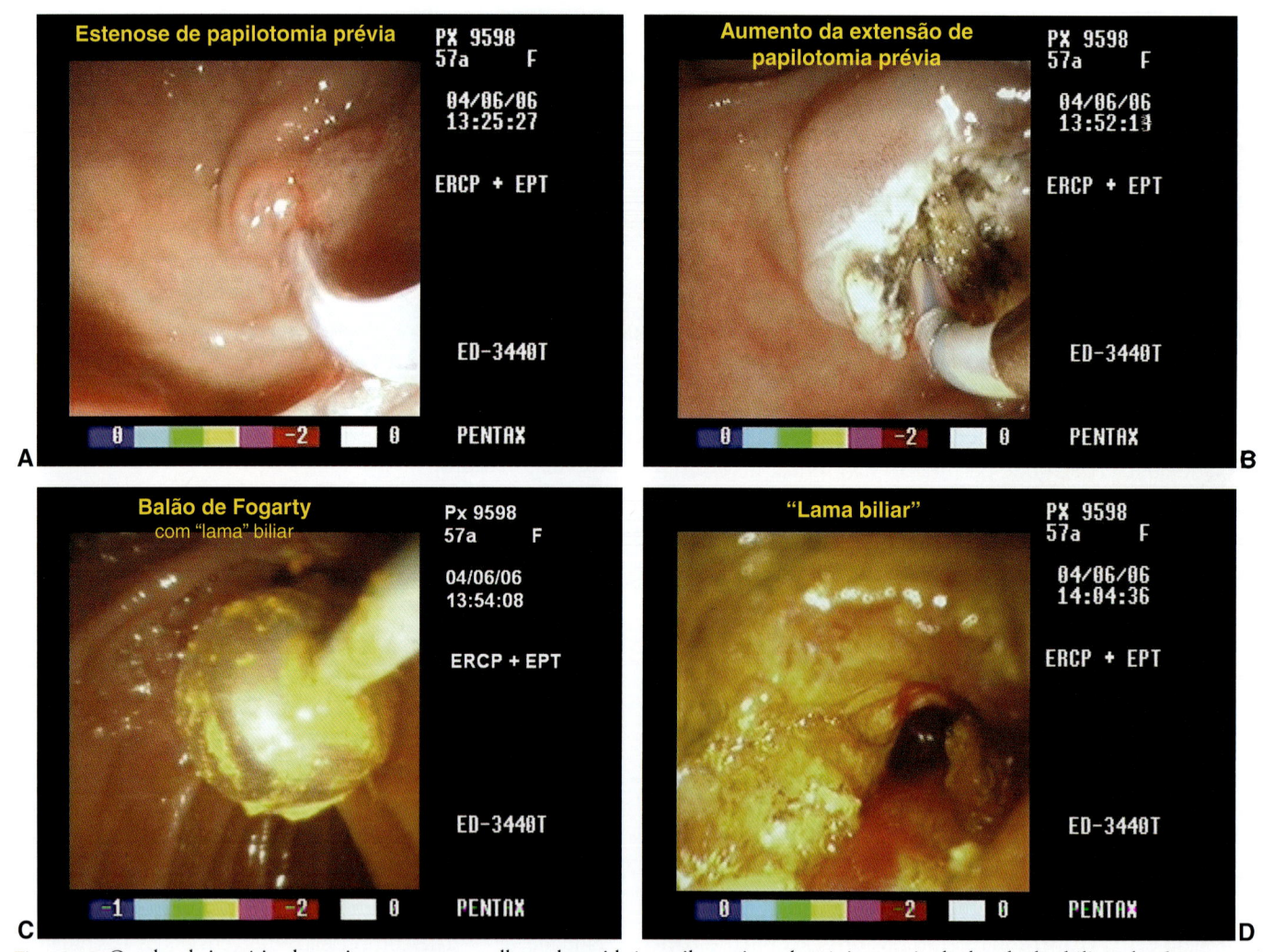

Fig. 10-13. Quadro de icterícia obstrutiva e sepse em mulher submetida à papilotomia endoscópica e retirada de cálculos biliares há 6 anos. À duodenoscopia: (A) reestenose de papilotomia prévia. Cateterismo da papila de Vater; (B) aumento da extensão da papilotomia prévia com papilótomo convencional (Cook, TRI-20), sem intercorrências; (C) papilotomia concluída, remoção de "lama" biliar com balão do tipo Fogarty (Cook, EBL-18-200); (D) dimensões finais da papilotomia, permitindo a eliminação de grande quantidade de "lama" biliar.

**Fig. 10-14.** Colecistectomia convencional por colelitíase há cerca de 10 anos. Em 4 de abril de 1979, internada na UTI da Casa de Saúde São José, Rio de Janeiro, com quadro de colangite hipertensiva aguda. Face à instabilidade cardiorrespiratória, após papilotomia endoscópica e eliminação de bile purulenta, colocação de sonda nasobiliar que permitiu a realização de colangiografia (árvore biliar dilatada, especialmente o hepatocolédoco, que apresenta múltiplos cálculos de dimensões variadas) e de lavagem contínua da árvore biliar, sob baixa pressão. Em adição, antibioticoterapia parenteral, agentes inotrópicos, reposição do equilíbrio hidreletrolítico, ventilação respiratória assistida e monitorização dos sinais vitais e regressão do quadro clínico. Decorridos 4 dias, ampliação da papilotomia endoscópica e remoção dos cálculos biliares com cesta de Dormia.

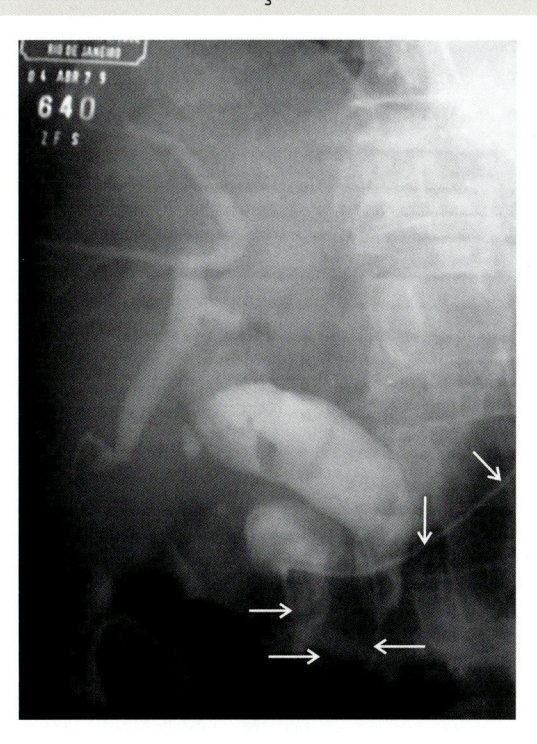

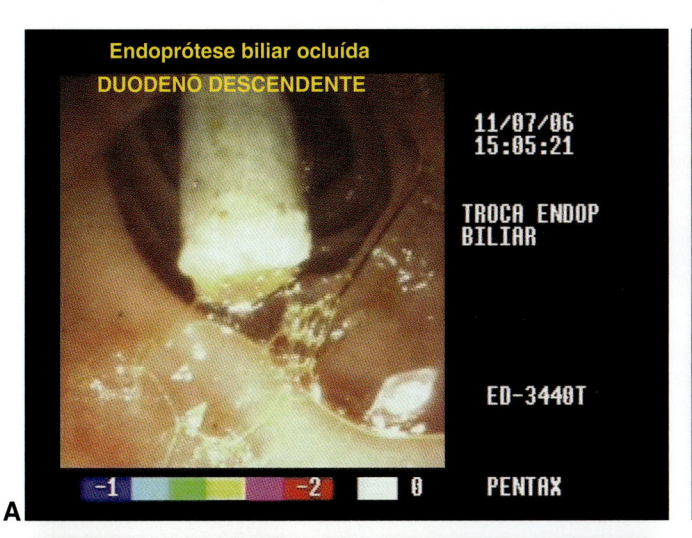

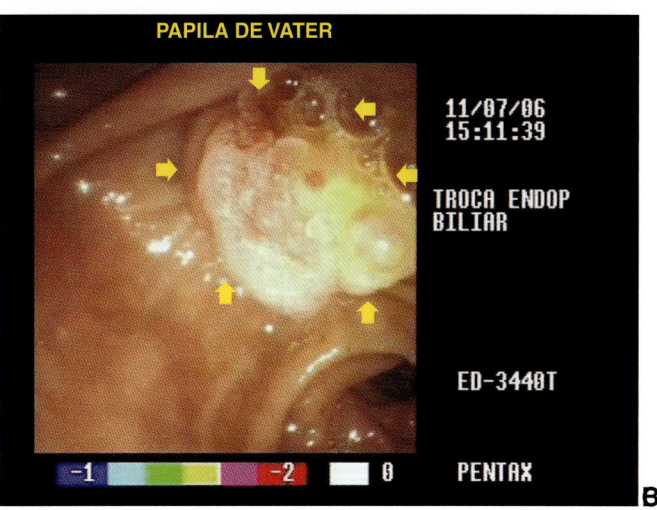

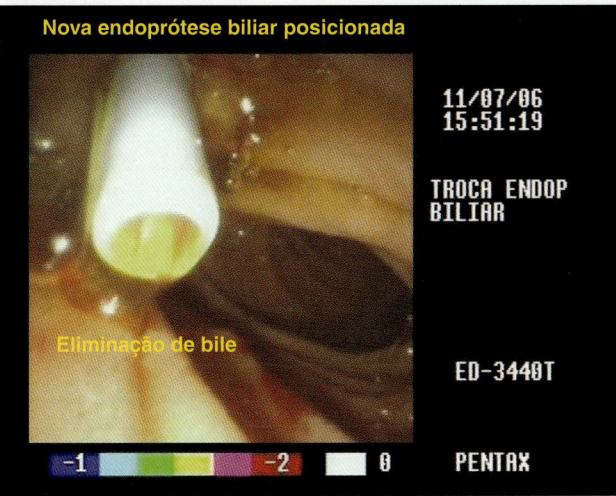

**Fig. 10-15.** Quadro de icterícia obstrutiva e colangite por provável obstrução de endoprótese biliar colocada há 102 dias para desobstrução das vias biliares por tumor no terço distal do colédoco. Duodenoscopia: (**A**) duodeno descendente e endoprótese biliar plástica obstruída; (**B**) papila de Vater após remoção da prótese obstruída com alça para polipectomia; (**C**) nova prótese biliar plástica (Cook, CLSO-7-6) bem posicionada no hepatocolédoco, permitindo drenagem biliar abundante. O quadro clínico regrediu.

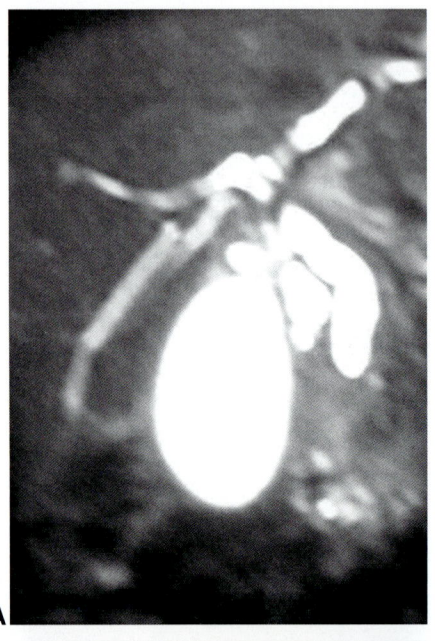

**Fig. 10-16.** Homem de 92 anos, com anorexia, astenia e emagrecimento de aproximadamente 8 kg, de cerca de 30 dias de duração. Há 7 dias, icterícia obstrutiva. (**A**) Colangiorressonância magnética (CRM): dilatação de toda a árvore biliar e interrupção abrupta do fluxo biliar na região periampolar – tumor da papila? (**B**) Colangiografia endoscópica retrógrada (CER): papila de Vater protrusa, de superfície irregular. Punção do infundíbulo para colangiografia seletiva (29/1/2007). (**C**) Infundibulotomia concluída e eliminação de bile purulenta. (**D**) Biópsias da papila de Vater. Histopatologia: adenocarcinoma bem diferenciado (HE 100×). (Laboratório Heloisa Novaes). (**E**) Colangiografia endoscópica retrógrada (CER): interrupção abrupta do contraste ao nível da região periampolar, sugestiva de lesão neoplásica maligna. (**F**) Implantação de endoprótese biliar metálica autoexpansiva (Cook, ZILBS-10-6): videoduodenoscópio e endoprótese sendo posicionada (6/2/2007). Árvore biliar dilatada. (**G**) Endoprótese metálica posicionada, em processo de expansão (extremidade distal ainda não totalmente expandida). (**H**) Endoprótese metálica já expandida e bem posicionada.

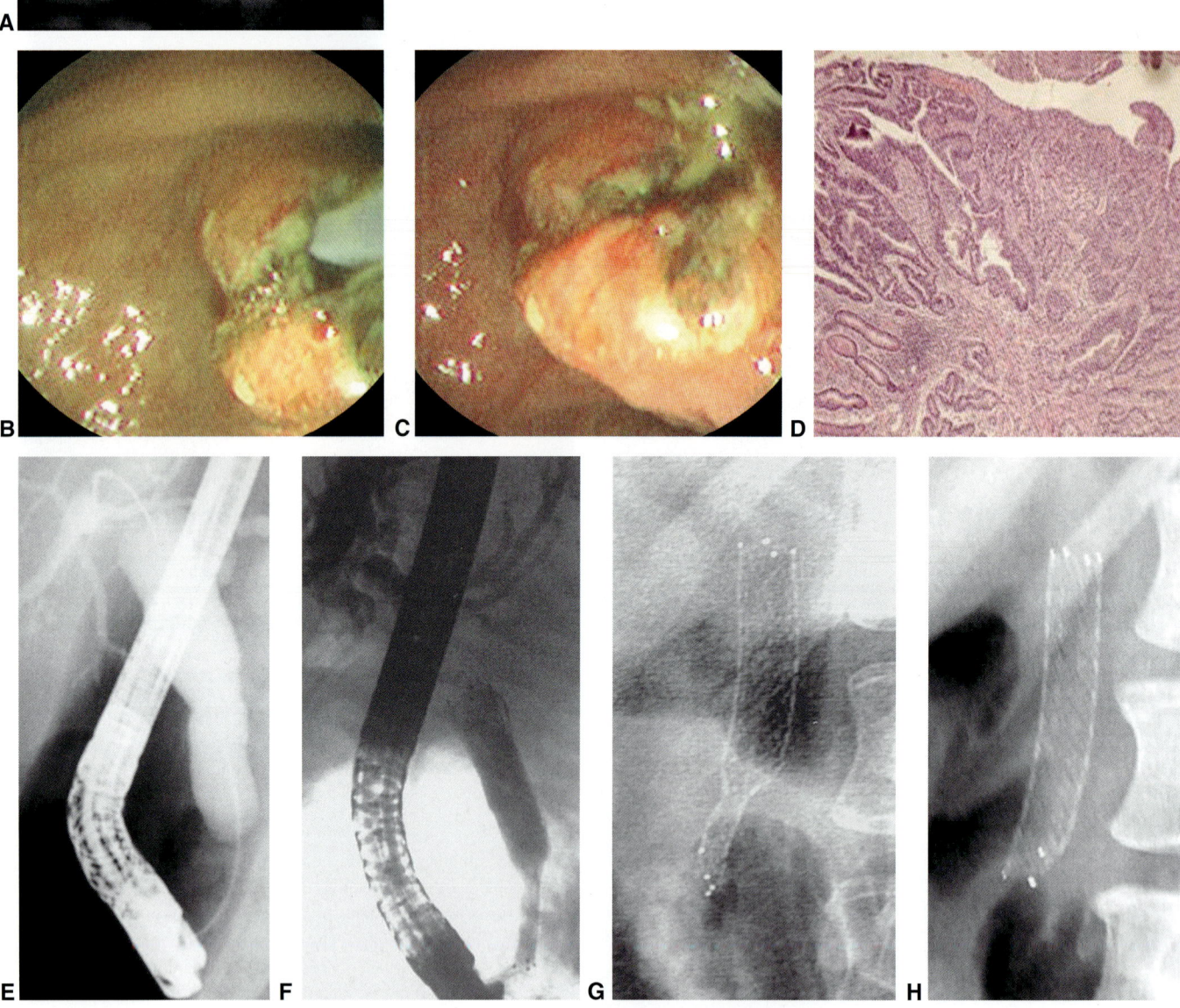

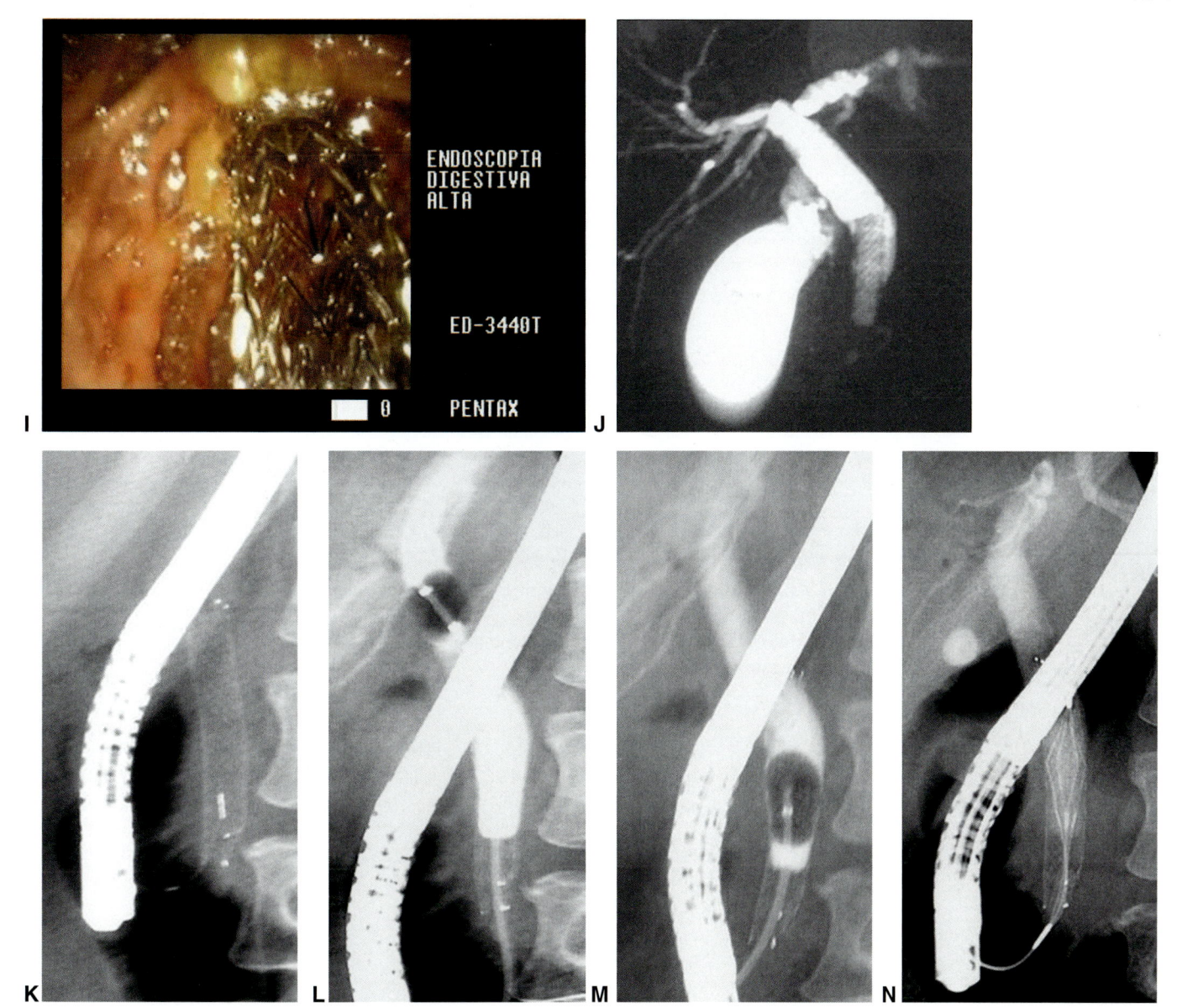

**Fig. 10-16.** *(Cont.)* **(I)** Videoduodenoscopia: duodeno descendente e prótese metálica totalmente expandida. **(J)** Em 1/4/2008 apresentou febre, calafrios e icterícia de padrão obstrutivo (ver exames bioquímicos). **Colangiografia por ressonância magnética** mostrou obstrução da endoprótese metálica e dilatação de toda a árvore biliar. **(K)** Colangiografia retrógrada endoscópica: cateterismo da prótese metálica com papilótomo convencional e insucesso na tentativa de desobstrução. **(L, M)** Colangiografia retrógrada endoscópica e cateterismo da prótese com balão de Fogarty para desobstrução. Insucesso. **(N)** Colangiografia retrógrada endoscópica e tentativa de desobstrução por cateterismo da prótese com cesta de Dormia. Insucesso. *(Continua.)*

| Bioquímica | 2/4/2008 |
|---|---|
| Hemácias | 3.690 |
| Hg | 11,7 g% |
| Htc | 33,5% |
| Leucócitos | 15.600 |
| Bastões | 12 |
| Segmentados | 78 |
| Linfócitos | 11 |
| Protromb | 60% |
| Bil total | 8,55 |
| Bil dir | 7,48 |
| Gama-GT (15-85 U/L) | 1509 |
| Fosf alcalina (50-136 U/L) | 589 |
| TGO (15-37 U/L) | 137 |
| TGP (30-65 U/L) | 165 |

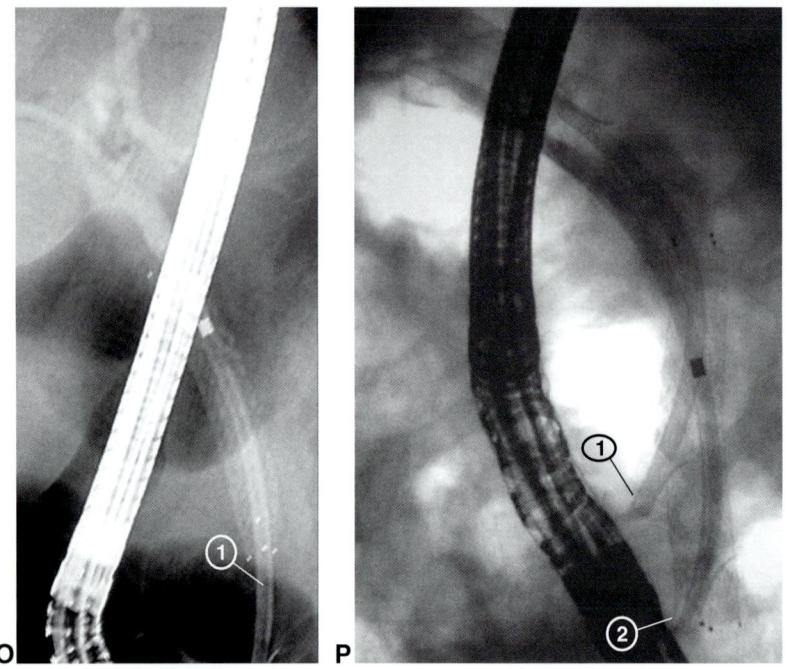

**Fig. 10-16.** *(Cont.)* (**O**) Desobstrução da prótese metálica mediante o seu cateterismo com prótese plástica de 10 Fr de diâmetro (1). (**P**) Colocação de uma segunda prótese plástica de 10 Fr pela infundibulotomia prévia (2). Melhora significativa do quadro clínico. Bioquímica:

| Bioquímica | 2/4/2008 | 3/4/2008 (após 12 h) | 4/4/2008 (após 36 h) |
|---|---|---|---|
| Hemácias | 3.690 | 3.660 | |
| Hg | 11,7% | 11,5% | |
| Htc | 33,5% | 33,2% | |
| Leucócitos | 15.600 | 5.800 | |
| Bastões | 12 | 8 | |
| Segmentados | 78 | 74 | |
| Linfócitos | 11 | 10 | |
| **Bil total** | 8,55 | 5,85 (< 31,6%) | 4,5 (< 47,4%) |
| Bil conj | 7,48 | 5,05 | |

**Em resumo:** a bilirrubinemia total inicial de 8,55 caiu para 5,85 (31,6% menor que o valor inicial) em 12 horas e para 4,5 (47,4% menor que o valor inicial) decorridas 36 horas da desobstrução da endoprótese metálica. Em **30/6/2008:** estado geral satisfatório. Anictérico.

## REFERÊNCIAS BIBLIOGRÁFICAS

1. Capell MS, Abdullah M. Management of gastrointestinal bleeding induced by gastrointestinal endoscopy. *Gastroenterol Clin North Am* 2000;29:125-67.
2. Consensus statement on therapeutic endoscopy and bleeding ulcers. *Consensus Development Panel Gastroint Endosc* 1990;36:62-65.
3. Sacks HS, Chalmers TC, Blum AL et al. Endoscopic hemostasis. An effective therapy for bleeding peptic ulcers. *JAMA* 1990;264:494-99.
4. Cook DJ, Guyatt GH, Salena BJ et al. Endoscopic therapy for acute nonvariceal upper gastrointestinal hemorrhage: a meta-analysis. *Gastroenterology* 1992;102:139-48.
5. Machado G. Endoscopia digestiva. In: Lopes AC (Ed.). *Tratado de clínica médica*. São Paulo: Rocca, 2006. p. 847-74.
6. Lai KC, Swain CP. Te size of vessels in patients dying from bleeding gastric ulcer. *Gastroenterology* 1993;104:A202.
7. Randall GM, Jensen DM, Hirabayashi K et al. Controlled study of different sclerosing agents for coagulation of canine gut arteries. *Gastroenterology* 1989;96:1274-81.
8. Swain CP, Mills TN, Shemesh E et al. Which electrode? A comparison of four endoscopic methods of electrocoagulation in experimental bleeding ulcers. *Gut* 1984;25:1424-31.
9. Johnston JH, Jensen DM, Auth D. Experimental comparison of endoscopic yttrium-aluminum-garnet laser, electrosurgery, and heater probe for canine gut arterial coagulation. Importance of compression and avoidance of erosion. *Gastroenterology* 1987;92:1101-8.
10. Hepworth CC, Kadirkamanathan SS, Gong F et al. A randomized controlled comparison of injection, thermal, and mechanical endoscopic methods of haemostasis on mesenteric vessels. *Gut* 1998;42:462-69.
11. Nelson DB, McQuaid KR, Bond JH et al. Procedural success and complications of large-scale screening colonoscopy. *Gastrointest Endosc* 2002;55:307-14.
12. Kim HS, Kim TI, Kim WH et al. Risk factors for immediate post-polypectomy bleeding of the colon: a multicenter study. *Am J Gastroenterol* 2006;101:1333-41.
13. Dobrowolski S, Dobosz M, Babicki A et al. Blood supply of colorectal polyps correlates with risk of bleeding after colonoscopic polypectomy. *Gastrointest Endosc* 2006;63:1004-9.
14. Van Gossum A, Cozzoli A, Adler M et al. Colonoscopic snare polypectomy: análisis of 1485 resections comparing two types of current. *Gastrointest Endosc* 1992;38:472-75.
15. Zuckerman MJ, Hirota WK, Adler DG et al. ASGE guideline: the management of low-molecular-weight heparin and nonaspirin anti-platelet agents for endoscopic procedures. *Gastrointest Endosc* 2005;61:189-94.
16. Eisen GM, Baron TH, Dominitz JA et al. Guideline on the management of anticoagulation and antiplatelet therapy for endoscopic procedures. *Gastrointest Endosc* 2002;55:775-79.
17. Hsieh YH, Lin HJ, Tseng GY et al. Is submucosal epinephrine injection necessary before polypectomy? A prospective, comparative study. *Hepatogastroenterol* 2001;48:1379-82.
18. Dobrowolski S, Dobosz M, Babicki A et al. Prophylactic submucosal saline-adrenaline injection in colonoscopic polypectomy: prospective randomizes study. *Surg Endosc* 2004;18:990-93.
19. Shioji K, Suzuki Y, Kobayashi M et al. Prophylactic clip application does not decrease delayed bleeding after colonoscopic polypectomy. *Gastrointest Endosc* 2003;57:691-94.
20. Friedland S, Soetikno R. Colonoscopy with polypectomy in anticoagulated patients. *Gastrointest Endosc* 2006;64:98-100.
21. Iishi H, Tatsuta M, Narahara H et al. Endoscopic resection of large pedunculated colorectal polyps using a detachable snare. *Gastrointest Endosc* 1996;44:594-97.
22. Katsinelos P, Kountouras J, Paroutoglou G et al. Endoloop-assisted polypectomy for large pedunculated colorectal polyps. *Surg Endosc* 2006;20:1257-61.
23. Rey JF, Marek TA. Endoloop in the prevention of the postpolypectomy bleeding: preliminary results. *Gastrointest Endosc* 1997;46:387-89.
24. Slivka A, Parsons WG, Carr-Locke DL. Endoscopic band ligation for treatment of post-polypectomy hemorrhage. *Gastrointest Endosc* 1994;40:230-32.
25. Parra-Blanco A, Kaminaga N, Kojima T et al. Hemoclipping for post-polypectomy and postbiopsy colonic bleeding. *Gastrointest Endosc* 2000;51:37-41.
26. Golder S, Strotzer M, Grune S et al. Combination of colonoscopy and clip application with angiography to mark vascular malformation in the small intestine. *Endoscopy* 2003;35:378.
27. Machado G. *Endoscopia terapêutica em gastroenterologia*. Rio de Janeiro: Cultura Médica, 1988.
28. Machado G. Terapêutica endoscópica em patologia biliar. In: Dani R. *Gastroenterologia essecial*. Rio de Janeiro: Guanabara Koogan, 2006. p. 1046-60.
29. Cotton PB. Complications, comparisons and confusion: a commentary. In: Cotton PB, Tytgat GNJ, Williams CB (Eds.). *Annual of gastrointestinal endoscopy*. London: Current Science, 1990. p. 7-9.
30. Cotton PB, Lehman G, Vennes J et al. Endoscopic sphincterotomy complications and their management : an attempt at consensus. *Gastrointest Endosc* 1991;37:383-93.
31. Lambert ME, Betts CD, Hill J et al. Endoscopic sphincterotomy: the whole truth. *Br J Surg* 1991;78:473-76.
32. Machado G. Endoskopische papillotomie (EPT). Technik und ergebnisse. In: Riemann JF, Demling L (Eds.). *Endotherapie der gallenwegserkrankungen*. Stuttgart, New York: Thieme, 1985. p. 17-22.
33. Stolte M. Some aspects of the anatomy and pathology of the papilla of Vater. In: Classen M, Geenen J, Kawai K (Eds.). *The papilla vateri and its diseases*. Baden-Baden, Köln, New York: Verlag Gerhard Witzstrock, 1979. p. 3-13.
34. Machado G. Papilotomia. In: Sobed. *Endoscopia digestiva*. Rio de Janeiro: Fundação SmithKline, 1984. p. 377-89.
35. Ryan ME. Avoidance of aspirin and nonsteroidal anti-inflammatory drugs prior to endoscopic sphincterotomy. *Gastrointest Endosc* 1990;36:199-204.
36. Freeman M, Nelson D, Sherman S et al. Complications of endoscopic sphincterotomy in cirrhotics: a prospective multicenter study (abstract). *Gastrointest Endosc* 1995;41:397.
37. Cotton PB. Outcomes of endoscopic procedures: struggling towards definitions. *Gastrointest Endosc* 1994;40:514-8.
38. Stolte M. Vaskularisation der papilla Vateri und blutunsgefahr bei der papillotomie. *Laber Magen Darm* 1980;10:293-301.
39. Gorelick A, Cannon M, Barnett J et al. First cut, then blend: an electrocautery technique affecting bleeding at sphincterotomy. *Endoscopy* 2001 Nov;33(11):976-80.
40. Loperfido S, Angelini G, Benedetti G et al. Major early complications from diagnostic and therapeutic ERCP: a prospective multicenter study. *Gastrointest Endosc* 1998;48:1-10.
41. Geenen J, Vennes JA, Silvis SE. Resume of a seminar on endoscopic retrograde sphincterotomy. *Gastrointest Endosc* 1981;27:31-38.
42. Leung JW, Chan FK, Sung JJ et al. Endoscopic sphincterotomy-induced hemorrhage: a study of risk factors and the role of epinephrine injection. *Gastrointest Endosc* 1995;42:550-54.
43. Katsinelos P, Paroutoglou G, Beltsis A et al. Endoscopic hemoclip placement for postsphincterotomy bleeding refractory to injection therapy: report of two cases. *Surg Laparosc Endosc Percutan Tech* 2005;15:238-40.
44. Goodhall RJR. Bleeding after endoscopic sphincterotomy. *Ann R Coll Surg Engl* 1985;67:87-88.
45. Montalvo RD, Lee M. Retrospective analysis of iatrogenic Mallory-Weiss tears occurring during upper gastrointestinal endoscopy. *Hepatogastroenterology* 1996;43:174-77.
46. Penston JG, Boyd EJ, Wormsley KG. Mallory-Weiss tears occurring during endoscopy: a report of seven cases. *Endoscopy* 1992;24:262-65.

47. Peng YC, Tung CF, Chow WK et al. Efficacy of endoscopic isotonic saline-epinephrine injection for the management of active Mallory-Weiss tears. *J Clin Gastroenterol* 2001;32:119-22.
48. Bataller R, Llach J, Salmeron JM et al. Endoscopic sclerotherapy in upper gastrointestinal bleeding due to the Mallory-Weiss syndrome. *Am J Gastroenterol* 1994;89:2147-50.
49. Yamaguchi Y, Yamato T, Katsumi N et al. Endoscopic hemoclipping for upper GI bleeding due do Mallory-Weiss syndrome. *Gastrointest Endosc* 2001;53:427-30.
50. Anderson ML, Pasha TM, Leighton JA. Endoscopic perforation of the colon: lessons from a 10-year study. *Am J Gastroenterol* 2000;95:3418-22.
51. Cappell MS, Friedel D. The role of sigmoidoscopy and colonoscopy in the diagnosis and management of lower gastrointestinal disorders: endoscopic findings, therapy, and complications. *Med Clin North Am* 2002;86:1253-88.
52. Farley DR, Bannon MP, Zietlow SP et al. Management of colonoscopic perforations. *Mayo Clin Proc* 1997;72:729-33.
53. Gedebou TM, Wong RA, Rappaport WD et al. Clinical presentation and management of iatrogenic colon perforations. *Am J Surg* 1996;172:454-57.
54. Iqbal CW, Chun YS, Farley DR. Colonoscopic perforations: a retrospective review. *J Gastrointest Surg* 2005;9:1229-35.
55. Araghizadeh FY, Timmcke AE, Pelka FG et al. Colonoscopic perforations. *Dis Colon Rectum* 2001;44:713-16.
56. Yoshikane H, Hidano H, Sakakibara A et al. Endoscopic repair by clipping of iatrogenic colonic perforation. *Gastrointest Endosc* 1997;46:464-66.
57. Mana F, De Vogellaere K, Urban D. Iatrogenic perforation of the colon during diagnostic colonoscopy: endoscopic treatment with clips. *Gastrointest Endosc* 2002;54:258-59.
58. Raju GS, Ahmed I, Brining D et al. Endoluminal closure of large perforations of colon with clips in a porcine model (with video). *Gastrointest Endosc* 2006;64:640-46.
59. Pham BV, Raju GS, Asmed I et al. Immediate endoscopic closure of colon perforation by using a prototype endoscopic suturing device: feasibility and outcome in a porcine model (with video). *Gastrointest Endosc* 2006;64:113-19.
60. Enns R, Eloubeidi MA, Mergener K et al. ERCP-related perforations: risk factors and management. *Endoscopy* 2002;34:293-98.
61. Howard TJ, Tan T, Lehman GA et al. Classification and management of perforations complicating endoscopic sphincterotomy. *Surgery* 1999;126:658-63.
62. Cotton PB. Pre-cut papillotomy – A risky technique for experts only. *Gastrointest Endosc* 1994;40:514-18.
63. Chung RS, Sivak MV, Ferguson DR. Surgical decisions in the management of duodenal perforation complicating endoscopic sphincterotomy. *Am J Surg* 1993;165:700-3.
64. Classen M. Endoscopic papillotomy – New indications, short – And long-term results. *Clin Gastroenterol* 1986;15:457-59.
65. Deviere J, Motte S, Dumonceau JM et al. Septicemia after endoscopic retrograde cholangiopancreatography. *Endoscopy* 1990;22:72-75.
66. Pasanen JP, Partanen K, Pikkarainen P et al. Complications of endoscopic retrograde cholangiopancreatography in jaundiced and cholestatic patients. *Ann Chir Gynaecol* 1992;81:28-31.
67. Machado G. *Icterícia obstrutiva por carcinoma das vias biliares extra-hepáticas. Contribuição endoscópica ao diagnóstico e à terapêutica.* Memória apresentada à Academia Nacional de Medicina, Rio de Janeiro, 1993.
68. Novello P, Hagege H, Ducreux M et al. Septicemias after endoscopic retrograde cholangiopancreatography. Risk factors and antibiotic prophylaxis. *Gastroenterol Clin Biol* 1993;17:897-902.
69. Mollison LC, Desmond PV, Stockman KA et al. A prospective study of septic complications of endoscopic retrograde cholangiopancreatography. *J Gastroenterol Hepatol* 1994;9:55-59.
70. Kadakia SC. Biliary tract emergencies. *Med Clin North Am* 1993;77:1015-36.
71. Lai EC, Mok FP, Tan ES et al. Endoscopic biliary drainage for severe acute cholangitis. *N Engl J Med* 1992;326:1582-6.
72. Nakeeb A, Pitt HA. The role of preoperative biliary decompression in obstructive jaundice. *Hepatogastroenterology* 1995;42:332-37.
73. Siegel JH, Rodriguez R, Cohen SA et al. Endoscopic management of cholangitis: critical review of an alternative technique and report of a large series. *Am J Gastroenterol* 1994;89:1142-46.
74. Lipsett PA, Pitt HA. Acute cholangitis. *Am J Surg* 1990;70:1297-312.
75. Sievert W, Vakil NB. Emergencies of the biliary tract. *Gastroenterol Clin North Am* 1988;17:245-64.

# O PAPEL DO ANESTESIOLOGISTA NAS EMERGÊNCIAS ENDOSCÓPICAS

CAPÍTULO 11

Cláudio Vieira
Eduardo Raia

## ■ INTRODUÇÃO

Com o passar dos anos a endoscopia digestiva, por meio de aparelhos mais modernos e eficientes, vem desenvolvendo e aprimorando suas técnicas visando a uma resolução cada vez maior de complicações agudas geradas pelas mais diversas patologias do tubo gastrointestinal. Essas técnicas propiciam uma rápida abordagem do problema, permitindo uma solução segura e eficaz, que na maioria das vezes se torna definitiva, evitando uma abordagem cirúrgica para uma complicação aguda que frequentemente põe em risco a vida do paciente.

As emergências endoscópicas mais frequentes são as emergências hemorrágicas agudas altas e baixas, seguidas das retiradas de corpo estranho, sendo mais comum em crianças; porém, atualmente, com a grande quantidade de cirurgias bariátricas, passou a se tornar frequente a retirada de fragmentos de comida na junção do balão gástrico ou do anel que funcionam como corpos estranhos nestes pacientes. As emergências das vias biliares, como obstrução e colangites hipertensivas, assim como a colocação de próteses esofágicas, duodenais e biliares, através de tumores infiltrantes e obstrutivos da luz destes órgãos, compõem o universo das situações a serem enfrentadas pelos anestesiologistas que trabalham nos serviços de endoscopia digestiva em todo o mundo.

Essas condições podem ocorrer, nos mais diversos tipos de pacientes, desde crianças até idosos, passando por pacientes previamente hígidos até portadores de diversas doenças crônicas compensadas ou não, podendo se exteriorizar com grave comprometimento do estado físico dos pacientes, o que implicará na necessidade de uma abordagem rápida, muitas das vezes sem o devido preparo clínico adequado, sob o risco de se perder o fio da vida por uma deterioração progressiva de suas funções vitais, causadas pela magnitude da complicação e na, maioria das vezes, pelo já deteriorado estado clínico por doenças crônicas associadas.

Portanto, pela gravidade e urgência que a maioria dessas situações se apresenta, assim como muitos dos pacientes que têm complicações agudas de seu tubo digestivo e possuem uma situação clínica instável ou deteriorada por diversas comorbidades, a abordagem destes indivíduos se torna um grande desafio para os anestesiologistas, que muitas das vezes terão que, em pouco tempo, tomar decisões de suas estratégias anestésicas e até clínicas, considerando todo o seu conhecimento em medicina peroperatória, para uma boa condução destes pacientes durante o procedimento. Estas decisões serão ponderadas com base no tipo de procedimento a ser realizado, duração estimada do mesmo, condição clínica do paciente, onde a avaliação de seu estado hemodinâmico e ventilatório será essencial, e, finalmente, por toda sua conduta anestésica, onde terá que ser rígido nos preceitos de segurança, com a adequada avaliação de acesso e forma de abordagem das vias aéreas, sabendo o exato tempo de jejum, e a escolha adequada das drogas anestésicas visando à melhor condição clínica destes pacientes durante o procedimento, com a devida imobilidade para sua realização, sem esquecer um correto suporte pós-procedimento, que deverá ser na maioria das situações, em uma Unidade de Terapia Intensiva.

## ■ ANESTESIA NAS EMERGÊNCIAS ENDOSCÓPICAS

### Abordagem

Toda a complexidade de manejo endoscópico que estas emergências impõem aos gastroenterologistas endoscopistas, além do próprio contexto complexo que os pacientes se apresentam, determina que haja um profissional médico especializado para vigilância e cuidado do paciente durante todo o exame, estando os anestesiologistas dentre os profissionais médicos, os mais indicados para esta função.

Estas emergências devem sempre ser realizadas em um ambiente hospitalar, onde o paciente possa ter acesso a todos os recursos de suporte à vida como UTI, hemotransfusão, drogas vasoativas e de ressuscitação, suporte ventilatório, rápido acesso a equipes cirúrgicas e à própria sala de cirurgia, já que estes pacientes podem sofrer complicações inerentes ao procedimento endoscópico (p. ex., perfuração de cólon), ou deterioração de sua condição clínica pela própria evolução da emergência, ou ainda uma complicação anestésica, que agravem ainda mais o seu estado, necessitando uma abordagem ainda mais rápida e efetiva, não se podendo perder tempo com remoções em ambulâncias.

Os pacientes devem ser abordados em uma sala apropriada, que possua um aparelho de anestesia (que deve dispor de um respirador que permita controle da ventilação por pressão ou volume e vaporizadores anestésicos calibrados ligados a uma fonte de oxigênio) previamente testado, dois potentes sistemas de aspiração (devendo um permanecer disponível para o endoscopista e o outro para o anestesiologista), ser monitorizados com cardioscopia, oximetria de pulso, pressão arterial não invasiva, capnografia e, se possível, o monitor de índice bispectral (BIS), além de um acesso venoso de grosso calibre, considerando o cateter 18 G como mínimo ideal para estas situações, ou um acesso venoso central caso não haja acesso venoso periférico adequado ou o paciente necessite de aminas vasoativas para manter sua estabilidade hemodinâmica. Além disso, deve se dispor de todo o material necessário para o acesso e permeabilização das vias aéreas (laringoscópios, cânulas nasolaríngeas, cânulas de Guedel, tubos traqueais de diversos calibres), inclusive de material para acesso à via aérea difícil, como máscara laríngeas (Classic e Proseal), estiletes iluminados, *combitubes*, kit de cricotireoidotomia, broncofibroscópicos, entre outros; assim como desfibriladores e drogas utilizadas na ressuscitação cardiovascular (Resolução CFM Nº 1.802/2006).

As emergências endoscópicas podem ser divididas em altas e baixas, devendo ser considerados os seguintes pontos em suas abordagens anestésicas:

A) Sedação/ansiólise.
B) Amnésia.
C) Analgesia.
D) Proteção das vias aéreas inferiores contra regurgitação e/ou vômitos.
E) Prevenção de obstrução das vias aéreas superiores contra hipoxemia e hipercarbia.

A sedação adequada destes pacientes se torna um grande desafio, devendo se considerar a gravidade da complicação, assim como o estado clínico do paciente e forma e duração da abordagem endoscópica, devendo variar desde uma sedação leve, até uma sedação profunda com analgesia ou anestesia geral, passando por uma sedação moderada ("sedação consciente").

- Sedação leve: o paciente responde aos comandos verbais, podendo ter suas funções cognitivas e sua coordenação comprometidas, mas sem comprometimento de suas funções cardiovasculares e respiratórias.
- Sedação moderada/analgesia ("Sedação consciente"): o paciente responde ao comando verbal isolado ou acompanhado de estímulo tátil, com ventilação espontânea adequada sem a necessidade de intervenções para manter a via aérea pérvia, e com função cardiovascular adequadamente mantida.
- Sedação profunda/analgesia: o paciente raramente é despertado por estímulos verbais, respondendo aos estímulos dolorosos. A ventilação espontânea poderá não ser suficiente para uma adequada troca gasosa, podendo haver a necessidade de manutenção de uma via aérea permeável, com função cardiovascular mantida.
- Anestesia geral: o paciente é mantido em plano anestésico adequado imóvel, sem reagir aos estímulos dolorosos, com controle de sua via aérea, podendo ser usada em pacientes mais graves com instabilidade hemodinâmica, em decúbito lateral forçado, ou que não apresentem jejum adequado, ou sejam considerados de "estômago cheio".

### Drogas

Existe um grande arsenal de drogas que podem ser utilizadas, mas o mais importante é que exista um médico capacitado no manuseio das vias aéreas e familiarizado com as medidas de ressuscitação cardiopulmonar.

As drogas mais comumente utilizadas podem ser divididas em venosas e inalatórias.

## Drogas venosas

### Benzodiazepínicos

Os benzodiazepínicos, por sua limitada capacidade de depressão central profunda, por sua excelente capacidade amnésica e ansiolítica, segurança e fácil manuseio, são as drogas mais comumente utilizadas pelos endoscopistas de todo o mundo na sedação para endoscopia digestiva. Porém, toda sua segurança está ameaçada em pacientes cujas condições clínicas estão se deteriorando por complicações endoscópicas agudas comuns, principalmente em idosos e hepatopatas.

### DIAZEPAM

É o benzodiazepínico mais antigo e um dos mais utilizados em todo o mundo, principalmente pela sua limitada capacidade de depressão central profunda e baixo custo, sendo usado comumente como sedativo, amnésico, ansiolítico, relaxante muscular e anticonvulsivante, possuindo como principal desvantagem uma sedação mais prolongada.

Após sua administração venosa, atravessa rapidamente a barreira hematoencefálica, atingindo o sistema nervoso central, que é o seu principal local de ação. Sua metabolização é feita pelo sistema de oxirredutases do Citocromo P-450, resultando em um metabólito ativo chamado de nordiazepam. Seus produtos do metabolismo são excretados em sua maior parte pelos rins.

O diazepam atua no sistema nervoso central, dependendo de a dose causar sedação à hipnose e mais raramente estupor, sem, no entanto, produzir efeito anestésico, sendo possível produzir amnésia anterógrada.

Em sua dose clínica habitual pode provocar diferentes graus de depressão respiratória, com diminuição dos estímulos hipóxicos, favorecendo a instalação de carbonarcose, principalmente em paciente portadores de Doença Pulmonar Obstrutiva Crônica (DPOC). Sua associação com opioides pode causar apneia, podendo se exacerbar se houver associação com álcool ou outros depressores do sistema nervoso central. Por esses motivos, é importante ter atenção especial quando utilizar em crianças, idosos, alcoólatras, hepatopatas e pneumopatas, titulando as doses e buscando sempre a menor dose resposta possível.[2]

No sistema cardiovascular em indivíduos sadios sua ação é mínima. Reduz a pressão arterial e aumenta a frequência cardíaca, havendo uma diminuição do trabalho ventricular esquerdo e no débito cardíaco, promovendo aumento do fluxo coronariano, provavelmente à custa da elevação nas concentrações intersticiais de adenosina.[3]

Recomendamos que a titulação da dose seja rigorosa de acordo com o objetivo traçado, devendo ser feita em pequenos incrementos, aguardando intervalos de 3 minutos para nova dose, tendo como referência o peso corporal do paciente, utilizando uma dose de 0,04 a 0,2 mg.kg$^{-1}$. Deve-se, ainda, levar sempre em consideração a maior sensibilidade dos idosos e hepatopatas, principalmente quando houver administração de doses múltiplas, em função da ação de seus metabólitos ativos, promovendo um efeito cumulativo ao fármaco original administrado.[4]

### MIDAZOLAM

É o benzodiazepínico mais utilizado atualmente, proporcionando os mesmos efeitos que os demais fármacos de sua classe, tendo, porém, um efeito de amnésia anterógrada mais pronunciado e um tempo de ação mais curto em relação ao diazepam.

Por ser um fármaco de metabolização hepática (complexo P-450) sua farmacocinética pode ser alterada pela idade, obesidade, disfunções hepáticas e renais, assim como ter interações potencializadoras com outros fármacos. Mais uma vez devemos ter atenção principalmente com os hepatopatas, onde a dose adequada pode ser três vezes inferior as habituais.

O mecanismo de efeito teto dos benzodiazepínicos no sistema nervoso central, responsável pela relativa segurança destas drogas, dificilmente permite apneia prolongada e óbito em indivíduos saudáveis, porém nas emergências endoscópicas onde até indivíduos previamente hígidos podem se apresentar com quadros clínicos graves, deve-se redobrar a atenção, diminuindo as doses iniciais, com atenção especial aos idosos, pneumopatas, hepatopatas e quando houver associação com álcool e drogas depressoras do sistema nervoso central como barbitúricos e opioides.[4-6]

Suas principais indicações são ansiólise, sedação e hipnose, devendo se usar doses tituladas de 2 mg (0,01 a 0,1 mg.kg$^{-1}$) por via venosa, devendo se aguardar um intervalo de 2 a 3 minutos até uma nova dose, a fim de se observar o efeito.

### FLUMAZENIL

O flumazenil é um agonista antagonista com atividade agonista fraca.[11] É metabolizado no fígado, devendo ter sua dose reduzida em hepatopatas.

A reversão, pelo flumazenil, dos efeitos dos benzodiazepínicos ocorre de maneira inversa ao seu aparecimento e contrária à dose, ou seja, é necessária uma alta dose de flumazenil para reverter a ansiólise produzida por baixa dose de midazolam. Ao contrário, a hipnose, que é obtida em dose elevada do benzodiazepínico, fica revertida com pequena dosagem do antagonista.[2]

Sua dose eficaz oscila entre 0,2 e 0,4 mg devendo ser titulada e aplicada em pequenos incrementos lentamente por via venosa. A duração média do antagonismo obtido com o flumazenil é de 30 minutos, motivo pelo qual deve ser usado com cautela em pacientes ambulatoriais, pela possibilidade de efeito rebote residual do benzodiazepínico aplicado previamente.

Suas desvantagens incluem a incidência de náuseas e seu alto custo.

## *Opioides*

São usados principalmente em associação aos benzodiazepínicos, potencializando seus efeitos depressores do sistema nervoso central, acrescentando uma sensação de bem-estar e analgesia, principalmente naqueles procedimentos endoscópicos com distensão de alça pela insuflação de gás necessária à realização do exame.

### MEPERIDINA

A meperidina foi o primeiro opioide sintético aprovado para o uso em humanos e certamente é o opioide mais utilizado pelos endoscopistas como coadjuvante na sedação. Quando administrada por via venosa apresenta efeito máximo em 4 a 5 minutos com duração da analgesia de 2 a 4 horas.

É metabolizada pelo fígado em um metabólito ativo chamado Normeperidina, que possui metade de sua potência analgésica, sendo eliminada pelos rins.

Sua potência analgésica é dez vezes menor do que a da morfina.

Nas colangites hipertensivas agudas, devemos contraindicar ou usar de maneira muito criteriosa os opioides, já que estudos revelaram que os mesmos, principalmente a meperidina e a morfina causam aumento na pressão biliar. Doses equianalgésicas de morfina (0,125 mg.kg$^{-1}$) e meperidina (0,125 mg.kg$^{-1}$) por via venosa causaram espasmos prolongados do esfíncter de Oddi. Estudos de Radnay *et al.* demonstraram que 1 mg.kg$^{-1}$ de meperidina e 0,125 mg.kg$^{-1}$ de morfina aumentaram a pressão biliar em 52,7% e em 61,3% respectivamente.[7,8]

Mesmo em doses equipotentes menores que a meperidina, mostrou um efeito depressor respiratório superior ao da morfina, sendo mais pronunciado 20 a 30 minutos após sua administração. Causa analgesia, sedação e euforia, sendo o efeito colateral mais comum a ocorrência de náuseas e vômitos, podendo também causar hipotensão ortostática.

Atenção especial mais uma vez deve ser dada aos pacientes cirróticos e nefropatas, devendo reduzir suas doses iniciais em 50%.

Pode ser usada em incrementos de 15 mg (0,15 mg.kg$^{-1}$ a 0,7 mg.kg$^{-1}$), respeitando um intervalo de 5 minutos para novo repique.

### FENTANIL

O fentanil é um opioide sintético muito utilizado pelos anestesiologistas e pouco utilizado pelos endoscopistas. Sua potência analgésica é 50 a 100 vezes superior à morfina.[9]

Possui como grande vantagem a estabilidade hemodinâmica, sendo muito útil no tratamento de pacientes graves, tendo início de ação entre 3 a 5 minutos após a dose inicial, além disso, possui intensa ação analgésica. Apesar de proporcionar excelente estabilidade hemodinâmica, deve ser usado com cautela em idosos e pneumopatas, em virtude de sua alta capacidade de promover depressão respiratória. Pode produzir rigidez muscular intensa, que normalmente é potencializada pela dose administrada, velocidade de administração e em pacientes idosos. Habitualmente causa diminuição da complacência torácica que, por vezes, torna a ventilação espontânea e até controlada impossível, sendo necessária a administração de relaxantes musculares ou naloxona para reversão do quadro.[2]

No aparelho digestivo está associado ao retardo no esvaziamento gástrico e ao aumento do tônus do ducto biliar, induzindo náuseas e vômitos, dependendo da dose, velocidade de injeção e sensibilidade do paciente.

Apresenta uma eliminação prolongada, principalmente se houver administração de doses repetidas, sendo metabolizado no fígado.

Sua dose para sedação e analgesia deve estar entre 0,03 mcg.kg$^{-1}$ e 1 mcg.kg$^{-1}$, devendo se titular a dose de acordo com a resposta observada, respeitando um intervalo de até 5 minutos para nova dose.

### MORFINA

É o opioide mais antigo, com ação mais prolongada, não devendo ser utilizado como coadjuvante na sedação destes pacientes em face aos opioides mais modernos e de mais curta ação disponíveis no mercado.

### REMIFENTANIL

É um opioide sintético mais recente. Possui início e término de ação extremamente rápido, com grande estabilidade hemodinâmica, devendo ser usado em infusão contínua e por um profissional habituado no seu manuseio.

### NALOXONA

É um derivado sintético da morfina e o principal antagonista opioide puro.

Deve ser usada com cautela em função de seu potencial de causar hipertensão arterial, taquicardia ventricular, fibrilação ventricular, acidente vascular cerebral, edema agudo de pulmão, parada cardíaca e/ou óbito. Deve-se diluir uma ampola de 0,4 mg para 20 mL e injetar via venosa 1 mL da solução a cada 3 minutos até que a frequência respiratória alcance 14 incursões por minuto, e a saturação de oxigênio se mantenha adequada, e injetar via intramuscular, e em dose única, a soma das doses administradas por via venosa.[2]

### Propofol

O propofol é uma excelente droga hipnótica sedativa, com rápido início de ação e de curta duração, promovendo um rápido despertar, praticamente isento de efeitos residuais, não possuindo ação analgésica, mas com propriedades antieméticas. Possui metabolização hepática e eliminação renal.

Deve ser usado com cautela em pacientes hipovolêmicos, já que causa diminuição da pressão, principalmente pela diminuição da resistência vascular periférica. É um profundo depressor respiratório.

Para procedimentos prolongados há a necessidade de *bolus* repetidos para se manter o grau de hipnose desejado, ou, preferencialmente, ser usado em infusão contínua em bomba de infusão.

Sua dose de indução anestésica em adultos hígidos é de 2 mg a 2,25 mg.kg$^{-1}$. Esta dose deve ser reduzida em pelo menos 50% nos pacientes idosos e hipovolêmicos.

Nas emergências endoscópicas onde os pacientes frequentemente se apresentam anêmicos, hipovolêmicos, sépticos, por vezes instáveis hemodinamicamente, o propofol deve ser usado com cautela e por um profissional habituado com o seu manuseio. Sugerimos doses tituladas intermitentes de 30 mg a cada minuto até se alcançar o grau de sedação desejado, mantendo a sedação por meio de infusão contínua em bomba de infusão com doses de 1 a 5 mg/kg/h, ou em pequenos *bolus* de 30 mg de acordo com a resposta do paciente.

### Inalatórias

#### Sevorane

Droga inalatória muito utilizada em decorrência de sua rápida eliminação, proporcionando um despertar precoce. Proporciona ótima estabilidade hemodinâmica com efeito cardioprotetor e de proteção cerebral. Sua maior desvantagem é o seu custo.

#### Isofurano

Agente inalatório que também pode ser usado, porém apresenta maior depressão cardiovascular que o sevorane, tendo como maior vantagem seu menor custo.[10]

## Medicina peroperatória nas emergências endoscópicas altas

O desafio inicial dos anestesiologistas e endoscopistas nessas situações é o controle adequado da ventilação, com a proteção das vias aéreas inferiores contra a entrada de sangue, restos de alimentos, suco gástrico ou corpos estranhos sólidos (p. ex., pedaços de brinquedos ou de alimentos nos pacientes pós-cirurgia bariátrica) que tenham determinado a indicação do procedimento, já que no caso dos sólidos o grande risco é a obstrução mecânica da via aérea com hipoxemia aguda, enquanto no caso de líquidos quanto maior o volume aspirado (> 25 mL) e menor o Ph (< 2,5), pior será a morbidade da broncoaspiração com maior gravidade da pneumonia e da disfunção ventilatória, que será ainda mais agravada em pneumopatas e idosos.

Portanto, deve ser realizada uma sedação venosa leve com o paciente consciente, apenas visando a eliminar sua ansiedade, sem abolir os reflexos de proteção das vias aéreas, ou então proceder a uma entubação orotraqueal, que, apesar de mais invasiva, proporciona maior segurança pelo efetivo controle da via aérea, principalmente quando se estima um procedimento mais prolongado. Nestas situações deve-se avaliar bem quando o paciente se apresenta com o estômago cheio, sendo indicado nestas circunstâncias uma entubação com o paciente acordado (o paciente só deve ser profundamente sedado após a correta colocação do tubo e que o balonete esteja devidamente insuflado, sendo comum algum grau de reação ao tubo nestas circunstâncias), sob leve ansiólise e anestesia tópica com xilocaína 10% até a valécula, sem esquecer a alta taxa de absorção da xilocaína *spray* na mucosa oral e faríngea, liberando em cada *spray* 10 mg da droga, devendo se respeitar a dose máxima de 4 mg.kg$^{-1}$.

Se não houver contraindicação por parte do endoscopista, é aconselhável o uso venoso de 10 mg de metroclopramida em uma tentativa de acelerar o esvaziamento gástrico, e 50 mg de ranitidina com o objetivo de aumentar o Ph gástrico (diminuindo a gravidade de uma possível broncoaspiração) e o tônus do esfíncter esofagiano inferior, se possível 1 hora antes do procedimento.

Independentemente da técnica escolhida (sedação × anestesia geral) o paciente deve sempre estar monitorizado com cardioscopia, pressão arterial não invasiva, oximetria de pulso e capnografia (nas anestesias gerais).

Se a escolha for a sedação, algumas medidas podem assegurar uma via aérea desobstruída e bem oxigenada como:

A) Utilizando um cateter de nelaton N.12, faça três orifícios laterais em sua parte mais distal. Meça a distância do *Tragus* até a asa do nariz do lado em que esse cateter será introduzido. Após escolher a narina, coloque um vasoconstritor nasal (para evitar um possível sangramento na passagem do cateter), lubrifique e anestesie a narina com xilocaína geleia. Passe, então, o cateter e acople um fluxo de oxigênio de 3 L/min.

B) Após isso, começamos então a sedação com as doses tituladas previamente descritas, respeitando sempre intervalos de 3 a 5 minutos para novas doses.
C) Caso haja algum grau de obstrução alta das vias aéreas (ronco, por exemplo), poderá ser facilmente contornado com a colocação de uma cânula nasofaríngea N.26 ou 28 na mesma narina do cateter, ou caso haja uma dificuldade de introdução nesta narina passe para a outra. Existem no mercado cateteres nasofaríngeos já com uma entrada auxiliar para conexão do oxigênio.

Se, após a administração das doses máximas preconizadas (descritas anteriormente) dos benzodiazepínicos e/ou opioides escolhidos, o paciente não estiver suficientemente cooperativo, pode-se optar pelo uso de infusão contínua ou pequenos *bolus* (20-30 mg) de propofol venoso, ou então pela anestesia geral.

Nas situações em que o paciente está de estômago cheio e se optou pela entubação orotraqueal, a tosse e a reação ao tubo, apresentadas após a entubação, são sinais de que a técnica foi bem-feita, garantindo a manutenção dos reflexos de proteção da via aérea, devendo primeiro se insuflar o balonete e depois sim, se induzir a hipnose, mantendo-a com oxigênio e sevorane, ou propofol em infusão contínua. Essa técnica também está indicada em pacientes com nível de consciência rebaixado, instáveis hemodinamicamente, com hematêmese volumosa (p. ex., sangramentos de varizes esofagianas), com obstrução intestinal e vômitos fecaloides ou material fecaloide no cateter nasogástrico e com corpos estranhos no esôfago.

Nos pacientes em melhor estado geral, sem as condições anteriores, pode-se optar por uma indução em sequência rápida, com uma pré-oxigenação por 3 a 5 minutos com um fluxo de 5 L/min. de oxigênio, seguida de indução com propofol (2-3 mg.kg$^{-1}$), relaxamento muscular com succinilcolina (1 mg.kg$^{-1}$) ou rocurônio (0,9 mg.kg$^{-1}$), sendo mantida durante toda indução a Manobra de Sellick (compressão sob a cartilagem cricoide), e, finalmente, entubação orotraqueal 1 minuto após a injeção do relaxante muscular. A manutenção poderá ser feita com oxigênio e sevorane ou propofol em infusão contínua.

Gostaríamos de ressaltar uma situação específica que em nossa opinião deve ser realizada sempre com anestesia geral com entubação orotraqueal, que é a colangite hipertensiva aguda/pancreatite biliar.

A Colangiopancreatografia Endoscópica Retrógrada (CPER) é sempre realizada em uma posição de decúbito lateral esquerdo forçado, quase um decúbito ventral, que por si só já dificulta a ventilação pulmonar. Aliado a isso há a sedação que qualquer que seja a técnica utilizada irá proporcionar algum grau de depressão ventilatória, principalmente quando o exame for mais demorado e for necessária a administração de doses subsequentes de hipnóticos. Além disso, normalmente os pacientes se apresentam muito debilitados, alguns sépticos, com alto consumo de oxigênio e instabilidade hemodinâmica, devendo, acima de tudo, ser mantidos imóveis para a boa realização do exame.

Portanto, como a avaliação da ventilação nesta posição é difícil de ser realizada, não podendo se medir o $CO_2$ expirado e o acesso, a via aérea é ainda mais difícil ou até impossível nesta posição, sugerimos a anestesia geral com entubação orotraqueal e ventilação assistida ou controlada. Ao contrário do que muitos acham, o despertar é tão ou mais rápido do que com a sedação, e alguns pacientes pela gravidade de seus quadros muitas das vezes necessitam permanecer entubados e em um ambiente de terapia intensiva no pós-exame, até a melhora de seu quadro séptico.

## Medicina peroperatoria nas emergências endoscópicas baixas

As emergências endoscópicas baixas mais comuns são as hemorragias digestivas baixas onde o maior desafio é a manutenção da estabilidade hemodinâmica destes pacientes, além da correta avaliação de seu estado volêmico e grau de anemia, e as obstruções intestinais, onde o grande desafio é o tratamento da via aérea com sua devida proteção contra a aspiração de material fecaloide, associada à correta avaliação do grau de hidratação deste pacientes.

As técnicas mais utilizadas são:

A) Sedação/analgesia venosa, realizada com infusão contínua de propofol mais adição de um opioide (meperidina ou fentanil), e altas concentrações de oxigênio via máscara facial.
- Vantagens:
  - Técnica mais rápida, já que o paciente é colocado em decúbito lateral esquerdo acordado e logo a seguir sedado.
- Desvantagens:
  - Impossibilidade de avaliar corretamente a ventilação e o nível de $CO_2$.
  - Maior possibilidade de obstrução das vias aéreas. Maior possibilidade de regurgitação.
B) Anestesia geral: a hipnose é realizada com propofol e a seguir é colocada a máscara laríngea. (Preferência a Proseal ou Supreme, já que permitem a passagem de um cateter gástrico de nº 16 para a aspiração do conteúdo gástrico), seguida de manutenção com oxigênio com propofol em infusão contínua ou sevorane.

- Vantagens:
  - A melhor avaliação da ventilação, com a medida adequada dos níveis de $CO_2$ expirado e, se necessária, ventilação pela compressão positiva intermitente (já que muitas vezes é necessária a compressão manual do abdome pelo endoscopista para a progressão do aparelho de colonoscopia).
  - Impossibilidade de obstrução das vias aéreas superiores.
  - Menor incidência de regurgitação, já que o paciente terá a via aérea pérvea pelo dispositivo de ventilação, e pela possibilidade de aspiração do conteúdo gástrico através das máscaras.
- Desvantagens:
  - Tempo maior para o início do procedimento, já que a indução exige um preparo prévio.
  - Trauma das vias aéreas superiores pela passagem da máscara laríngea.
  - É necessário que haja um anestesiologista treinado para o manuseio da máscara laríngea.

Nas situações de vômitos fecaloides ou drenagem de material fecaloide pelo cateter nasogástrico, o paciente deve ser entubado, acordado sob leve sedação e anestesia tópica oral como descrito anteriormente.

### ■ REFERÊNCIAS BIBLIOGRÁFICAS

1. Barash PG, Stoelting RK, Cullen BF et al. *Clinical Anesthesia*. 4th ed. 1997.
2. Cavalcante IL, Cantinho FAF, Vinagre RCO. *Anestesia Venosa*. Saerj, 2004.
3. Charney DS, Mihic JS, Harris RA. Hipnóticos e sedativos. In: Gilman AG, Hardman JG, Limbrid LE. *As bases farmacológicas da terapêutica*. 10th ed. Rio de Janeiro: Mc Graw-Hill Interamericana do Brasil Ltda.
4. Rasmussen LS, Steentoft A, Rasmussen H et al. Benzodiazepines and postoperative cognitive dysfunction in elderly. *British Journal of Anesthesia*, 1999;83(4):585-89.
5. Hobbs WR, Raw TW, Verdoon TA. Hypnotics and sedatives; ethanol. In: Hardman JG, Gilman AG, Limbird LE (Eds.). *The pharmacological basis of therapeutics*. 9th ed. New York: Mcgraw-Hill 1996.
6. Leung BP, Miller E, Park GR. The effect of propofol on midazolan metabolism inhuman liver microsome suspension. *Anesthesia* 1997;52(10):945-48.
7. Joehl RJ, Koch KL, Nahrwold DL. Opioid drugs cause bile duct obstruction during hepatobiliary scans. *Am J Surg* 1984 Jan.;147(1):134-38.
8. Radnay PA, Brodman E, Mankikar D et al. The effect of and pentazocine on common bile duct pressure. *Anaesthesist* 1980;29:26-29.
9. Peng PWH, Sandler NA. A review of the use of fentanyl analgesia in the management of acute pain in adults. *Anesthesiology* 1999;90:576-99.
10. Cangiani LM, Posso IP, Potério GMB et al. *Tratado de anestesiologia Saesp*. 6. ed. São Paulo: Ateneu, 2006. p. 129-36.
11. Brodgen RN, Goa KL. Flumazenil. *Drugs* 1988 Apr.;35(4):448-67.

# CASOS ILUSTRATIVOS

CAPÍTULO 12

Glaciomar Machado
Heloisa Novaes

**CASO 1.** Mulher, 82 anos, com história de hematoquezia de repetição, no momento com quadro agudo. À colonoscopia de urgência, angiodisplasia em terço proximal do cólon direito, com sangramento ativo. Hemostasia por fulguração da lesão com plasma de argônio (2,3 L/min; 60 W) (Fig. 12-1).

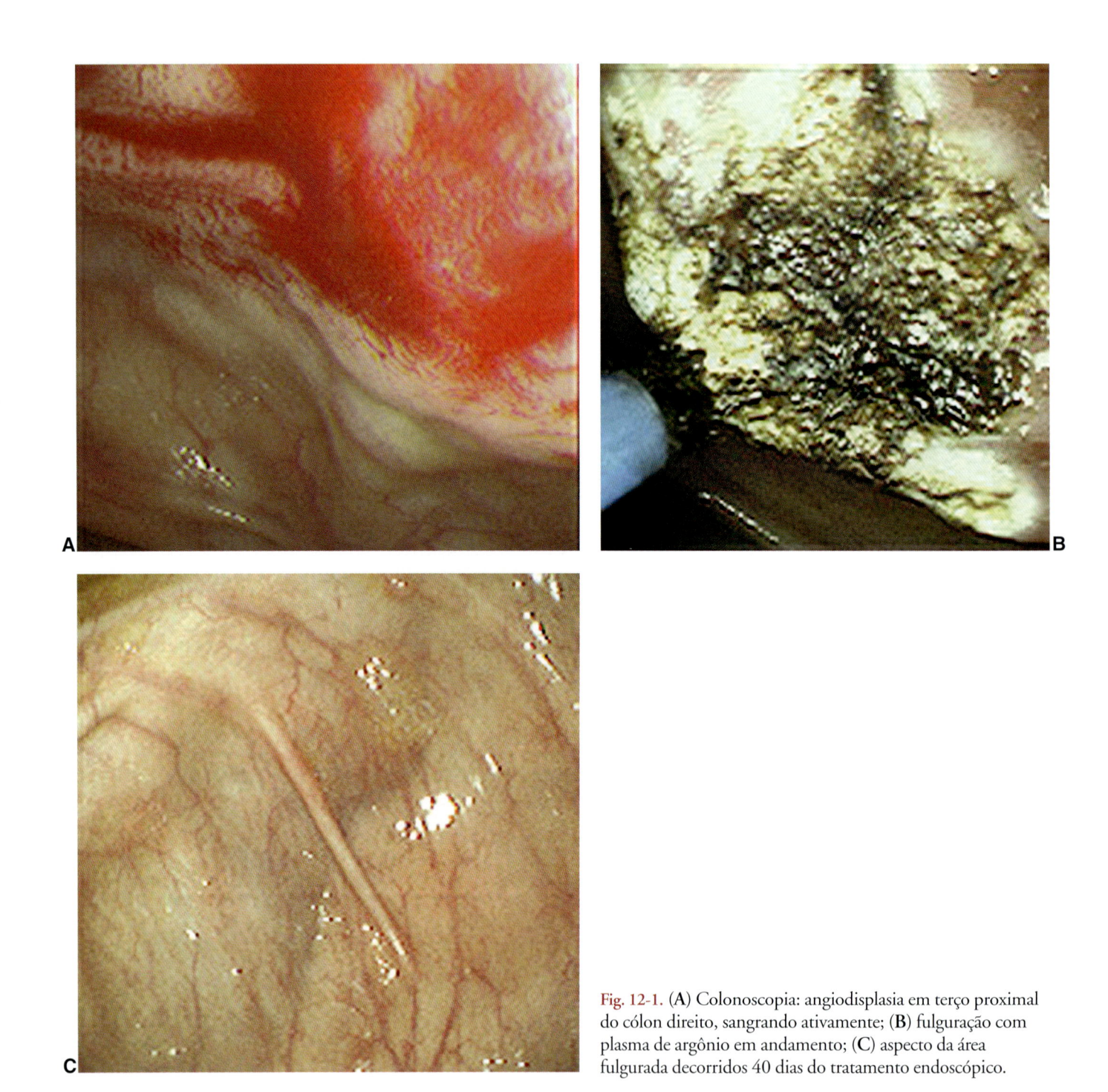

Fig. 12-1. (**A**) Colonoscopia: angiodisplasia em terço proximal do cólon direito, sangrando ativamente; (**B**) fulguração com plasma de argônio em andamento; (**C**) aspecto da área fulgurada decorridos 40 dias do tratamento endoscópico.

**CASO 2.** Homem, 86 anos, com quadro agudo de hematoquezia, necessitando internação hospitalar e transfusão de sangue. À colonoscopia emergencial, tumor vegetante com áreas ulceradas, de grandes dimensões, localizado no sigmoide, com sangramento ativo. Hemostasia utilizando plasma de argônio (Fig. 12-2).

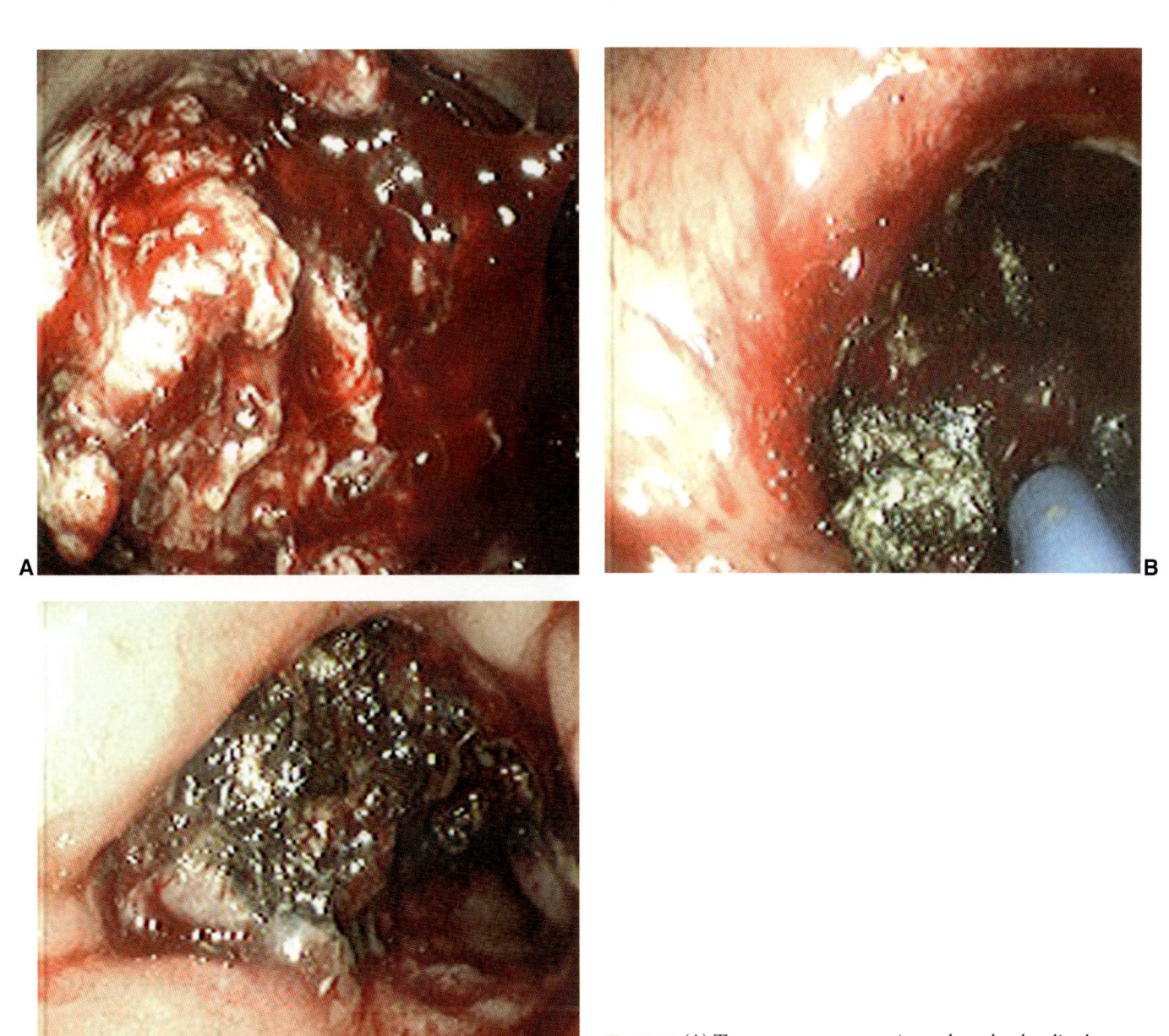

Fig. 12-2. (**A**) Tumor vegetante com áreas ulceradas, localizado no sigmoide, em vigência de vultoso sangramento; (**B**) fulguração com plasma de argônio em andamento; (**C**) aspecto da lesão após conclusão do tratamento endoscópico.

**CASO 3.** Homem, 80 anos, em vigência de hematoquezia (hemácias: 2.230.000; hemoglobina: 8,1 g%; hematócrito: 23%). Em abril de 2001, câncer de próstata. Radioterapia. Desde setembro de 2002, episódios repetidos de hematoquezia = anemia = repetidas transfusões de sangue. À colonoscopia, proctopatia actínica com sangramento ativo (Fig. 12-3).

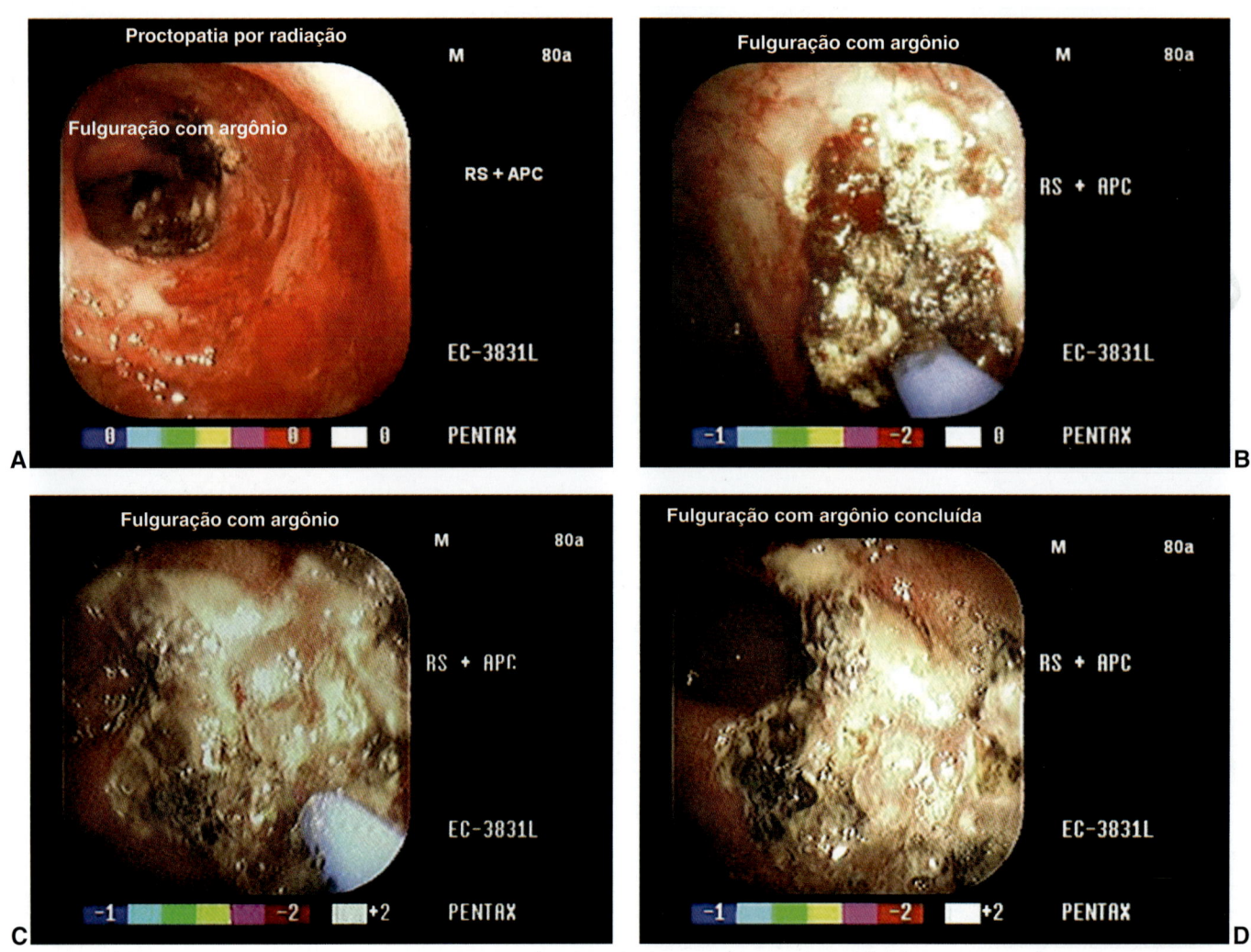

Fig. 12-3. (**A**) Reto com sangramento ativo por incontáveis telangiectasias (proctopatia actínica); (**B**) fulguração com plasma de argônio; (**C**) fulguração com plasma de Argônio em andamento; (**D**) fulguração concluída, ainda com a presença do gás, e extensa área esbranquiçada resultante do tratamento. Hemostasia.

**CASO 4.** Mulher, 87 anos, com quadro agudo de hematoquezia, necessitando internação hospitalar e transfusão de sangue. À colonoscopia emergencial, tumor ulcerado localizado no ângulo hepático, com sangramento ativo. Hemostasia mediante fulguração com plasma de argônio (2,3 L/min; 80 W) (Fig. 12-4).

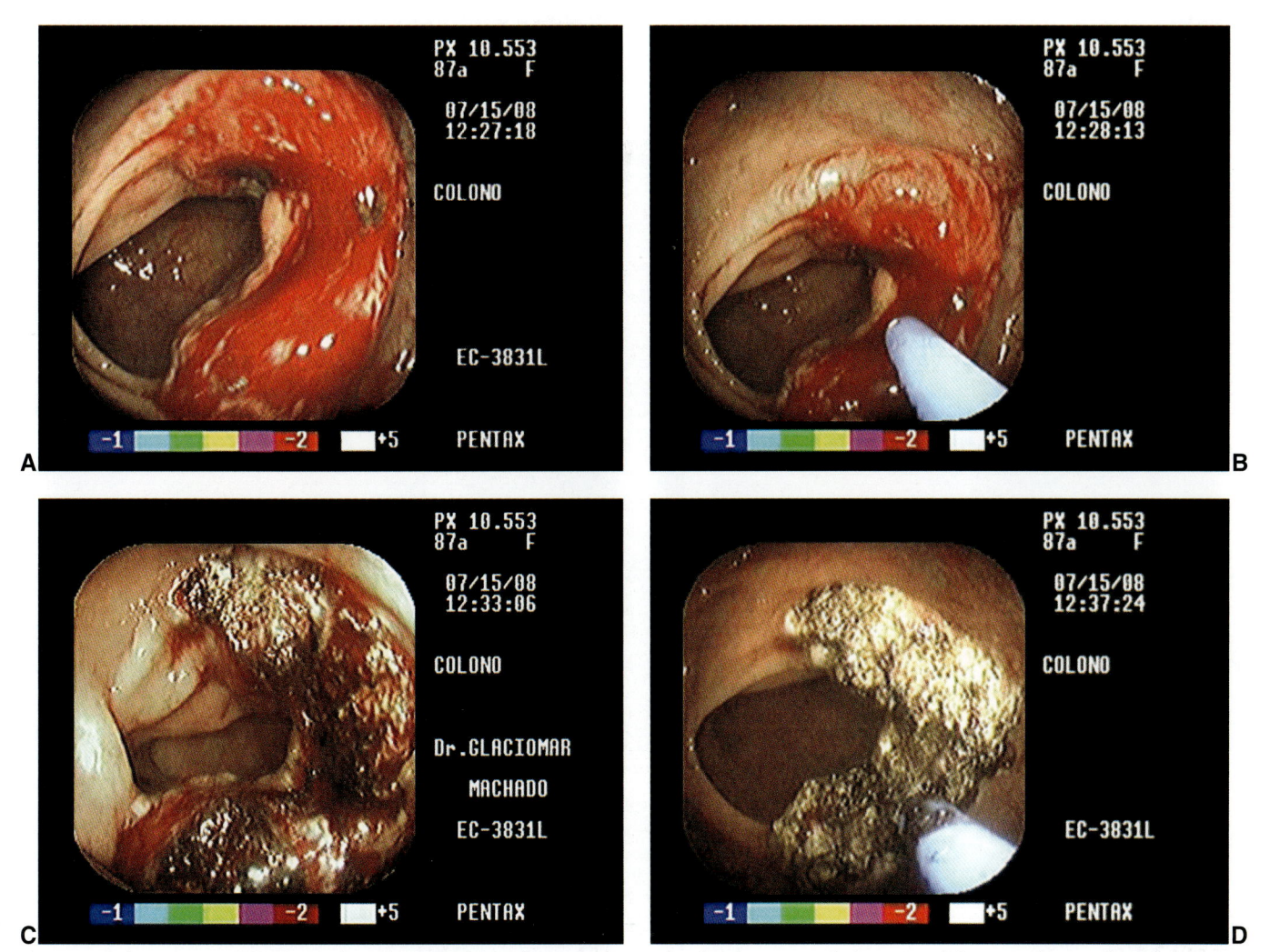

**Fig. 12-4.** Colonoscopia: (**A**) tumor ulcerado em vigência de sangramento, localizado em ângulo hepático; (**B**) mesma lesão e eletródio para fulguração com plasma de argônio; (**C**) fulguração em andamento; (**D**) tratamento concluído; obtenção de hemostasia. Vê-se, ainda, o eletródio utilizado na fulguração e a presença do gás.

**CASO 5.** Homem, 86 anos, com história de ingestão de prótese dentária há cerca de 30 dias. Acompanhamento radiológico mostrou, 8 dias após, a prótese em topografia do íleo terminal/válvula ileocecal (Fig. 12-5A, B).

Nova radiografia simples de abdome, decorridos 15 dias da radiografia anterior, mostrou a prótese na mesma topografia (Fig. 12-5C, D).

À videoileocolonoscopia, 2 dias depois, a prótese (pivô) foi localizada no interior do apêndice ileocecal (Fig. 12-5E, F).

Foi removida endoscopicamente em dois tempos: inicialmente, retirada do interior do apêndice, por apreensão do pino metálico com pinça apropriada (MTW, 07 10 320), e liberada no ceco; em sequência, foi apreendida com cesta do tipo Dormia (Cook, WEB 2×4) e retirada sem intercorrências (Fig. 12-5G-J).

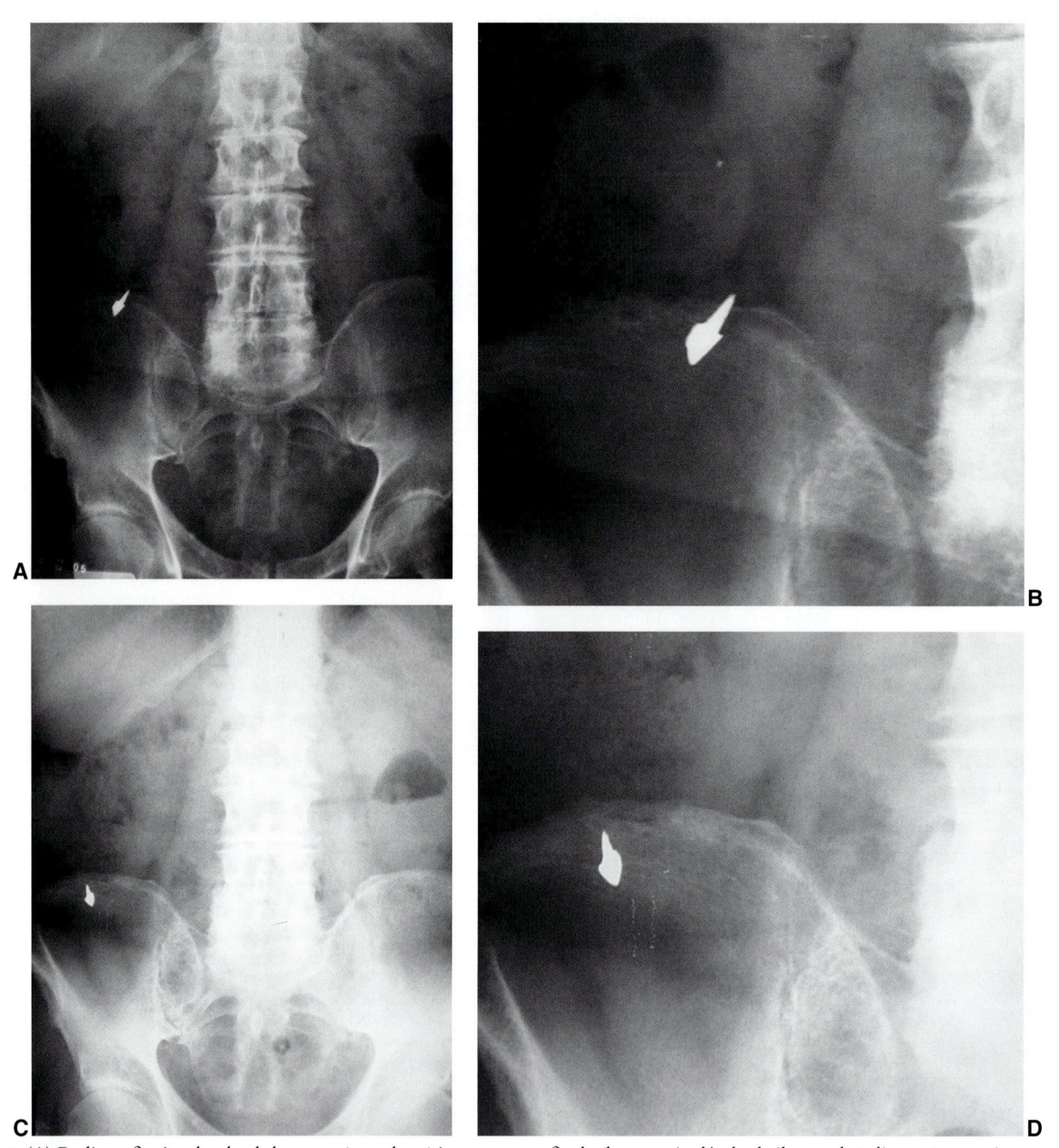

Fig. 12-5. (A) Radiografia simples do abdome: prótese dentária em topografia do íleo terminal/válvula ileocecal, 8 dias após a sua ingestão; (B) detalhe da imagem; (C) nova radiografia simples de abdome, realizada 15 dias após a radiografia anterior, mostrou a prótese na mesma topografia; (D) mesmo aspecto, em maior aumento.

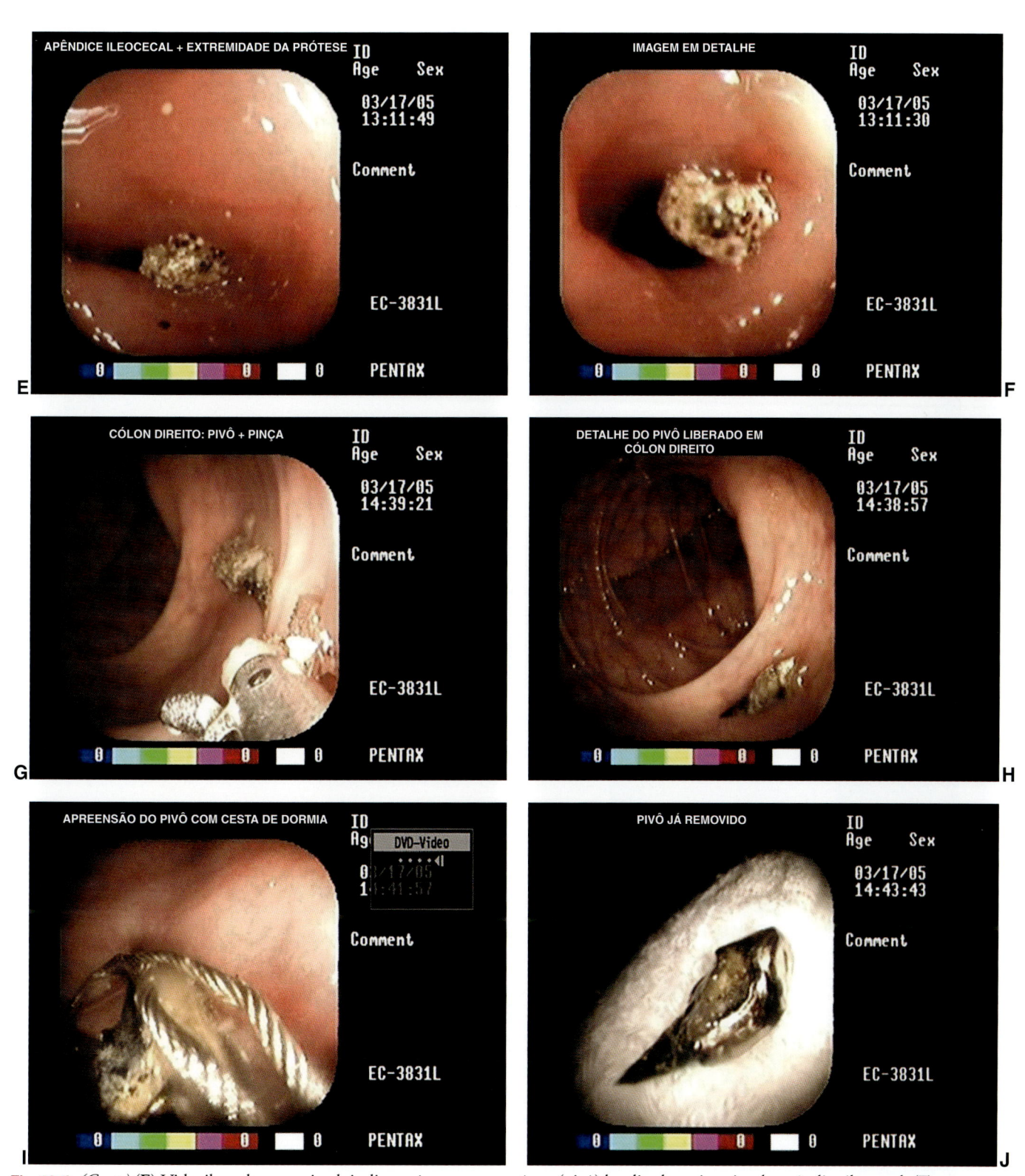

**Fig. 12-5.** *(Cont.)* (**E**) Videoileocolonoscopia, dois dias após, mostra a prótese (pivô) localizada no interior do apêndice ileocecal; (**F**) mesma imagem, em maior aumento; (**G**) prótese removida com pinça apropriada (MTW, 07 10 320) e (**H**) liberada no ceco. (**I**) Remoção com cesta do tipo Dormia (Cook, WEB 2×4); (**J**) detalhe do pivô já retirado.

**CASO 6.** Homem, 29 anos, com história de dor no hipocôndrio esquerdo, sem características especiais. Radiografia simples do abdome mostra imagem radiopaca afilada em topografia de jejuno proximal, compatível com corpo estranho (Fig. 12-6A, B).

À endoscopia digestiva alta, identificada imagem afilada e firme, à altura do ângulo de Treitz, transfixando a parede intestinal (Fig. 12-6C-E).

Removido com pinça apropriada (MTW 07 10 310), sem intercorrências (Fig. 12-6F).

Tratava-se de pequeno fio de aço, ingerido acidentalmente, provavelmente misturado a alimentos (Fig. 12-6G).

Nestes casos, é recomendável que o fio metálico (inclusive agulhas) seja removido com a pinça apreendendo firmemente uma de suas extremidades, com o maior eixo coincidindo com o do endoscópio, o que permite retirar parte do fio de metal (agulha) para o interior do canal de biópsias até que a extremidade distal fique protegida no interior de capa plástica transparente, previamente acoplada à extremidade distal do endoscópio.

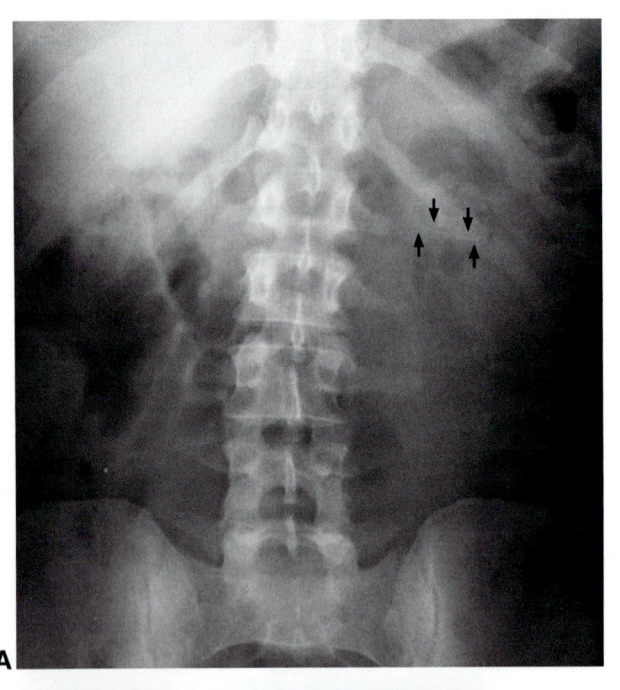

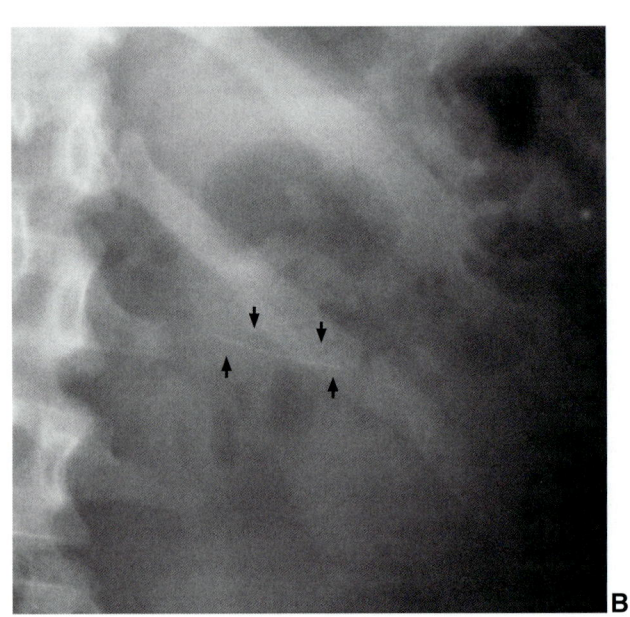

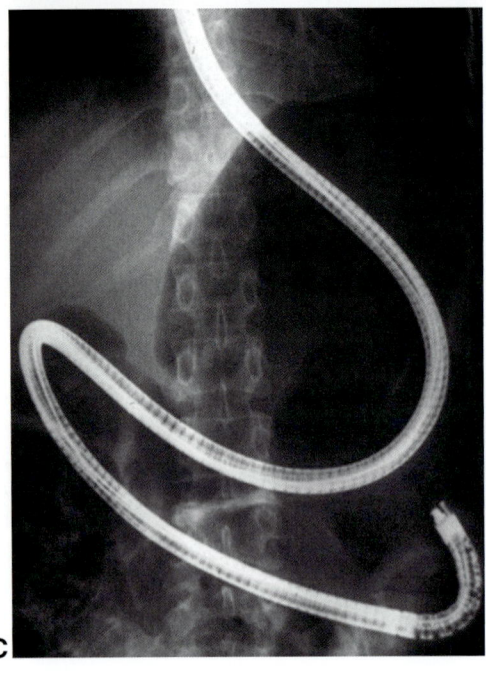

**Fig. 12-6.** (**A**) Radiografia simples do abdome – imagem radiopaca afilada, em topografia de jejuno proximal, compatível com corpo estranho; (**B**) detalhe do corpo estranho; (**C**) radiografia simples do abdome mostrando a extremidade distal do endoscópio no ângulo de Treitz.

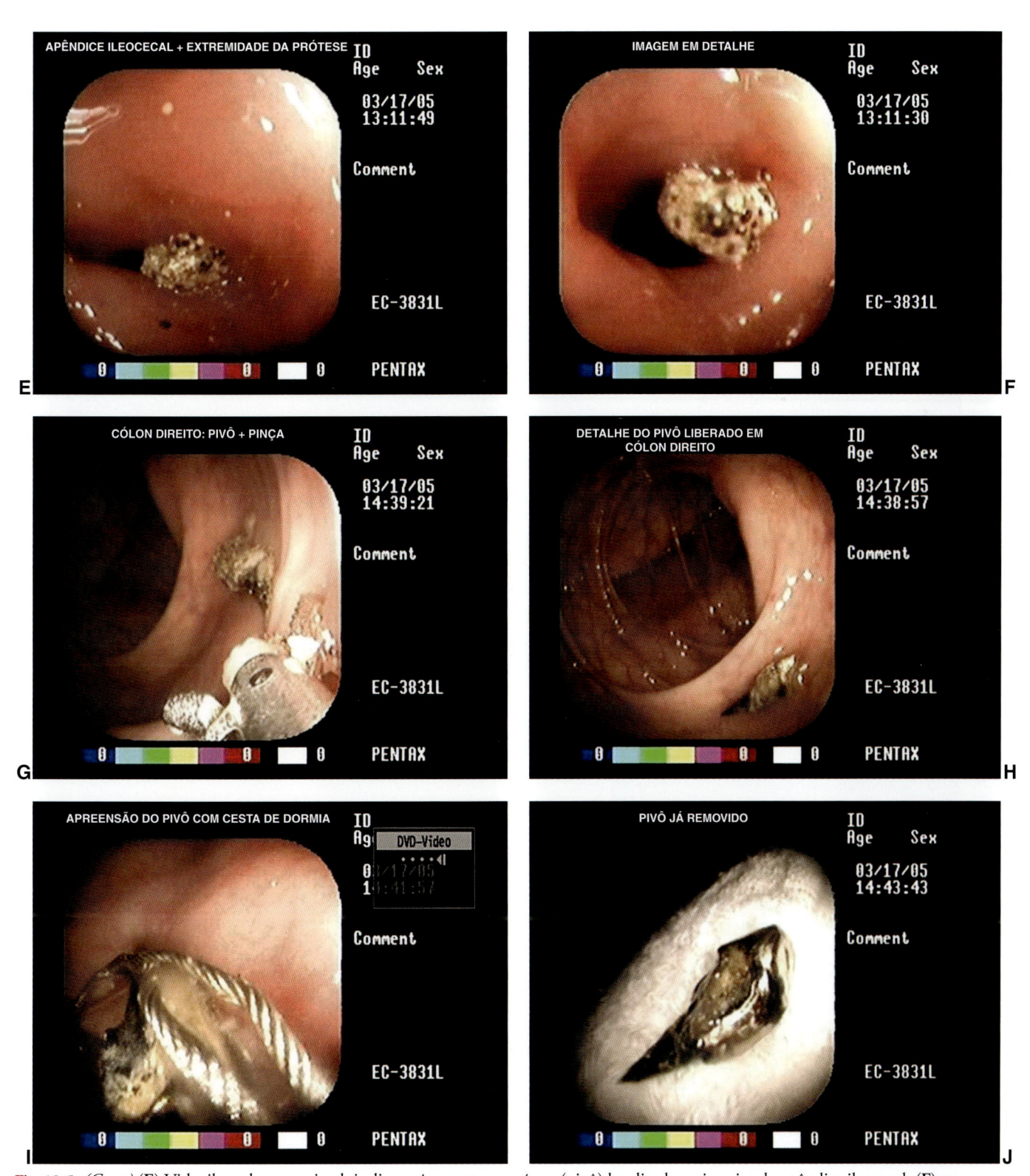

Fig. 12-5. *(Cont.)* (**E**) Videoileocolonoscopia, dois dias após, mostra a prótese (pivô) localizada no interior do apêndice ileocecal; (**F**) mesma imagem, em maior aumento; (**G**) prótese removida com pinça apropriada (MTW, 07 10 320) e (**H**) liberada no ceco. (**I**) Remoção com cesta do tipo Dormia (Cook, WEB 2×4); (**J**) detalhe do pivô já retirado.

**CASO 6.** Homem, 29 anos, com história de dor no hipocôndrio esquerdo, sem características especiais. Radiografia simples do abdome mostra imagem radiopaca afilada em topografia de jejuno proximal, compatível com corpo estranho (Fig. 12-6A, B).

À endoscopia digestiva alta, identificada imagem afilada e firme, à altura do ângulo de Treitz, transfixando a parede intestinal (Fig. 12-6C-E).

Removido com pinça apropriada (MTW 07 10 310), sem intercorrências (Fig. 12-6F).

Tratava-se de pequeno fio de aço, ingerido acidentalmente, provavelmente misturado a alimentos (Fig. 12-6G).

Nestes casos, é recomendável que o fio metálico (inclusive agulhas) seja removido com a pinça apreendendo firmemente uma de suas extremidades, com o maior eixo coincidindo com o do endoscópio, o que permite retirar parte do fio de metal (agulha) para o interior do canal de biópsias até que a extremidade distal fique protegida no interior de capa plástica transparente, previamente acoplada à extremidade distal do endoscópio.

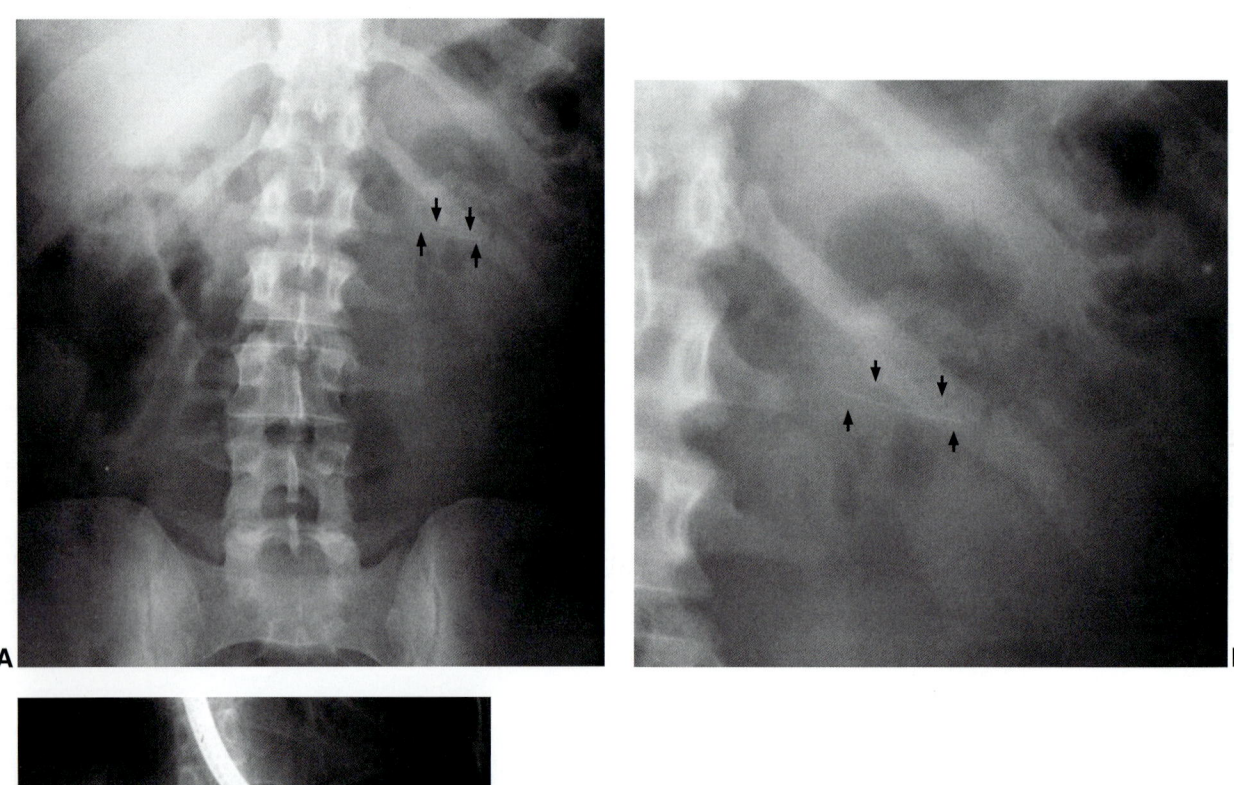

**Fig. 12-6.** (**A**) Radiografia simples do abdome – imagem radiopaca afilada, em topografia de jejuno proximal, compatível com corpo estranho; (**B**) detalhe do corpo estranho; (**C**) radiografia simples do abdome mostrando a extremidade distal do endoscópio no ângulo de Treitz.

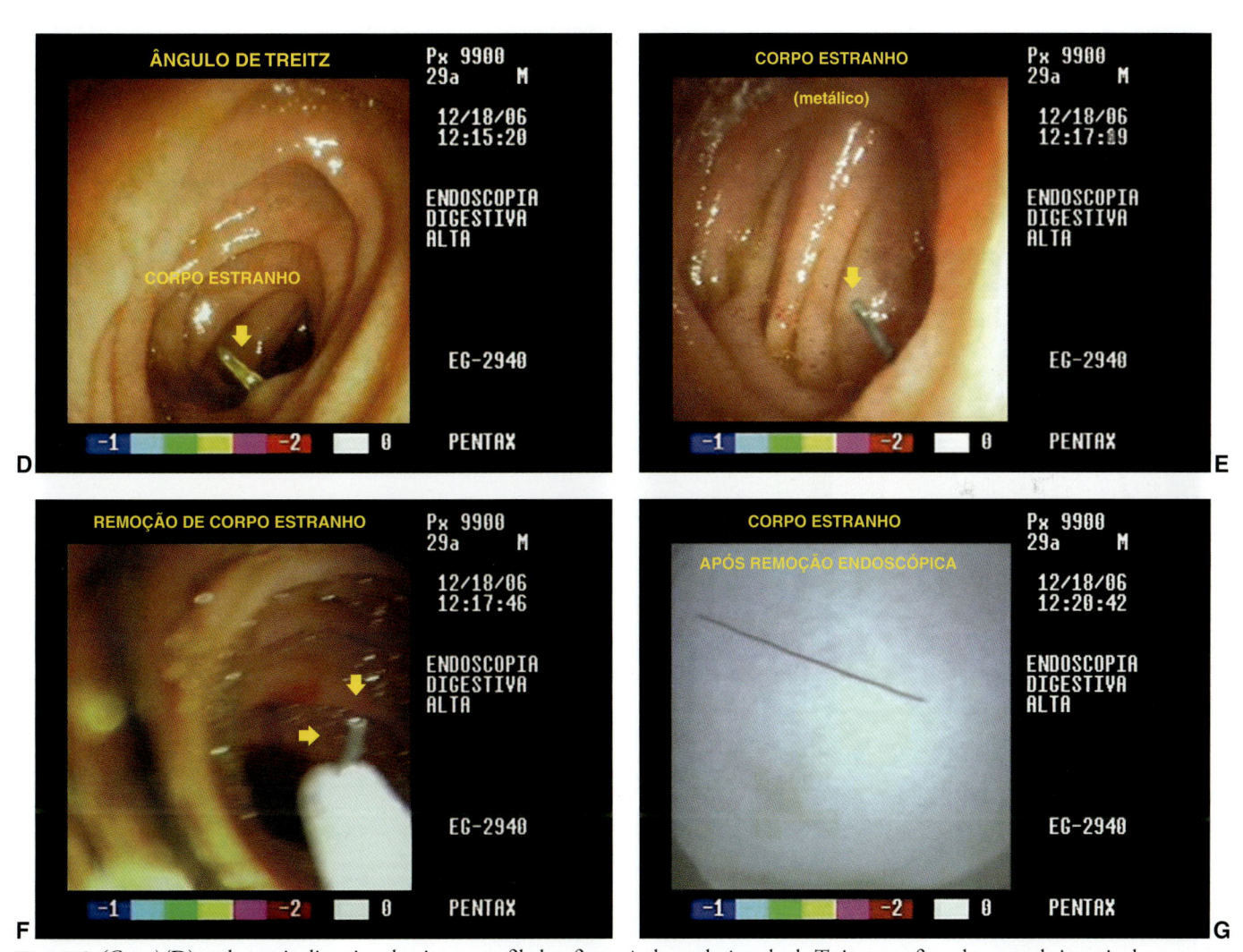

Fig. 12-6. *(Cont.)* (**D**) endoscopia digestiva alta: imagem afilada e firme, à altura do ângulo de Treitz, transfixando a parede intestinal; (**E**) mesma imagem; (**F**) remoção com pinça apropriada (MTW 07 10 310); (**G**) corpo estranho já removido sem intercorrências (fio de aço, ingerido provavelmente misturado a alimentos).

**CASO 7.** Menor, 6 anos de idade, ingeriu acidentalmente parte de brinquedo plástico (cabeça de boneco). A radiografia simples do abdome mostrou o corpo estranho em topografia gástrica (Fig. 12-7A).

À endoscopia, localizado o corpo estranho no lago mucoso do estômago (Fig. 12-7B, C).

Foi removido utilizando cesta do tipo Dormia (Cook, WEB-3×6) (Fig. 12-7D-G).

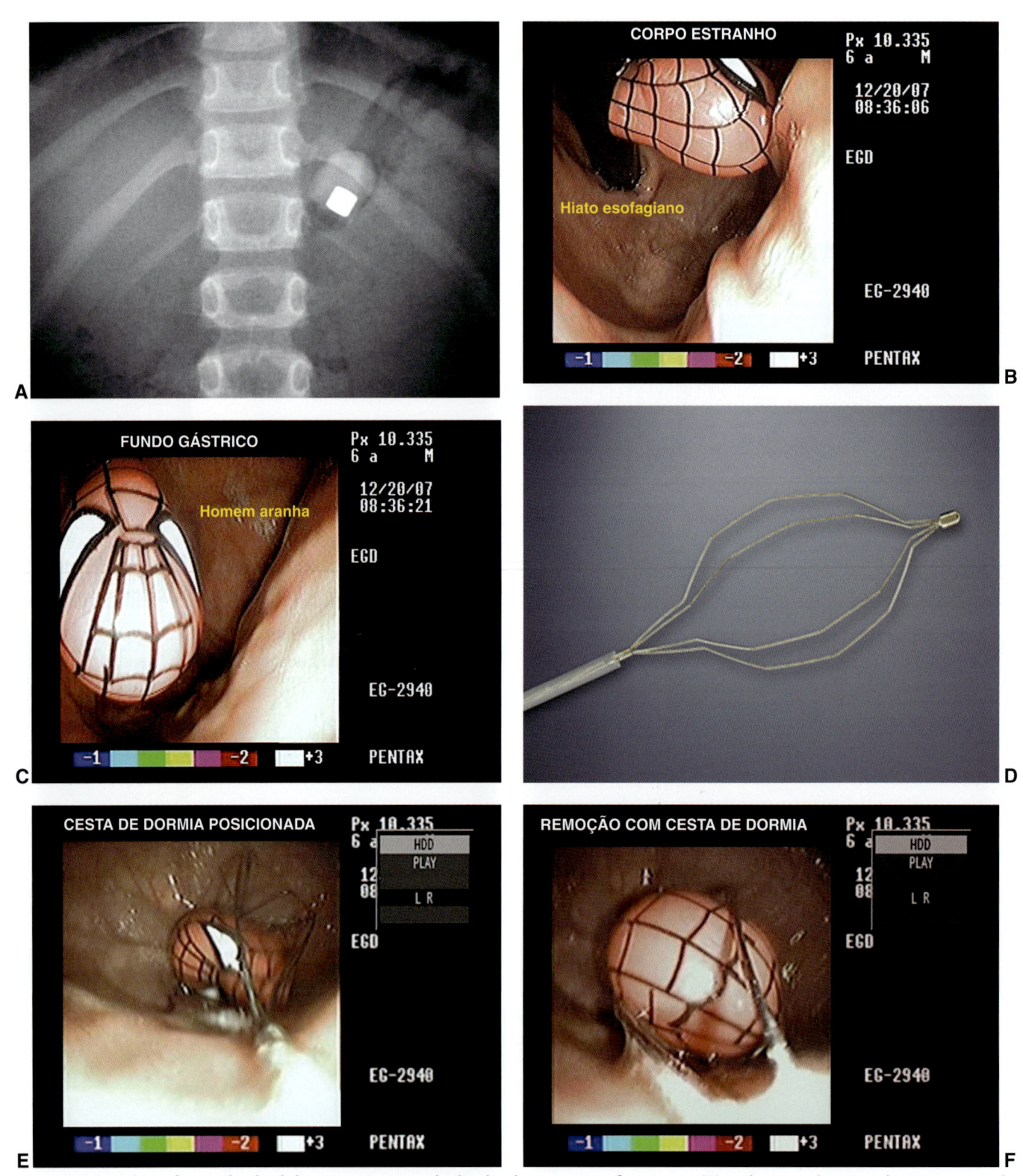

Fig. 12-7. (**A**) Radiografia simples do abdome – corpo estranho localizado em topografia gástrica; (**B**) endoscopia digestiva alta: corpo estranho no lago mucoso do estômago; (**C**) detalhe do corpo estranho (cabeça do "homem-aranha"); (**D**) cesta do tipo Dormia (Cook, WEB-3×6) utilizada para sua remoção; (**E, F**) posicionamento do corpo estranho no interior do acessório.

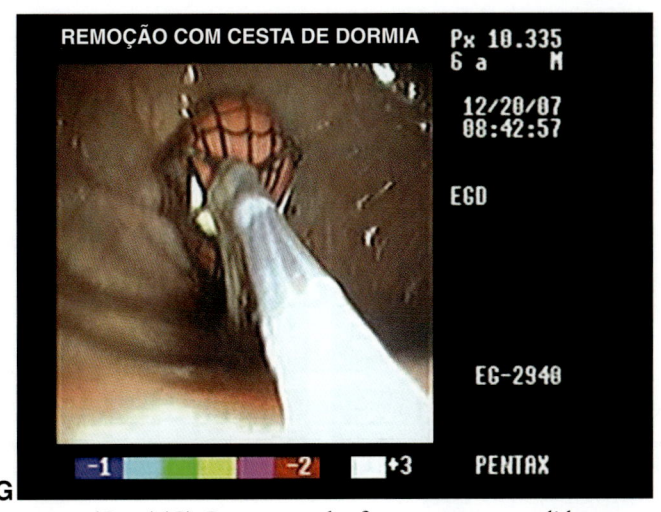

**Fig. 12-7.** *(Cont.)* **(G)** Corpo estranho firmemente apreendido na cesta de Dormia para remoção.

**158** CAPÍTULO 12 | CASOS ILUSTRATIVOS

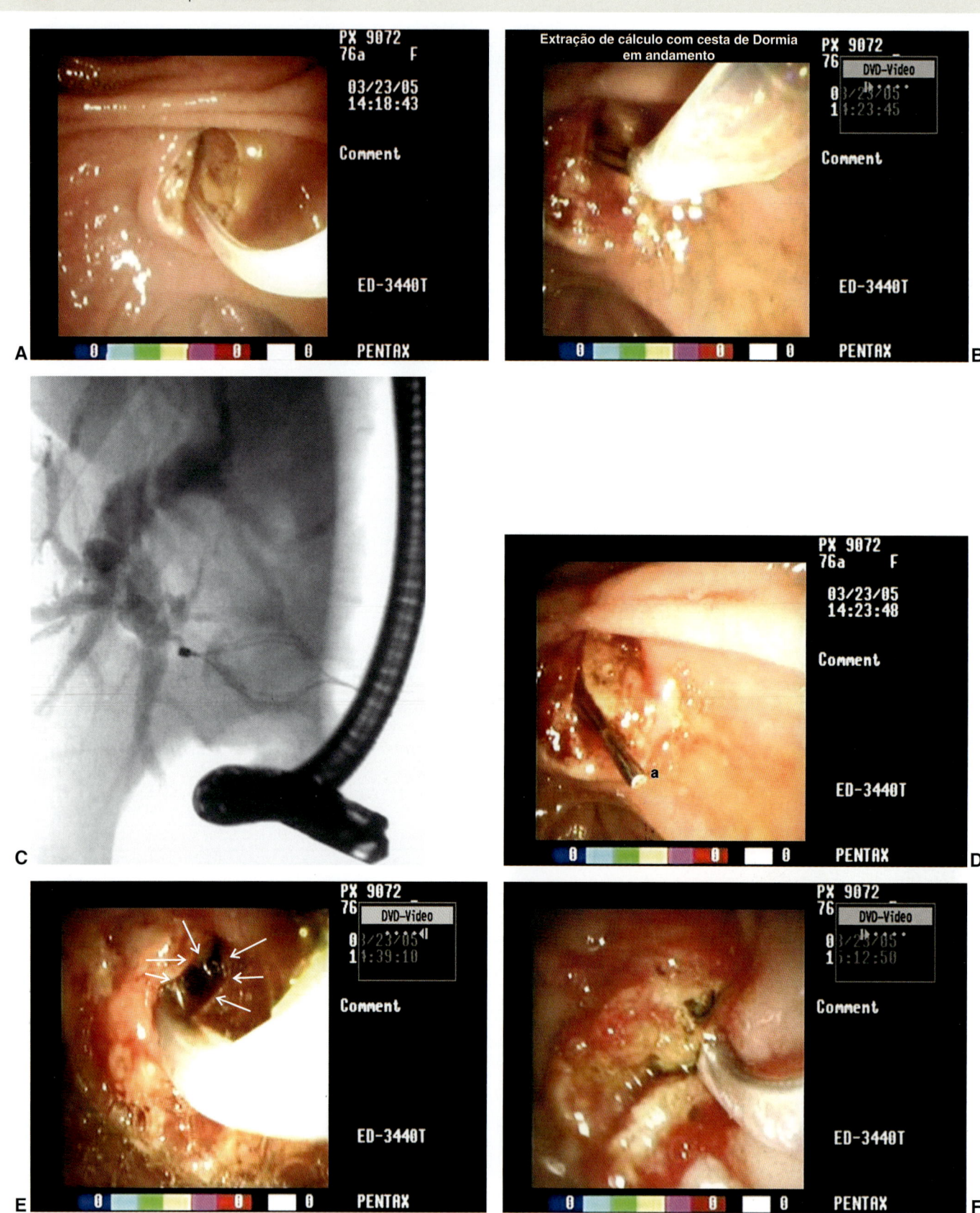

**CASO 8.** Mulher, 76 anos, colecistectomizada há cerca de 10 anos. Há 3 dias, dor abdominal em cólica e quadro clínico e laboratorial de icterícia obstrutiva. Ultrassonografia e colangiografia por ressonância magnética mostraram coledocolitíase. Encaminhada ao nosso serviço para extração do cálculo biliar. A colangiografia endoscópica retrógrada mostrou vias biliares intra e extra-hepáticas dilatadas e cálculo arredondado e móvel em hepatocolédoco. Após papilotomia endoscópica, o cálculo foi aprisionado em cesta do tipo Dormia (Fig. 12-8A, B).

Durante as tentativas de extração, o fio de aço que liga a base da cesta à manopla se partiu, ficando a cesta com o cálculo em seu interior, dentro do colédoco (Fig. 12-8C).

Como a extremidade danificada da cesta ficou exteriorizada no duodeno descendente, tentamos capturá-la com uma pinça "dente-de-rato", porém, apesar de presa na pinça, não foi possível sua remoção em virtude das dimensões do cálculo (Fig. 12-8D).

A retirada somente foi efetuada com a introdução de outra cesta de Dormia, maior e mais firme (nitinol) que, aberta, permitiu a captura da cesta com o cálculo (Fig. 12-8E-I).

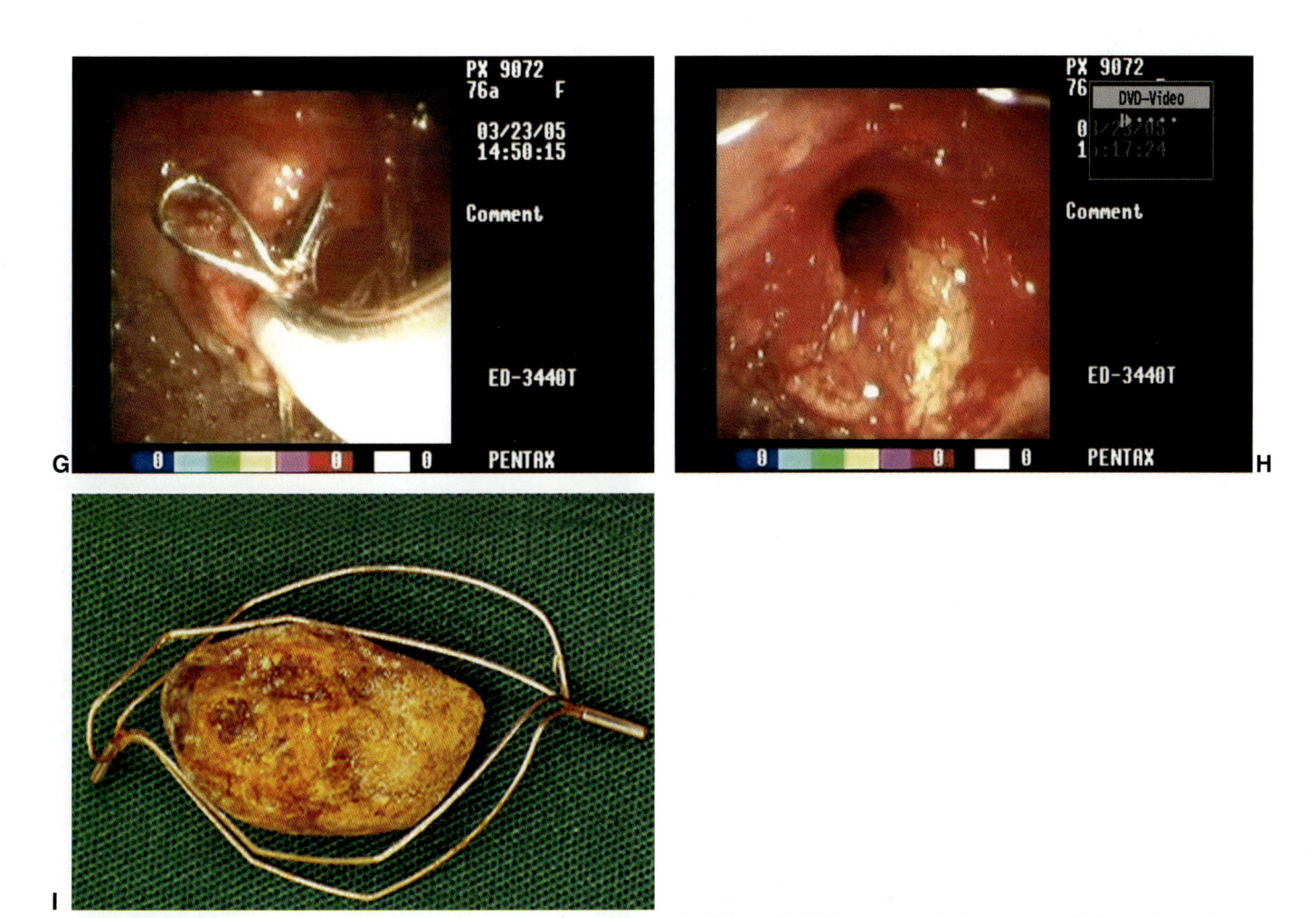

**Fig. 12-8.** (**A**) Papilotomia endoscópica concluída e cateter-cesta de Dormia; (**B**) papila de Vater cateterizada com cesta de Dormia, vendo-se a porção distal dos fios de aço da cesta; (**C**) colangiografia endoscópica retrógrada: duodenoscópio bem posicionado; vias biliares intra e extra-hepáticas dilatadas; cesta de Dormia, já partida, com cálculo de grandes dimensões; (**D**) extremidade distal da cesta de Dormia (a) exteriorizada na papila de Vater; (**E**) após capturada com nova cesta de Dormia, maior e mais firme (nitinol), vê-se a papila de Vater e o cálculo; (**F**) cesta de Dormia removendo o cálculo com a cesta danificada; (**G**) parte da cesta danificada sendo removida com a nova cesta de Dormia; (**H**) papila de Vater (papilotomia) após a remoção; (**I**) cálculo biliar e a cesta danificada após remoção.

**CASO 9.** Mulher, 98 anos, com quadro de dor abdominal em cólica, febre, calafrios e icterícia de padrão obstrutivo. Ultrassonografia abdominal mostrou vesícula escleroatrófica, dilatação das vias biliares intra e extra-hepáticas e cálculo em hepatocolédoco. Tentativa de papilotomia endoscópica em outra cidade, sem sucesso. Em nosso serviço, submetida à colangiografia retrógrada que mostrou papila de Vater localizada às margens de divertículo e orifício ampolar de difícil acesso, além de confirmar o achado ultrassonográfico de cálculo em colédoco (Fig. 12-9A, B).

Seguiu-se papilotomia endoscópica e remoção do cálculo com cesta do tipo Dormia (Fig. 12-9C).

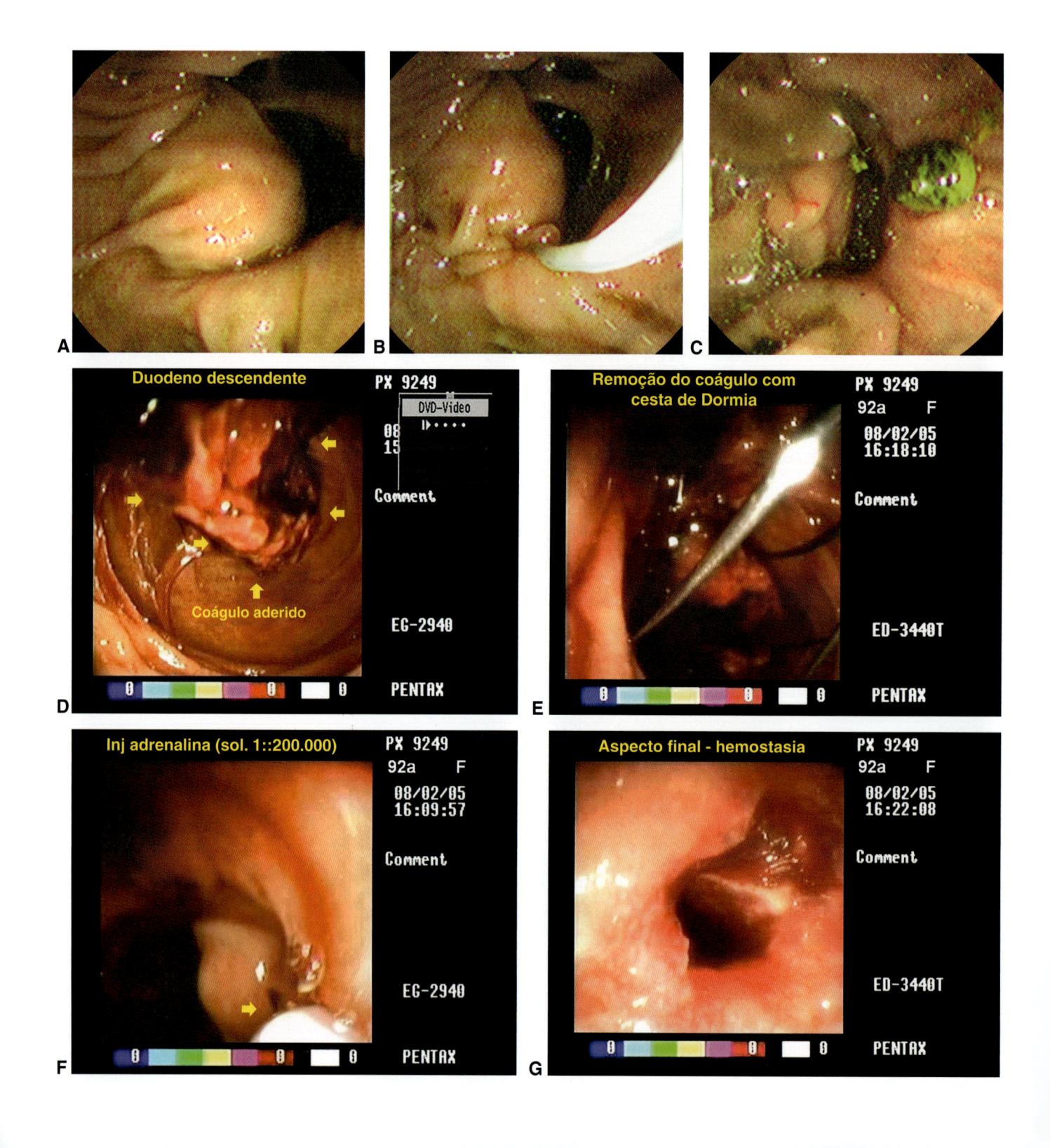

Decorridas cerca de 12 horas, apresentou vultosa hematoquezia com repercussão hemodinâmica. Transfusão de 3 bolsas de concentrado de hemácias. Endoscopia digestiva alta emergencial mostrou sangramento ativo resultante da papilotomia, que foi tratado endoscopicamente por injeção de adrenalina (sol. 1:200.000) na submucosa das bordas da ferida operatória, com sucesso (Fig. 12-9D-G).

Evoluiu bem por outras 12 horas, quando apresentou vômitos de repetição e hematêmese ("borra de café"). Nova endoscopia de emergência mostrou que a papilotomia não apresentava sinais de hemorragia e que o sangramento ativo era causado por extensa laceração em esôfago distal (Mallory-Weiss) (Fig. 12-9H).

Tratada com adrenalina (sol. 1:200.000), injetada endoscopicamente na submucosa das bordas da laceração até obtenção de hemostasia, seguida de fulguração com plasma de argônio e reposição de uma unidade de concentrado de hemácias (Fig. 12-9I, J).

Evoluiu bem até a manhã do dia seguinte, quando apresentou novo episódio hemorrágico. À endoscopia, sangramento ativo, pulsátil, originado de vaso localizado em grande curvatura/parede posterior do cárdia, junto do pinçamento diafragmático (Dieulafoy). Tratamento endoscópico com injeção de adrenalina (sol. 1:200.000) sob sua base, seguida de colocação de clipes metálicos. Alta, bem, 72 horas após (Fig. 12-9K-N).

Endoscopia digestiva alta para controle do tratamento, realizada 7 dias após mostrou laceração esofagiana em reepitelização e papilotomia ampla, sem sinais de sangramento (Fig. 12-9O, P).

Fig. 12-9. (A) Papila de Vater protrusa, de superfície regular, sugerindo a presença de cálculo, localizada às margens de divertículo, em duodeno descendente; (B) cateterismo difícil: o orifício ampolar está voltado para o interior do divertículo; (C) cálculo biliar arredondado em duodeno descendente após extração com cesta de Dormia e papila de menores dimensões; (D) duodeno descendente e coágulos de grandes dimensões aderidos provavelmente à papila de Vater; (E) remoção do coágulo com cesta de Dormia. Sangue vivo em duodeno descendente; (F) coágulo removido, vê-se o cateter-agulha posicionado para injeção de adrenalina (sol. 1:200.000) na submucosa das margens da papilotomia; (G) aspecto da região após o tratamento endoscópico. *(Continua)*

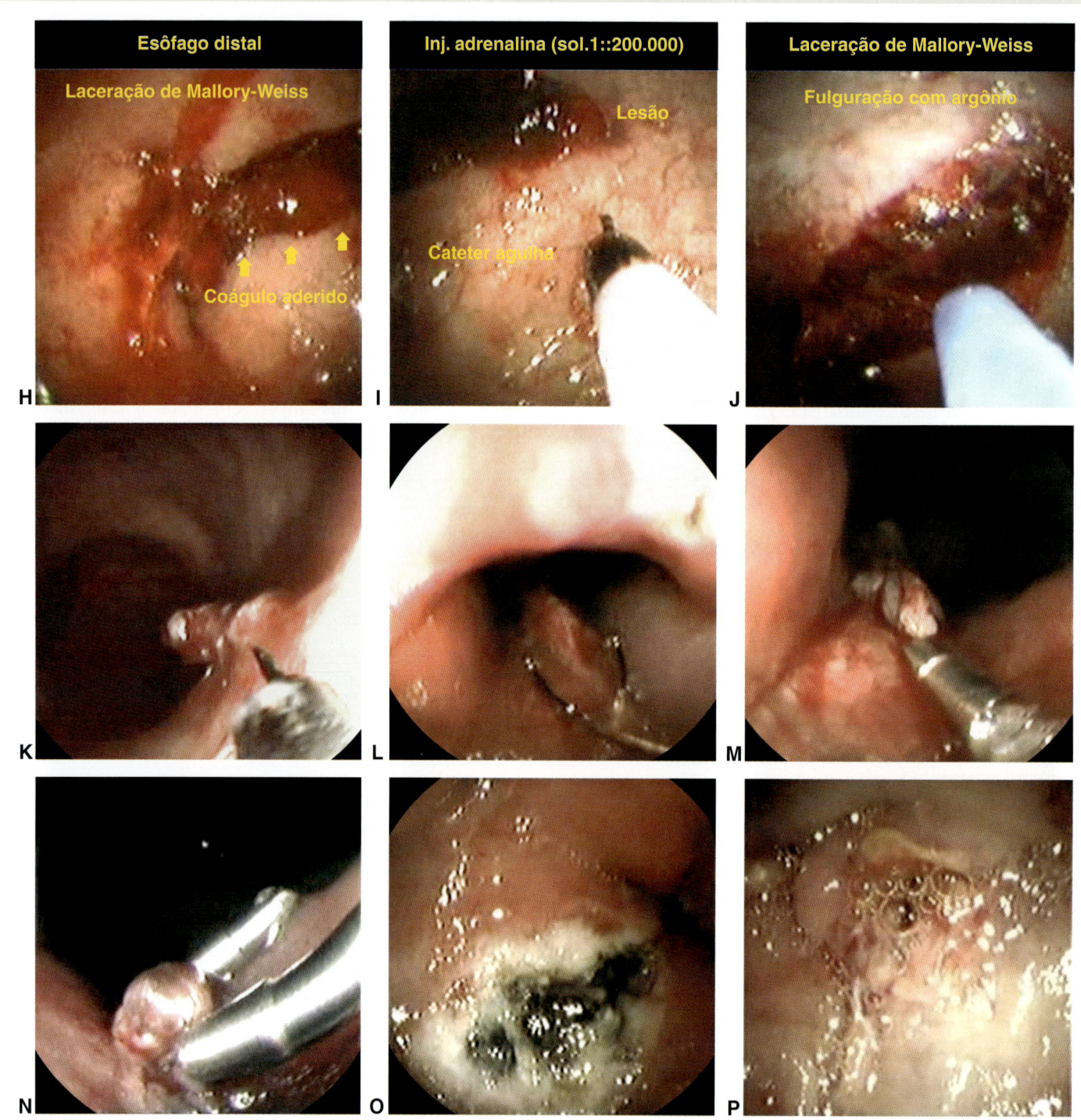

**Fig. 12-9.** *(Cont.)* (**H**) Laceração longitudinal de mucosa gástrica herniada, estendendo-se até junto da "linha Z" (Mallory-Weiss), com coágulo aderido, de formação recente; (**I**) cateter-agulha posicionado para injeção de adrenalina (sol. 1:200.000) na submucosa das margens da laceração; (**J**) eletródio para fulguração da lesão com plasma de argônio; (**K**) vaso com coágulo de formação recente aderido, localizado em parede posterior/grande curvatura do cárdia e cateter-injetor posicionado para injeção de adrenalina sob a base do coágulo; (**L**) clipe metálico aberto, posicionado junto do vaso a ser tratado; (**M**) clipe metálico já deflagrado e bem posicionado; (**N**) aspecto final do vaso que sangrava, com dois clipes bem posicionados. Hemostasia; (**O**) laceração em franco processo de cicatrização, uma semana após o tratamento, e (**P**) papilotomia ampla já reepitelizada.

**CASO 10.** Homem, 88 anos, com quadro respiratório agudo, necessitando entubação orotraqueal. Durante a intervenção, perfuração e fístula traqueoesofagiana. Tratamento endoscópico consistindo de implantação de prótese metálica autoexpansiva recoberta, com boa evolução (Fig. 12-10A-C).

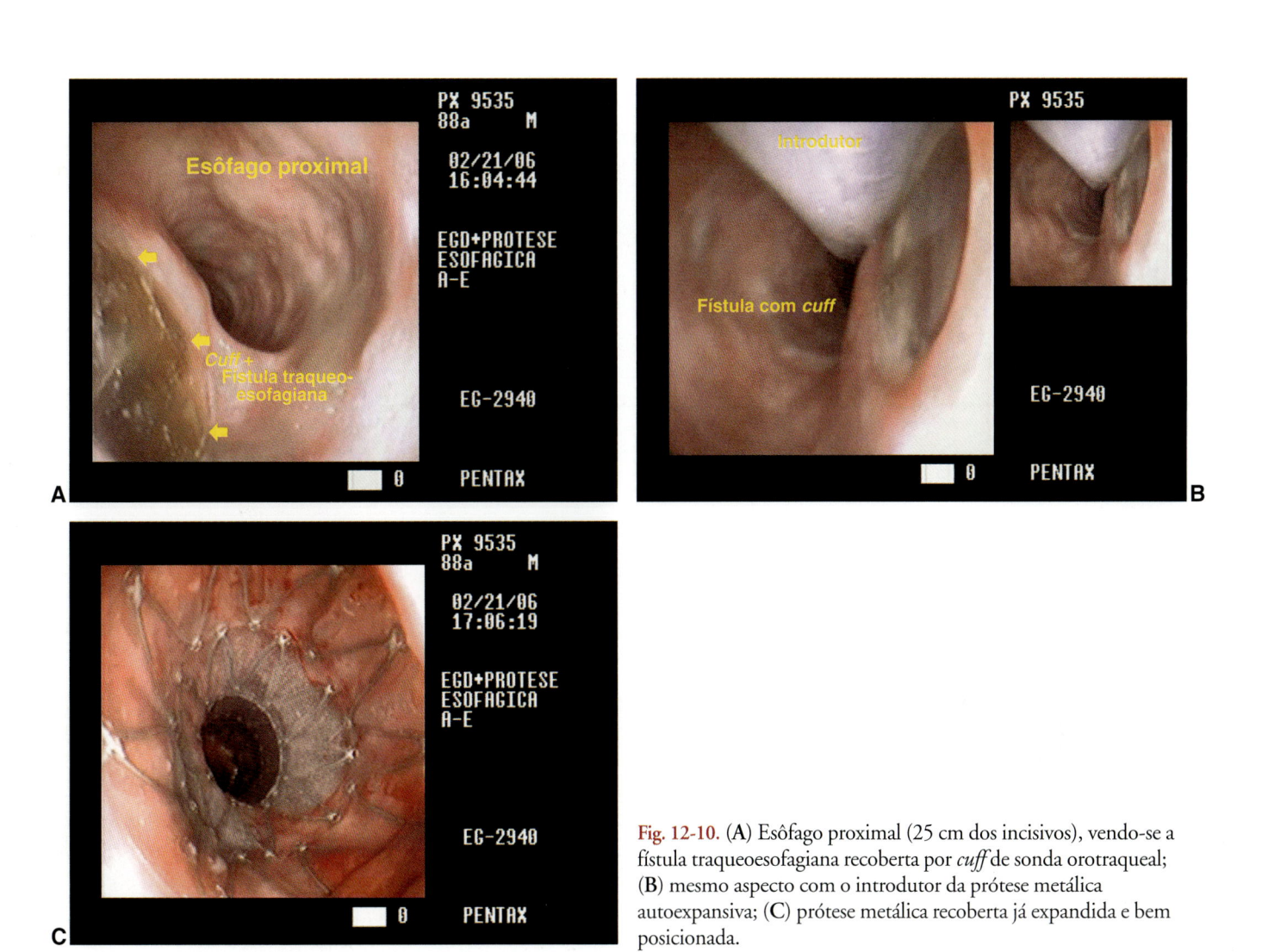

Fig. 12-10. (**A**) Esôfago proximal (25 cm dos incisivos), vendo-se a fístula traqueoesofagiana recoberta por *cuff* de sonda orotraqueal; (**B**) mesmo aspecto com o introdutor da prótese metálica autoexpansiva; (**C**) prótese metálica recoberta já expandida e bem posicionada.

**CASO 11.** Mulher, 77 anos, com melenas episódicas e anemia ferropriva. Há 24 horas, vultosa melena e queda acentuada do hematócrito. À endoscopia digestiva alta de urgência incontáveis telangiectasias dispostas longitudinalmente e comprometendo exclusivamente o antro gástrico, características de ectasia vascular antral *(watermelon stomach)* (Fig. 12-11A).

Erradicação utilizando eletrofulguração com plasma de argônio, em sessões sucessivas, a intervalos de 30 dias (Fig. 12-11B-D).

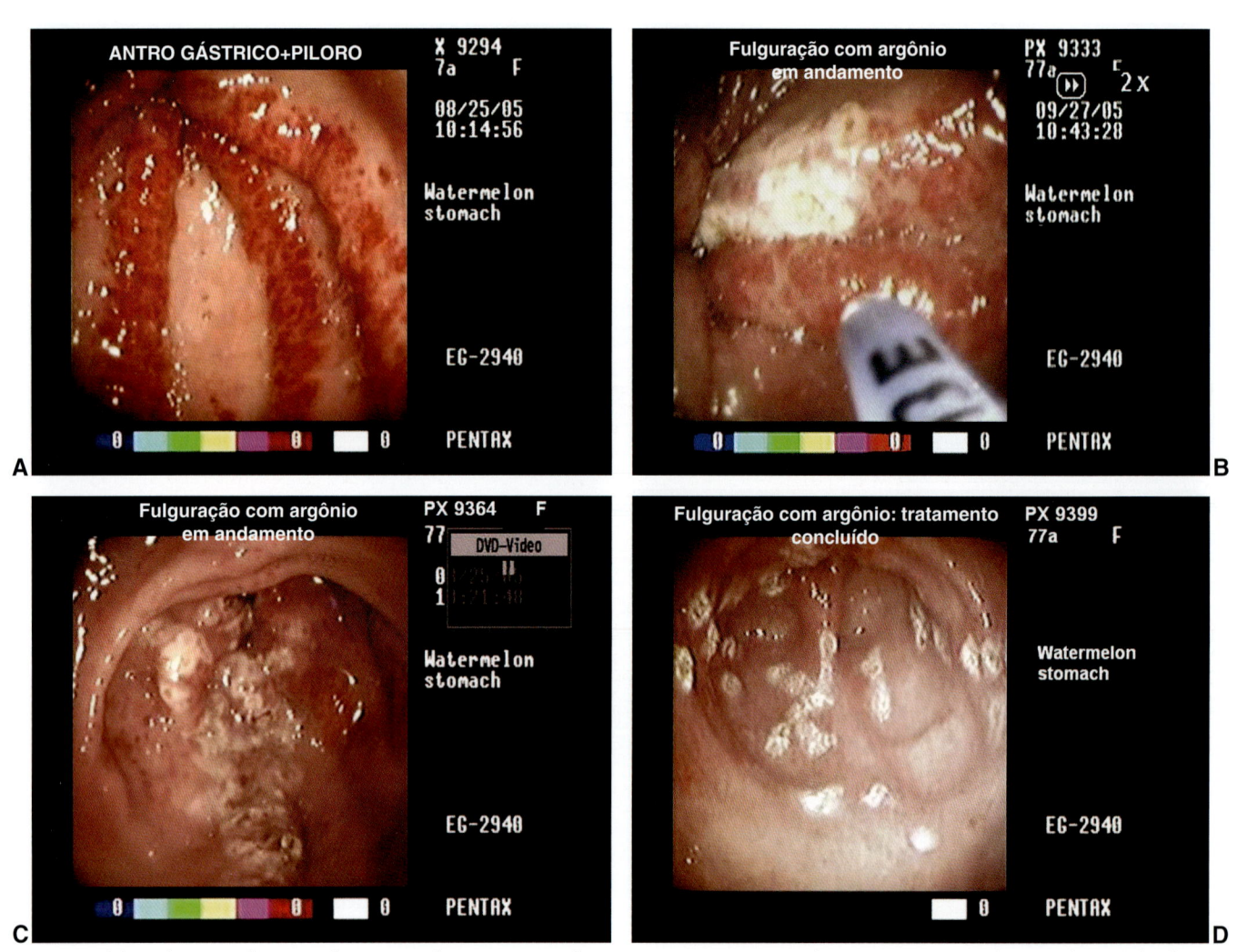

Fig. 12-11. (**A**) Endoscopia digestiva alta mostrando incontáveis telangiectasias comprometendo o antro gástrico e dispostas longitudinalmente (ectasia vascular antral); (**B**) endoscopia digestiva alta: eletródio para fulguração com argônio e área da mucosa já fulgurada (esbranquiçada); (**C**) endoscopia digestiva alta: antro gástrico com múltiplas áreas fulguradas; (**D**) endoscopia digestiva alta: antro praticamente sem telangiectasias, com alguns pontos onde se aplicou o plasma de argônio. Tratamento concluído.

**CASO 12.** Mulher, 28 anos, com quadro típico de pancreatite aguda biliar (ultrassonografia: colecoledocolitíase – Fig. 12-12A, B), submetida à papilotomia endoscópica e remoção de "lama" biliar, seguida de colecistectomia laparoscópica (janeiro de 2004).

Em outubro de 2004, novo episódio de pancreatite aguda. Colangiografia por ressonância magnética: oddite (?) + dilatação do hepatocolédoco (Fig. 12-12C).

Regressão do quadro clínico com tratamento conservador e aumento da extensão da papilotomia endoscópica.

Em fevereiro de 2005, novo episódio de pancreatite aguda e icterícia colestática. Ultrassonografia abdominal: dilatação do hepatocolédoco, confirmada à CPER. Novo aumento da extensão da papilotomia e remoção de cálculo biliar.

Em maio de 2005, duas internações por pancreatite aguda, com ultrassonografia, mostrando pâncreas edemaciado. Colangiografia endoscópica retrógrada normal. Coleta de bile para pesquisa de microlitíase, não sendo possível o cateterismo do canal de Wirsung.

Em junho de 2005, nova tentativa de pancreatografia endoscópica sem sucesso, resultando em hiperamilasemia (8.000 Ul/dL) e hiperlipasemia (2.880 Ul/dL). Regressão do quadro com tratamento conservador.

Em agosto de 2005, encaminhada ao Dr. José Galvão-Alves com quadro clínico mais intenso que os anteriores, anticorpos autoimunes negativos, Ca 19,9 elevado (54), PCR elevado (7,2), edema pancreático à tomografia computadorizada e cintilografia hepatobiliar normal.

De agosto de 2005 a março de 2007, episódios eventuais de dor abdominal com elevação das enzimas pancreáticas.

Em agosto de 2007, novo quadro de pancreatite aguda. Colangiografia por ressonância magnética mostrou estenose da junção biliopancreática? (Fig. 12-12D).

Em setembro de 2007, nova recidiva do quadro clínico. À tomografia computadorizada, edema do pâncreas (Fig. 12-12E).

À ecoendoscopia (Dra. Simone Guaraldi), áreas noduliformes com traves hiperecoicas (Fig. 12-12F).

Em resumo, nos últimos 3 (três) anos (até setembro de 2007), a paciente cursou com 13 (treze) episódios de pancreatite aguda e emagreceu cerca de 19 kg. Foi, então, encaminhada ao nosso Serviço para nova avaliação endoscópica. A duodenoscopia mostrou a papilotomia prévia que permitiu a identificação dos óstios do colédoco e do Wirsung (Fig. 12-12G).

Cateterismo seletivo do canal de Wirsung com auxílio de fio-guia (Fig. 12-12H).

A colangiopancreatografia retrógrada endoscópica mostrou hepatocolédoco dilatado, sem cálculos e diminuição regular do calibre na extremidade distal. Pancreatografia: acentuada estenose regular do canal de Wirsung terminal, junto do óstio papilar, com dilatação à montante (Fig. 12-12I).

A seguir, remoção do cateter utilizado para a CPER, deixando o fio-guia posicionado no Wirsung para possibilitar a colocação de endoprótese pancreática (Fig. 12-12J-K).

A prótese pancreática tem a finalidade de dar mais segurança na execução da osteotomia do Wirsung, servindo de anteparo e limitando a profundidade da secção com o papilótomo axial, além de evitar retrações cicatriciais no pós-procedimento (Fig. 12-12L).

Concluída a osteotomia do Wirsung com papilótomo axial, procedemos ao aumento da extensão da papilotomia prévia com papilótomo convencional, (Fig. 12-12M), seguida de passagem de balão de Fogarty no hepatocolédoco para eventual remoção de "lama" biliar, caso existente (não havia; bile límpida, de cor amarelo-citrina) (Fig. 12-12N).

A paciente permaneceu assintomática com a prótese pancreática, que foi removida endoscopicamente decorridos cerca de 60 dias. Continua com quadro clínico estável, sem queixas, até a última revisão médica em setembro de 2008 (Dr. José Galvão-Alves).

**166** CAPÍTULO 12 | CASOS ILUSTRATIVOS

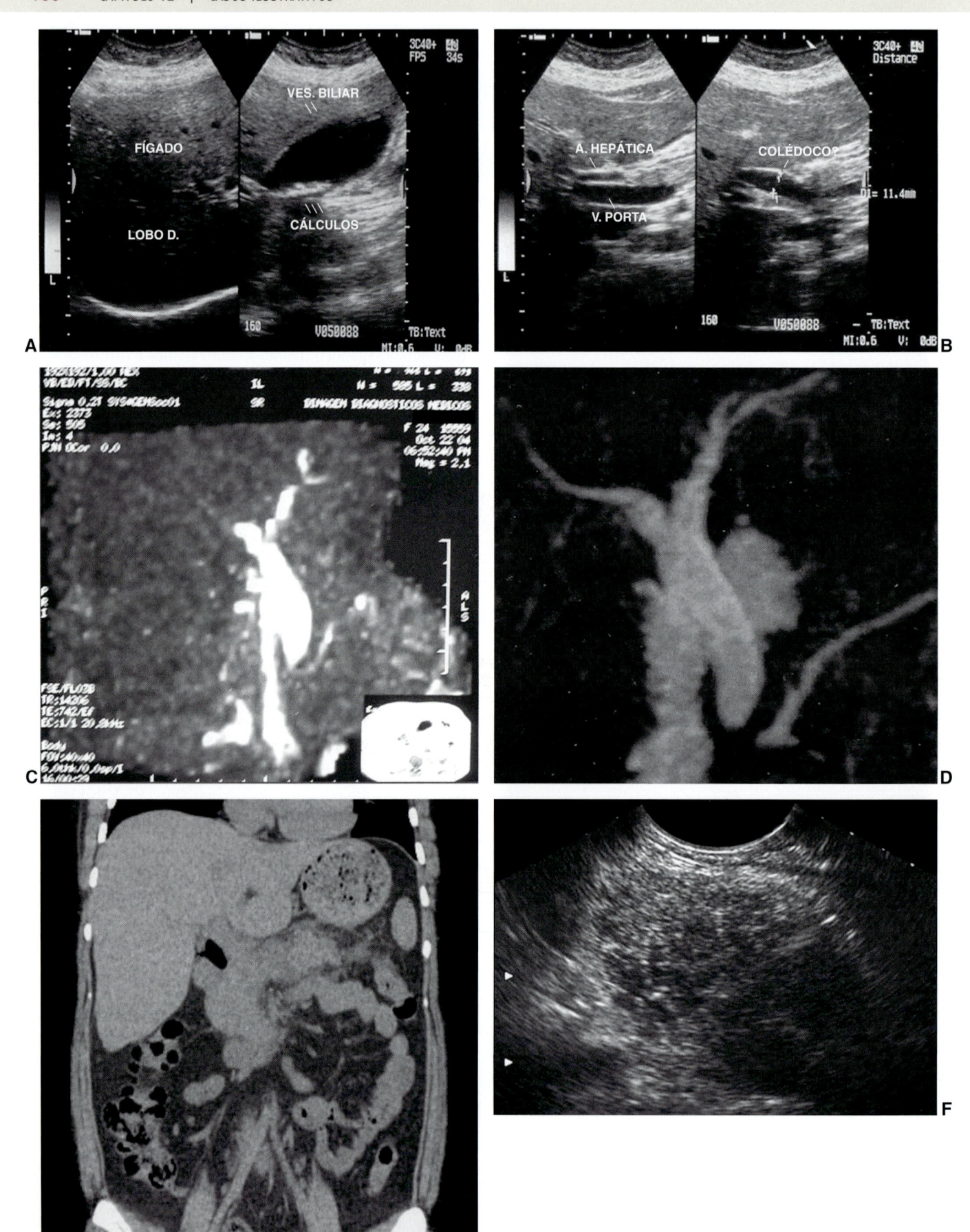

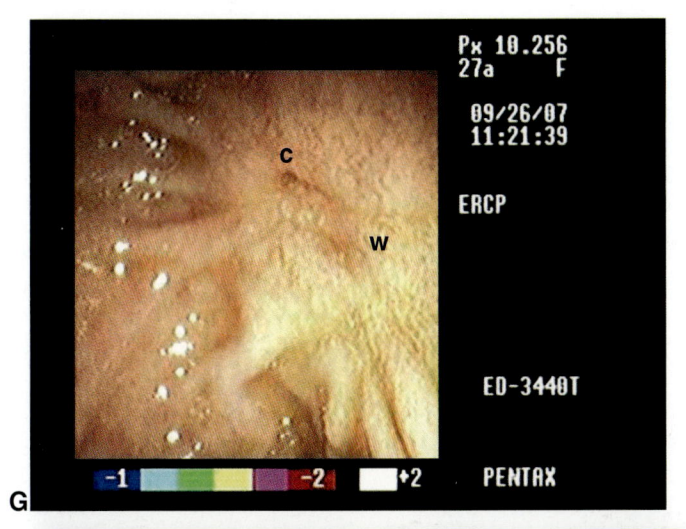

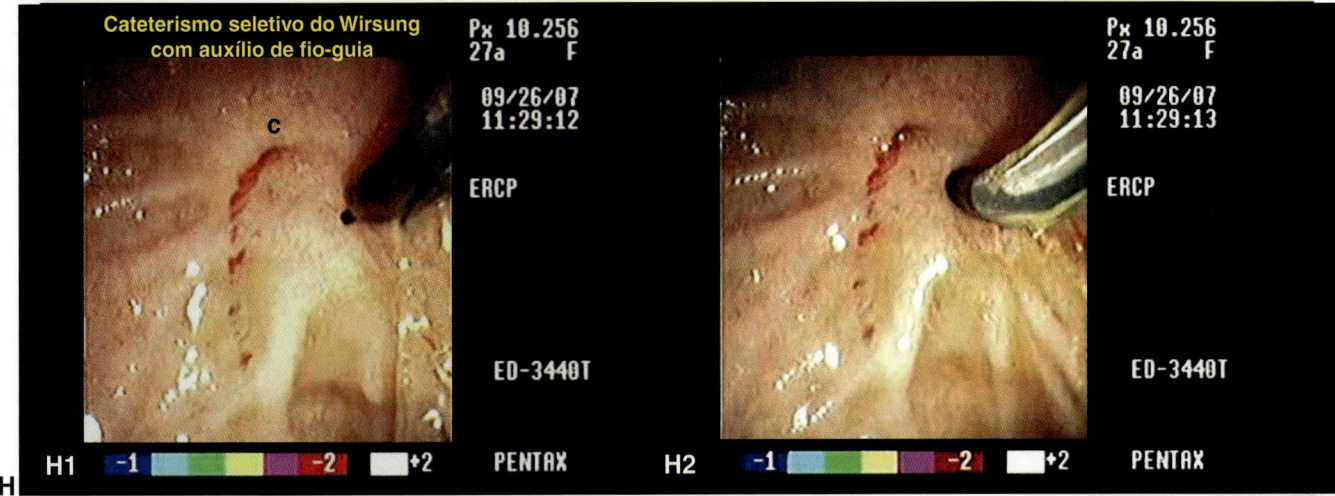

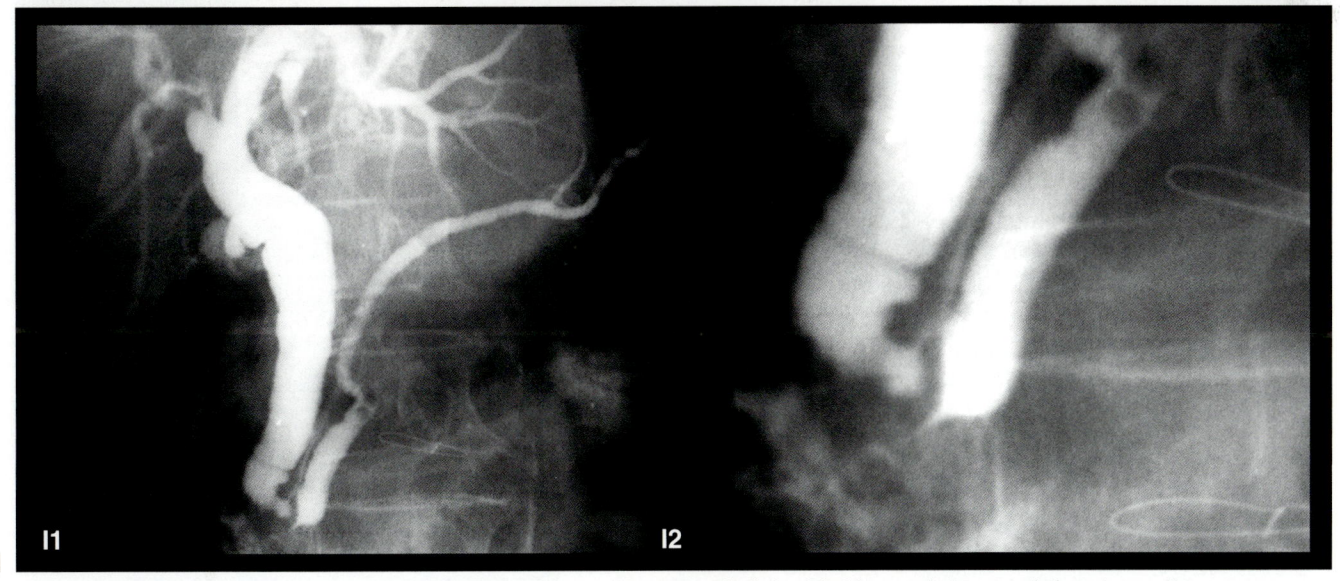

Fig. 12-12. (A) Ultrassonografia abdominal (12/05/2003): colelitíase (pequenos cálculos) e (B) dilatação do hepatocolédoco (11 mm); (C) colangiopancreatografia por ressonância magnética (CRM): hepatocolédoco dilatado (13 mm) + afilamento regular, em "ponta de lápis", do colédoco distal (odite?); (D) CRM: estenose da junção biliopancreática; (E) tomografia computadorizada (TC): edema do pâncreas; (F) ecoendoscopia (Dra. Simone Guaraldi): áreas noduliformes com traves hiperecoicas; (G) duodenoscopia: papilotomia prévia permitindo a identificação dos óstios do colédoco (C) e do Wirsung (W); (H) duodenoscopia: cateter com fio-guia para cateterismo do canal de Wirsung + óstio do colédoco (C) (1); cateterismo seletivo do Wirsung (2); (I) colangiopancreatografia endoscópica retrógrada (CPER): hepatocolédoco dilatado, sem cálculos. Diminuição de calibre regular do colédoco distal. Pancreatografia: acentuada estenose regular do canal de Wirsung terminal, junto do óstio papilar, com dilatação à montante (1); detalhe do colédoco terminal e do Wirsung junto do óstio papilar (2). *(Continua.)*

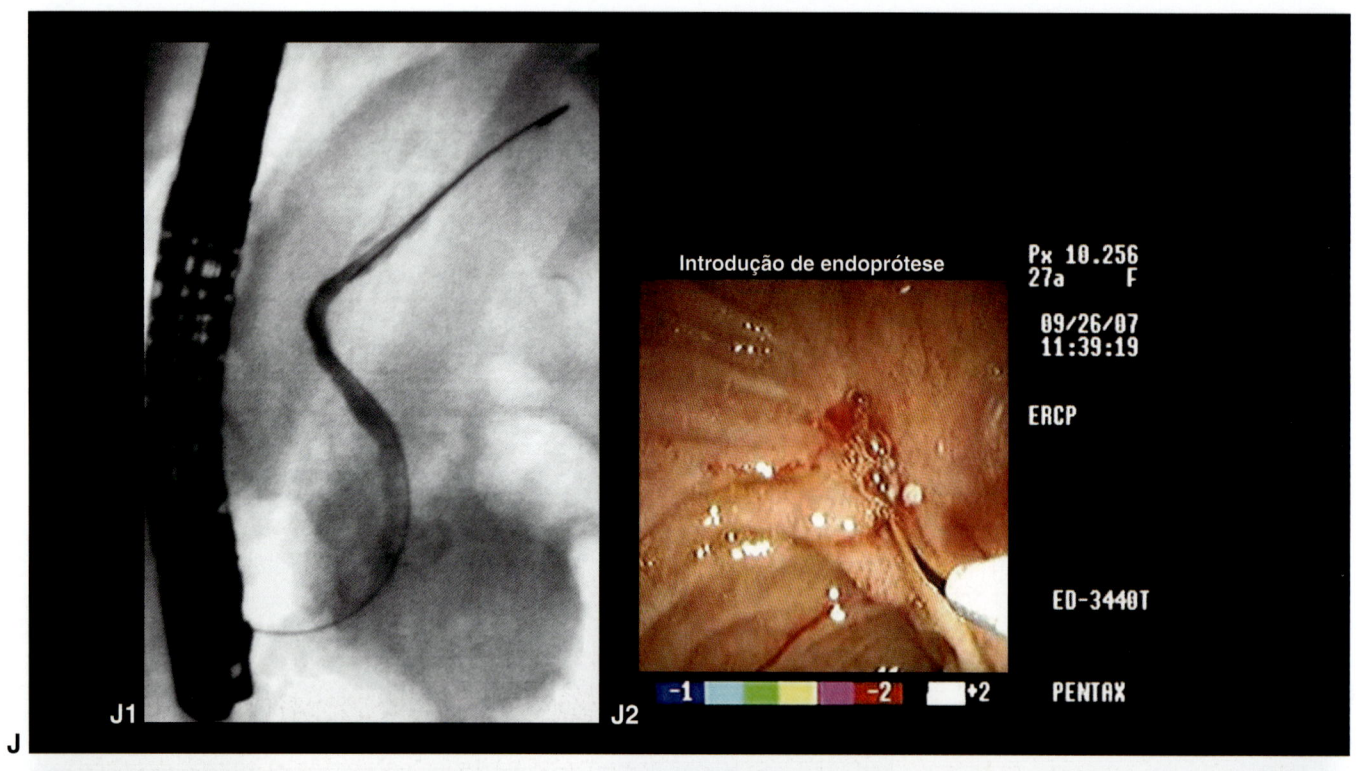

**168** CAPÍTULO 12 | CASOS ILUSTRATIVOS

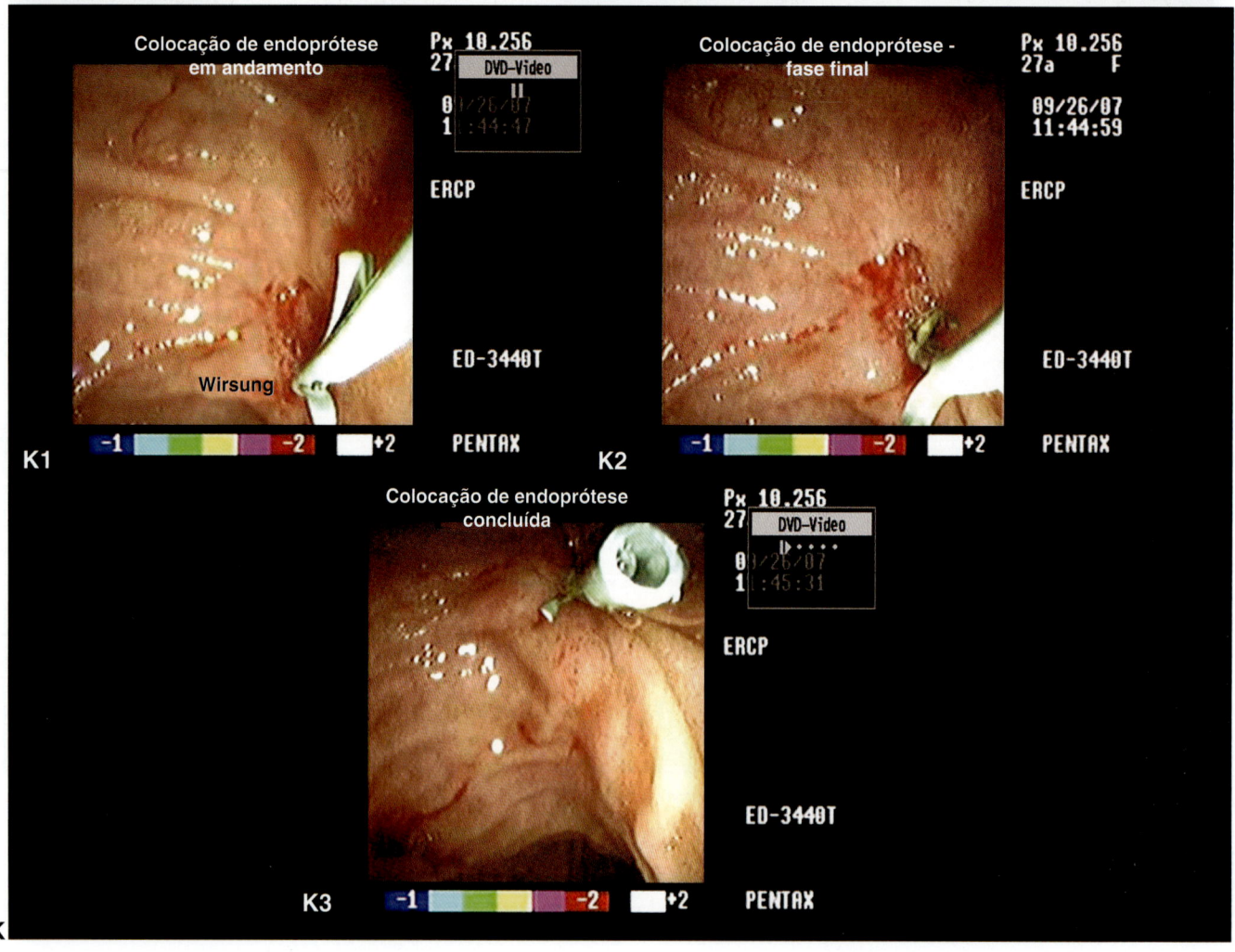

J1 — J2 Introdução de endoprótese

J

K1 Colocação de endoprótese em andamento — Wirsung

K2 Colocação de endoprótese - fase final

K3 Colocação de endoprótese concluída

K

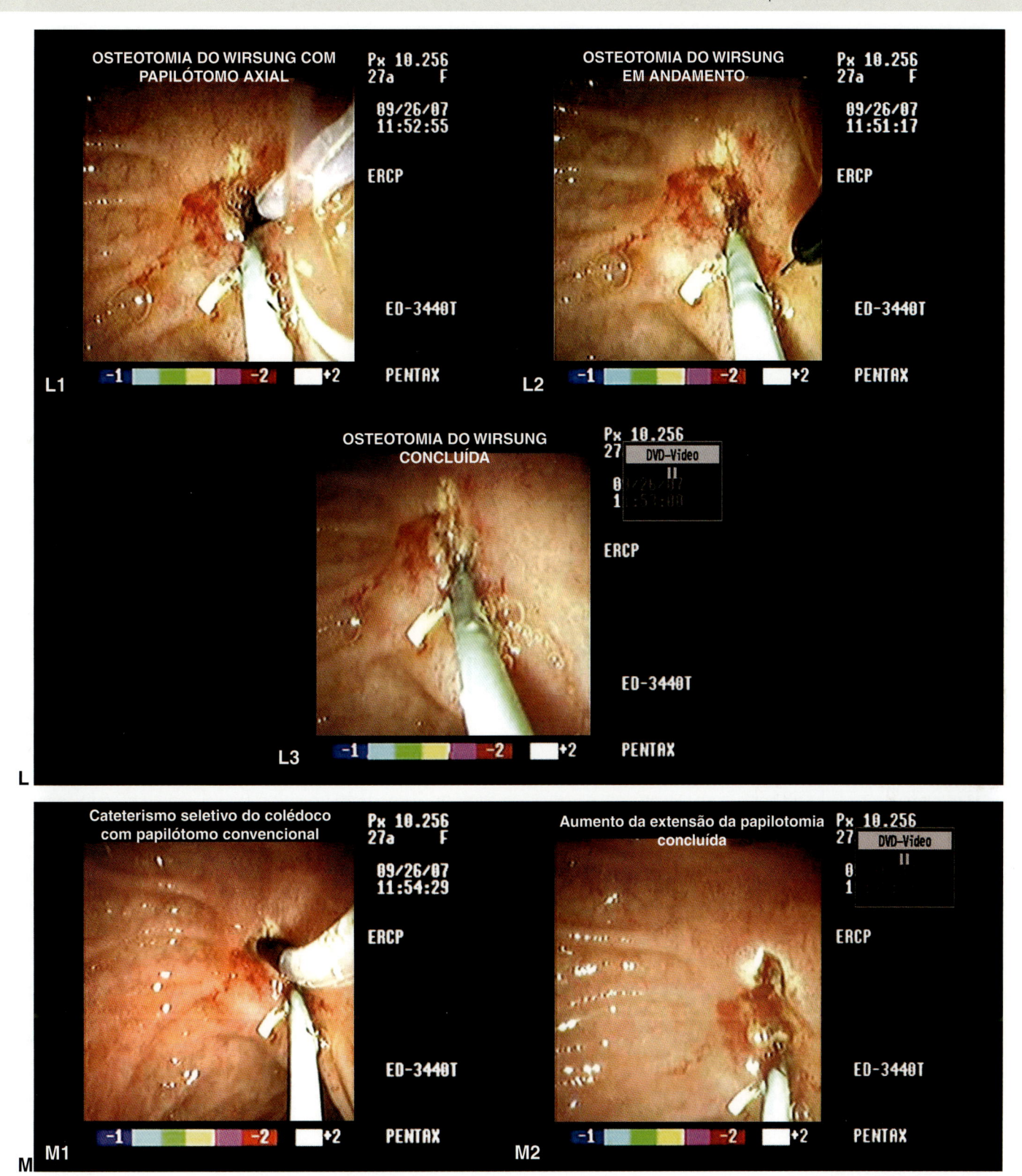

**Fig. 12-12.** *(Cont.)* **(J)** Fio-guia posicionado no Wirsung (1) e endoprótese plástica (5 Fr de diâmetro) sobre o mesmo, sendo encaminhada para drenagem pancreática (2); **(K)** duodenoscopia: colocação da prótese plástica no canal de Wirsung (1); prótese colocada (2); drenagem de suco pancreático (3); **(L)** endoprótese plástica no canal de Wirsung e osteotomia com papilótomo axial em andamento (1); prótese plástica, papilótomo axial e ostiotomia ainda em andamento (2); ostiotomia concluída sem intercorrências (3); **(M)** cateterismo seletivo do colédoco com papilótomo convencional (1). Aumento da extensão da papilotomia prévia concluída (2). *(Continua)*

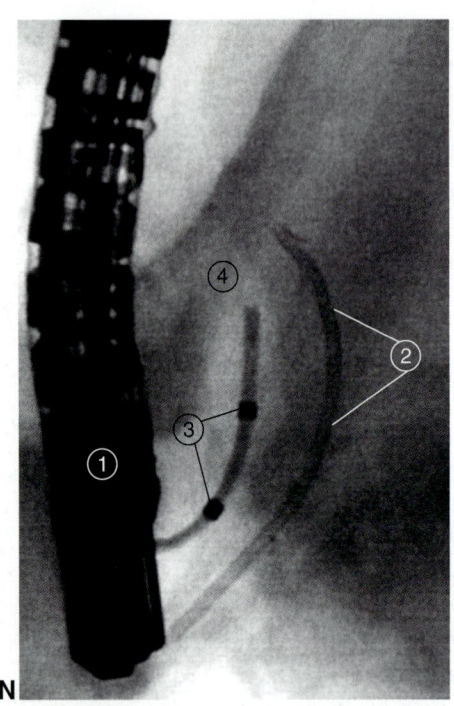

**Fig. 12-12.** *(Cont.)* **(N)** Procedimentos concluídos. Radiografia simples do abdome mostra: (1) duodenoscópio em duodeno descendente; (2) prótese plástica bem posicionada no canal de Wirsung; (3) balão de Fogarty no colédoco para remoção de possível "lama" biliar; (4) colédoco pérvio, com ar em seu interior.

**CASO 13.** Homem, 65 anos, encaminhado ao nosso serviço em 24 de outubro de 2005, relatando episódio de vultosa hematoquezia ocorrido há 48 horas, com hematócrito de 28%. História de anemia ferropriva crônica, de origem não determinada, e pesquisa de sangue oculto nas fezes positiva desde junho de 2005. Várias endoscopias digestivas altas e baixas, em outros serviços, não demonstraram a causa do sangramento. A videoendoscopia digestiva alta, realizada em nosso Serviço, mostrou papila de Vater com ulceração de bordos salientes e irregulares, sem sinais de sangramento e sem comprometimento do óstio papilar – fluxo biliar mantido: bile no lago mucoso do estômago, no duodeno descendente e no jejuno; paciente anictérico. Realizadas biópsias (Fig. 12-13A).

Em continuidade, à ileocolonoscopia, pequeno sangramento pela válvula ileocecal, sugerindo originar-se no delgado. Em 25/10/2005, enteroscopia com cápsula endoscópica mostrou vegetação arredondada, de coloração vermelho-violácea, superfície irregular, friável, apresentando sangramento ativo e ocupando a quase totalidade do diâmetro do jejuno (Fig. 12-13B-D).

Encaminhado para tratamento cirúrgico. Importante ressaltar que, há 8 (oito) anos, o paciente havia sido submetido à papilotomia endoscópica e extração de cálculo biliar residual pós-colecistectomia por via laparoscópica.

Decorridas 48 horas da realização da endoscopia digestiva alta, a histopatologia das biópsias da papila de Vater (Dra. Heloisa Novaes) revelou melanoma metastático (Fig. 12-13E, F).

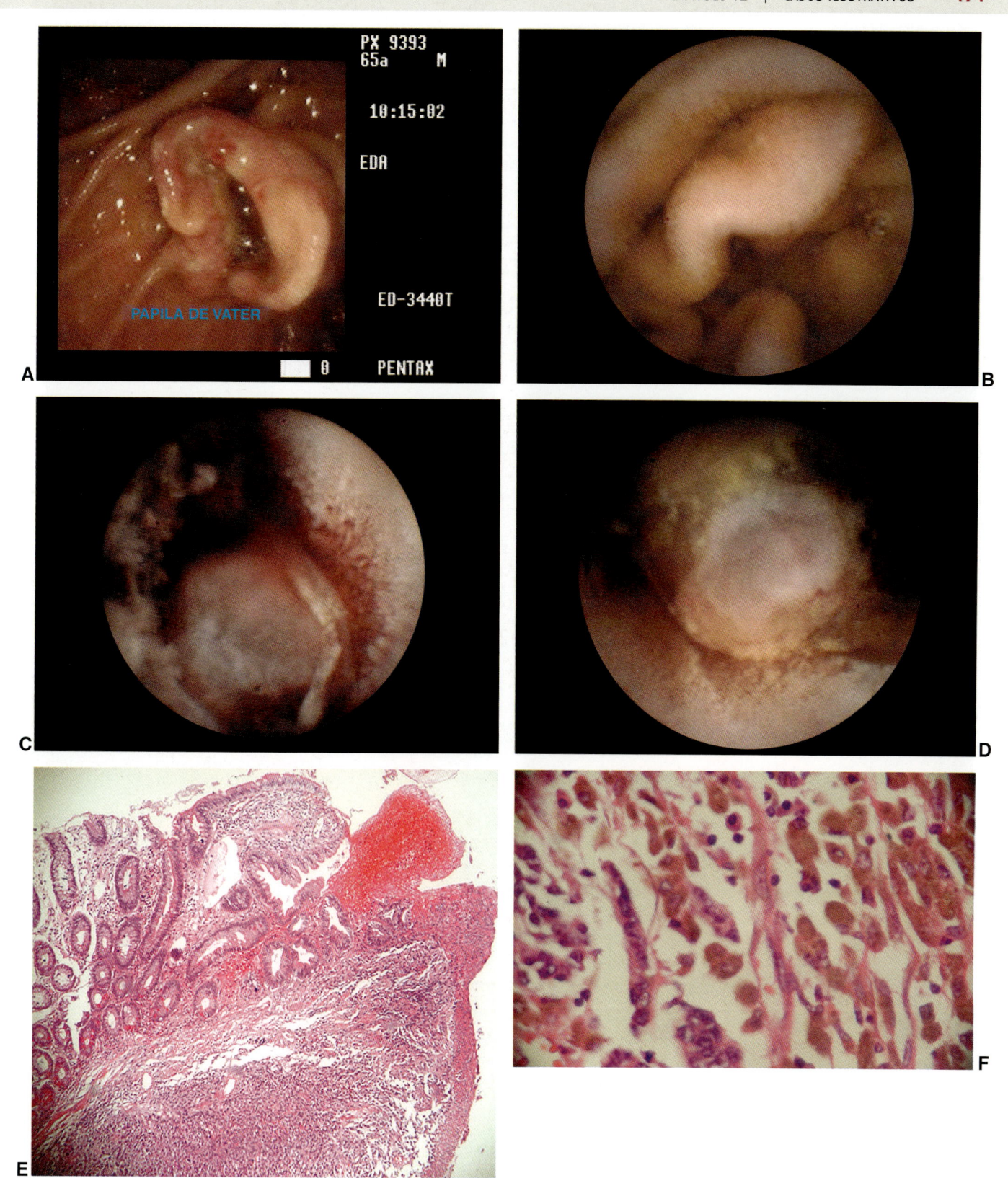

Fig. 12-13. (A) Duodenoscopia: papila de Vater tumoral (tumor ulcerado de bordos elevados irregulares); (B) enteroscopia com cápsula endoscópica: alças jejunais com bile; (C) cápsula endoscópica: vegetação arredondada, vermelho-violácea, superfície irregular, friável, apresentando sangramento ativo e ocupando a quase totalidade do diâmetro do jejuno; (D) mesma lesão em maior aumento; (E) biópsias da papila de Vater: papila ulcerada com lesão neoplásica na submucosa (HE, 40×); (F) células neoplásicas malignas com abundante pigmento citoplasmático castanho. Melanoma metastático na papila de Vater (Laboratório Anatomia Patológica Dra. Heloisa Novaes). *(Continua)*

Dentre os exames pré-operatórios, a radiografia de tórax mostrou nódulos densos bem definidos, de bordos irregulares, sugestivos de metástases, em ambos os pulmões (Fig. 12-13G).

À tomografia computadorizada, nódulos sólidos de dimensões variadas, com densidade de partes moles, de contornos regulares e limites bem definidos, distribuídos de forma esparsa pelo parênquima pulmonar (Fig. 12-13H), ratificando o resultado da radiografia de tórax.

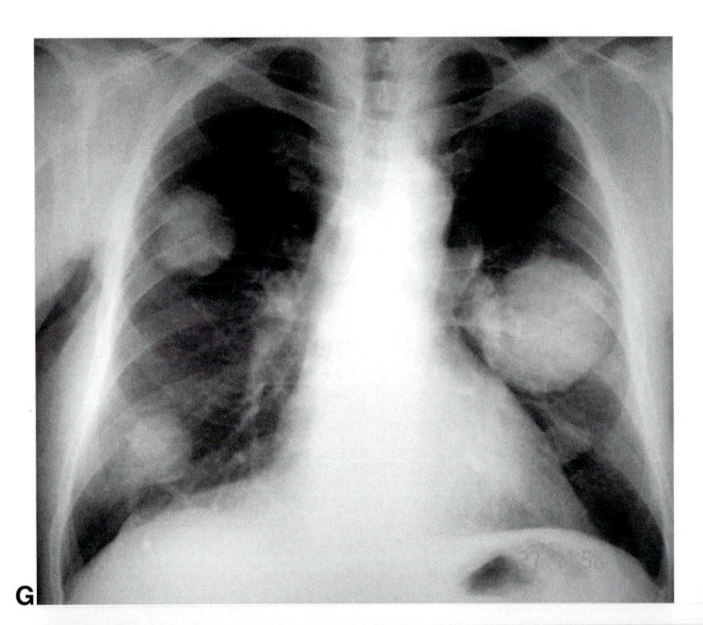

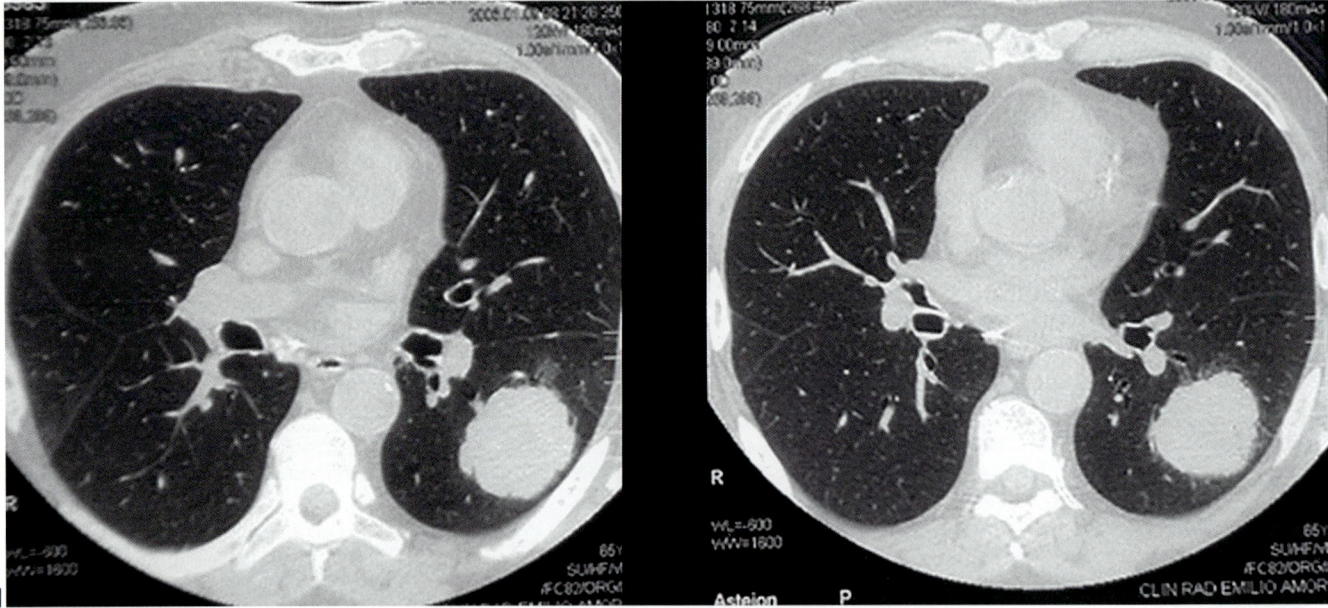

Fig. 12-13. *(Cont.)* (G) Radiografia de tórax: nódulos densos em ambos os pulmões, bem definidos, de bordos irregulares, sugestivos de metástases (Clínica Radiológica Luiz Felippe Mattoso); (H) tomografia computadorizada de tórax: nódulos sólidos de dimensões variadas, com densidade de partes moles, contornos regulares e limites bem definidos, distribuídos de forma esparsa pelo parênquima pulmonar (Clínica Radiológica Luiz Felippe Mattoso); (I) PET-CT: sugestivo de tecido neoplásico captante de fluordesoxiglicose marcada com flúor-18 em nódulos pulmonares, no duodeno e jejuno (Clínica Radiológica Luiz Felippe Mattoso); (J) peça cirúrgica: segmento de jejuno medindo 15 cm de comprimento com calibre variando entre 2 cm nas extremidades e 8 cm na porção central, que mostra massa exofítica na serosa; (K) peça aberta: volumosa lesão polipoide e ulcerada, medindo 15 × 7 cm poupando, apenas, 1 cm da circunferência do jejuno, chamando a atenção a presença de áreas castanho-escuras.

O PET-CT, foi sugestivo de tecido neoplásico captante de fluordesoxiglicose marcada com flúor-18 em nódulos pulmonares, duodeno e jejuno (Fig. 12-13I).

A cirurgia, realizada pelo Dr. Celso Marques Portela em novembro de 2005, confirmou a presença de lesão polipoide e ulcerada medindo 15 × 7 cm, com o maior eixo no sentido transverso, poupando, apenas, 1 cm da circunferência do jejuno, chamando a atenção à presença de áreas castanho-escuras. Realizada enterectomia segmentar (Fig. 12-13J, K).

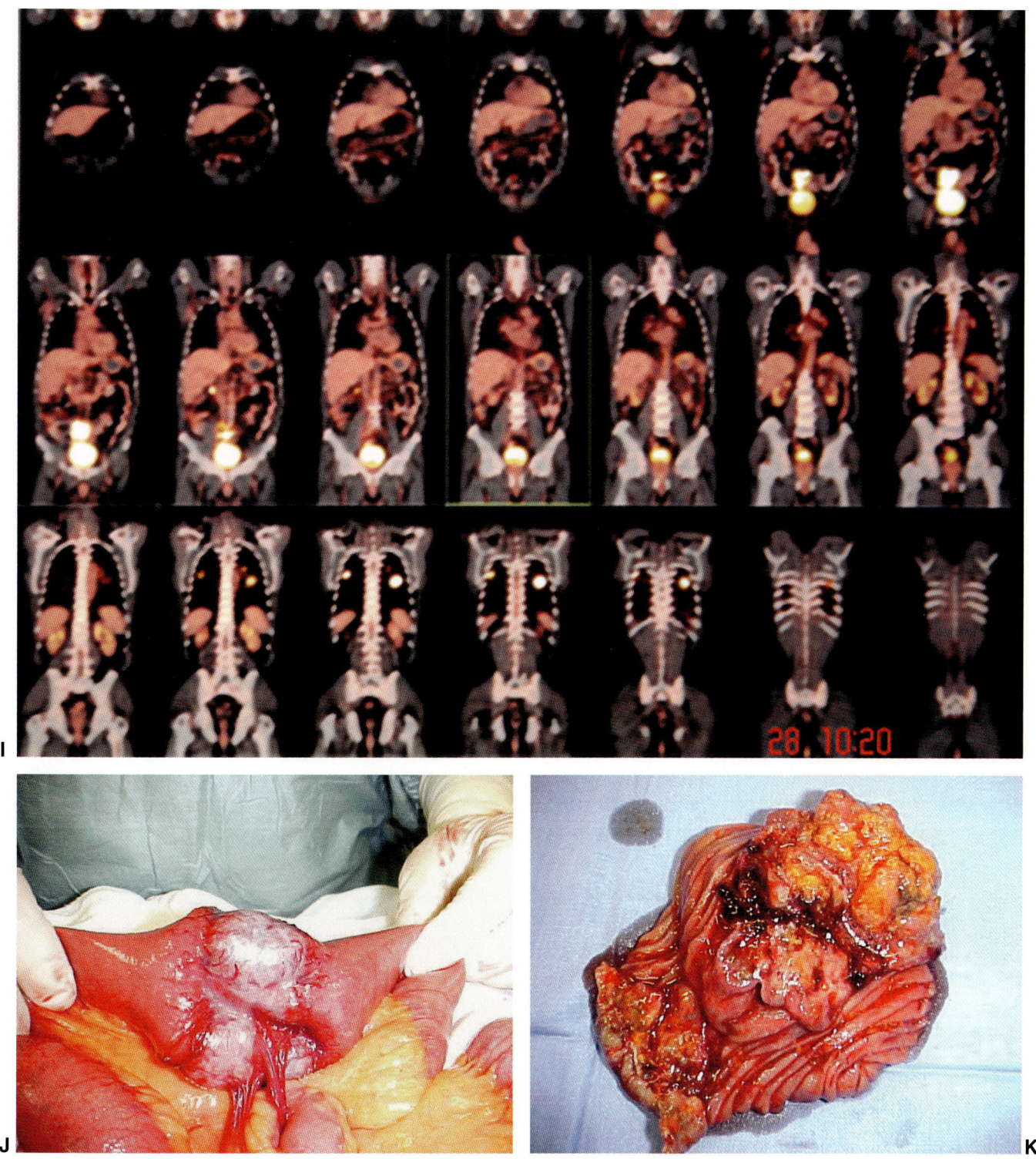

**Fig. 12-13.** (*Cont.*)

A histopatologia da peça cirúrgica (Dra. Heloisa Novaes) mostrou neoplasia composta por proliferação atípica de células epiteliais com arranjos variados, ora de aspecto fusiforme, ora dispostas em ninhos circundados por trama conjuntiva, ora em maciços com áreas de necrose e hemorragia. Células com acentuado pleomorfismo, núcleos volumosos, nucléolos evidentes, figuras de mitose e pigmento citoplasmático castanho abundante. Monstruosidades celulares. Conclusão diagnóstica: melanoma metastático (Fig. 12-13L, M).

A imunoistoquímica foi positiva para HMB 45 (Fig. 12-13N).

Em 21 de junho de 2006, portanto, 7 meses após a cirurgia, apresentou quadro clínico de obstrução do tubo digestivo alto. Ao exame radiológico simples do abdome, distensão gasosa do estômago e interrupção à altura do terço proximal/médio do duodeno descendente, confirmado à radiografia com contraste iodado (Fig. 12-13O, P).

A endoscopia digestiva alta mostrou estenose tumoral da segunda porção duodenal até próximo ao ângulo inferior. Optamos por dilatar a área estenosada com balão hidrostático (Fig. 12-13Q-S), antes de colocarmos um *stent* metálico duodenal.

A seguir, implantação de *stent* metálico autoexpansivo, cuja extremidade distal ficou muito próxima da neoplasia, sendo necessária a colocação de um segundo *stent* por dentro do primeiro, estendendo-se distalmente ao primeiro, em posição desejável (Fig 12-13T-Z).

**Fig. 12-13.** *(Cont.)* (**L**) Histopatologia da peça cirúrgica: neoplasia composta por proliferação atípica de células epiteliais fusiformes com acentuado pleomorfismo, dispostas em ninhos ou maciços (HE, 40×); (**M**) detalhe mostrando pigmento citoplasmático (HE, 100×). Melanoma metastático no jejuno (Laboratório Anatomia Patológica Dra. Heloisa Novaes); (**N**) imunoistoquímica: imunorreatividade positiva para HMB-45; (**O**) radiografia simples do abdome: distensão gasosa do estômago e interrupção à altura do terço proximal/médio do duodeno descendente; (**P**) confirmado à radiografia com contraste iodado; (**Q**) endoscopia digestiva alta: estenose tumoral da segunda porção duodenal até próximo ao ângulo inferior.

CAPÍTULO 12 | CASOS ILUSTRATIVOS   175

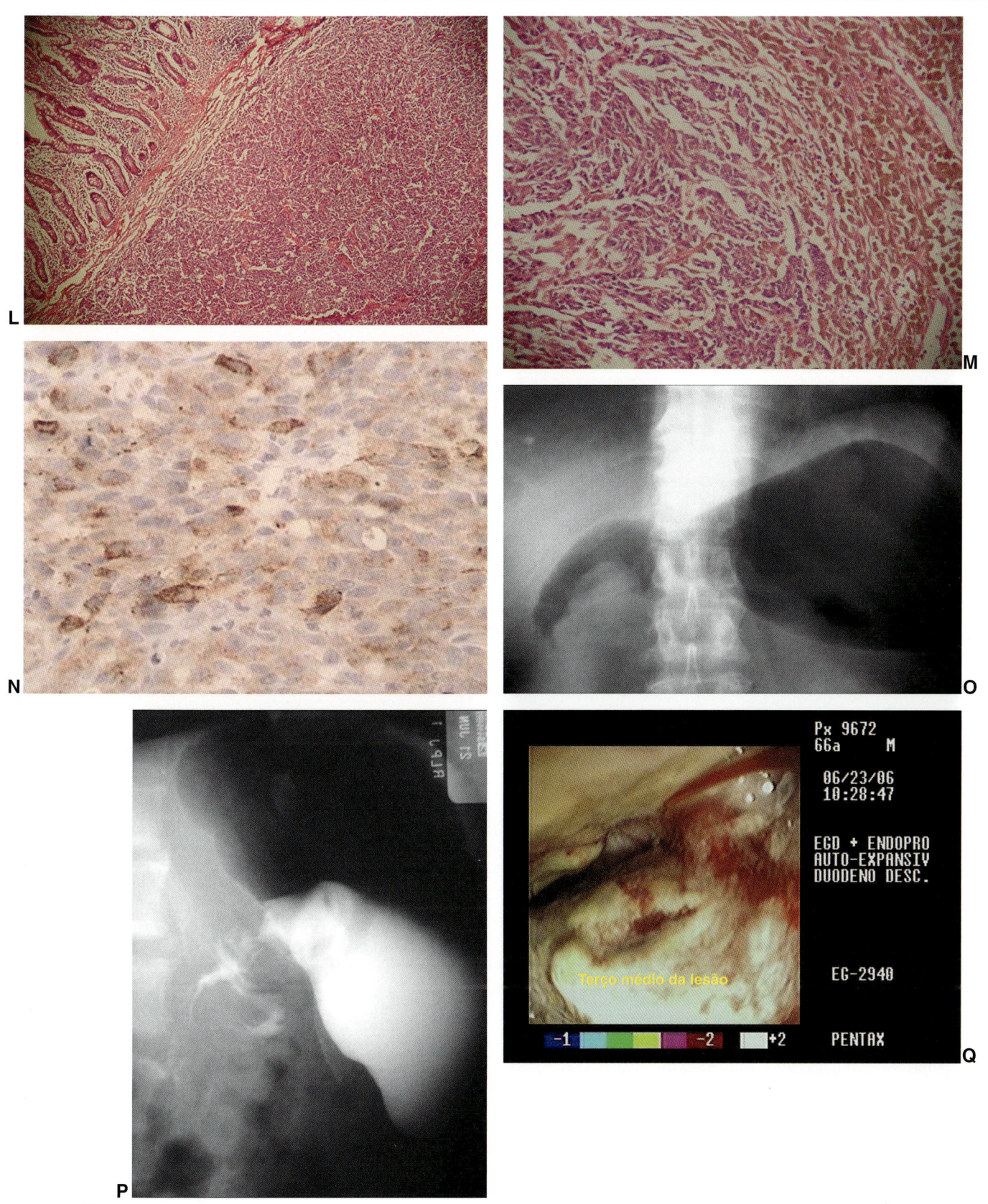

Fig. 12-13. *(Cont.)*

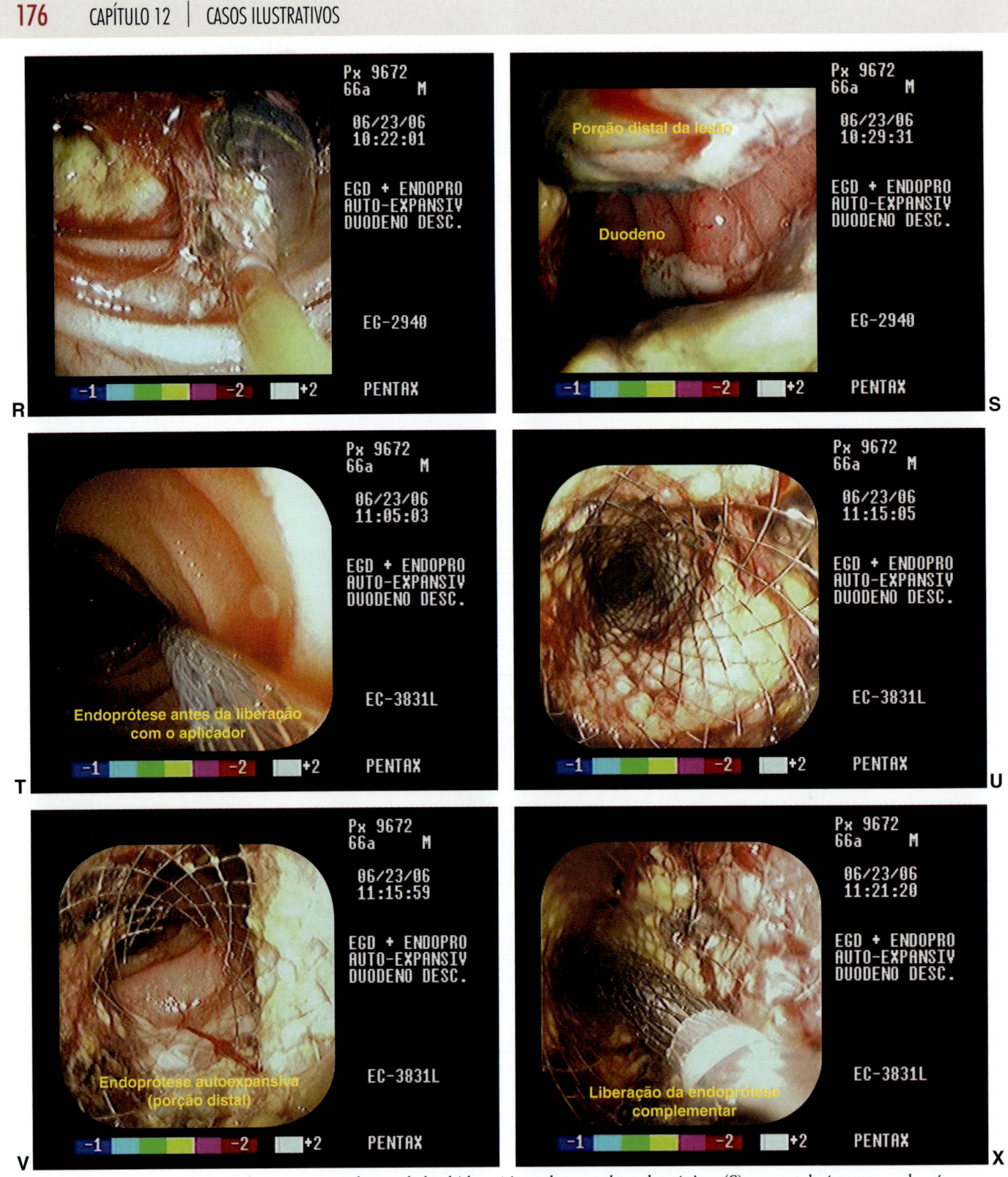

**Fig. 12-13.** *(Cont.)* **(R)** Dilatação da área estenosada com balão hidrostático sob controle endoscópico; **(S)** aspecto da área tumoral após a dilatação; **(T)** endoscopia digestiva alta: duodeno descendente distal, junto do ângulo inferior, macroscopicamente não comprometido pelo tumor e *stent* metálico autoexpansivo ainda no interior do aplicador; **(U)** *stent* transtumoral já liberado; **(V)** extremidade distal do primeiro *stent* muito próxima do tumor; **(X)** processo de liberação de *stent* complementar, cuja **(Y)** extremidade distal excede a área tumoral satisfatoriamente; **(Z)** extremidade proximal do *stent* localizado no bulbo duodenal, junto do piloro, já expandido.

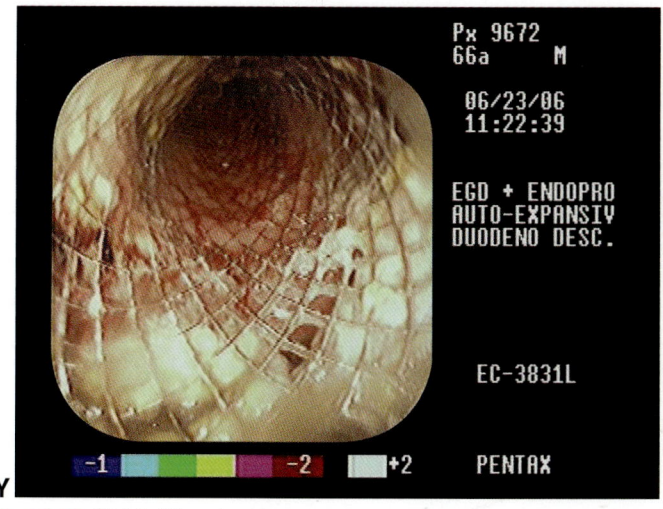

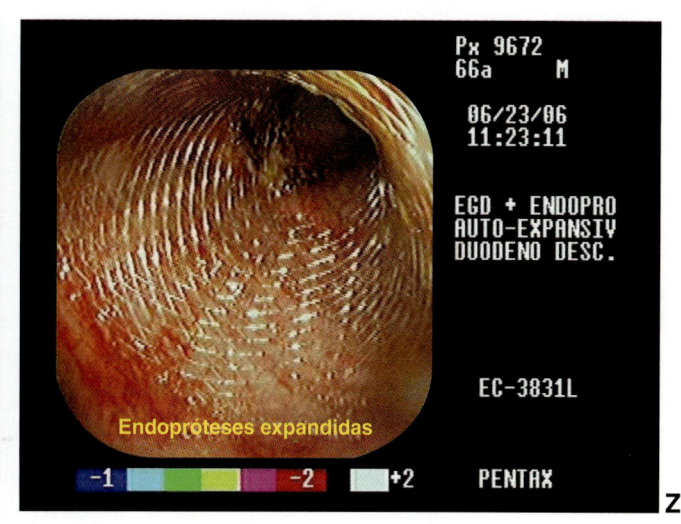

Fig. 12-13. (Y, Z) *(Cont.)*

Decorridas 24 horas, o exame radiológico com contraste iodado, mostrou o *stent* bem posicionado, totalmente expandido e pérvio (Fig 12-14A, B).

Em 26/06/2006, quadro clínico e laboratorial de icterícia obstrutiva. A ultrassonografia (Fig. 12-14C, D) mostrou a prótese duodenal pérvia e compressão extrínseca do colédoco por extensas metástases tumorais intra-abdominais.

Como o *stent* duodenal impossibilita o acesso à papila de Vater e às vias biliares por via endoscópica, o paciente foi encaminhado ao radiologista-intervencionista, Dr. Amarino de Oliveira Júnior. Foi introduzido um *stent* metálico autoexpansivo por via percutânea (Fig. 12-14E, F).

A icterícia regrediu, e o paciente evoluiu para o óbito 3 meses após.

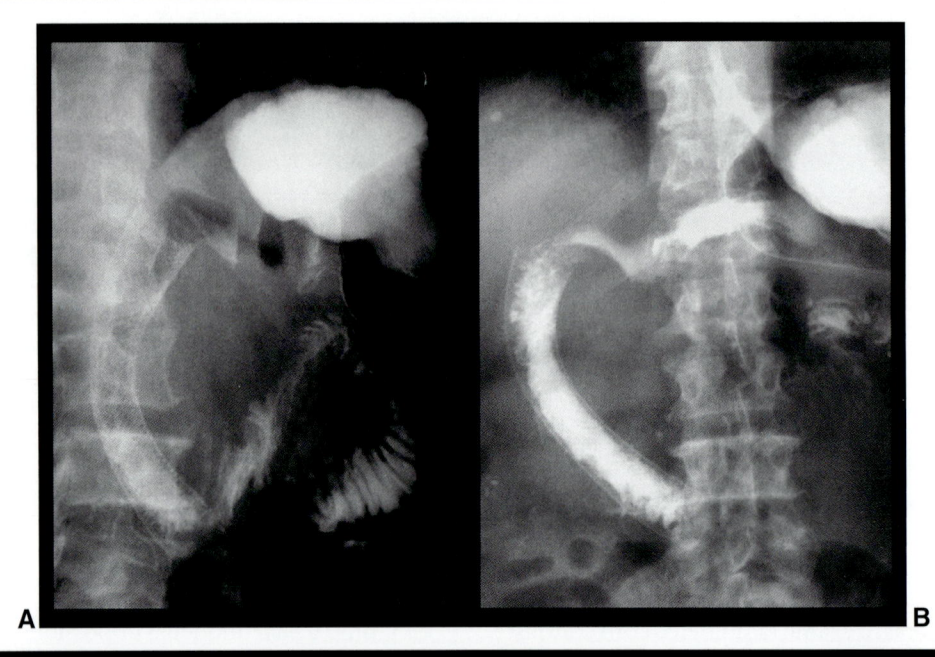

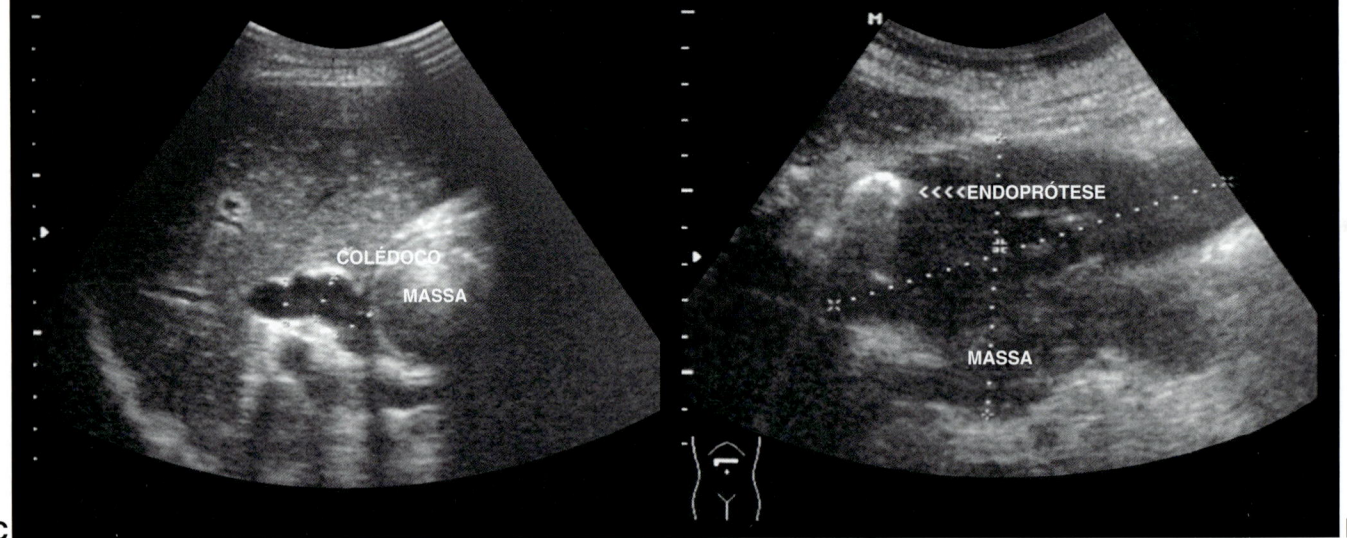

**Fig. 12-14.** (A) Radiografia com contraste iodado do estômago e duodeno: prótese localizada em duodeno descendente, pérvia, totalmente expandida; (B) mesmo aspecto com maior volume de contraste; (C-D) em 26/03/2006, ultrassonografia: prótese duodenal pérvia e compressão extrínsica do colédoco por extensas metástases tumorais intra-abdominais; (E) colangiografia percutânea: vias biliares intra-hepáticas dilatadas, fio-guia e implantação de *stent* metálico autoexpansivo. *Stent* metálico duodenal bem posicionado e totalmente expandido; (F) implanatação percutânea de *stent* metálico autoexpansivo concluída – HD: hepático direito; HE: hepático esquerdo; HC hepatocoledoco; (1) *Stent* duodenal; (2) extremidade proximal do *stent* biliar; (3) extremidade distal do *stent* biliar em duodeno descendente, já expandido e pérvio.

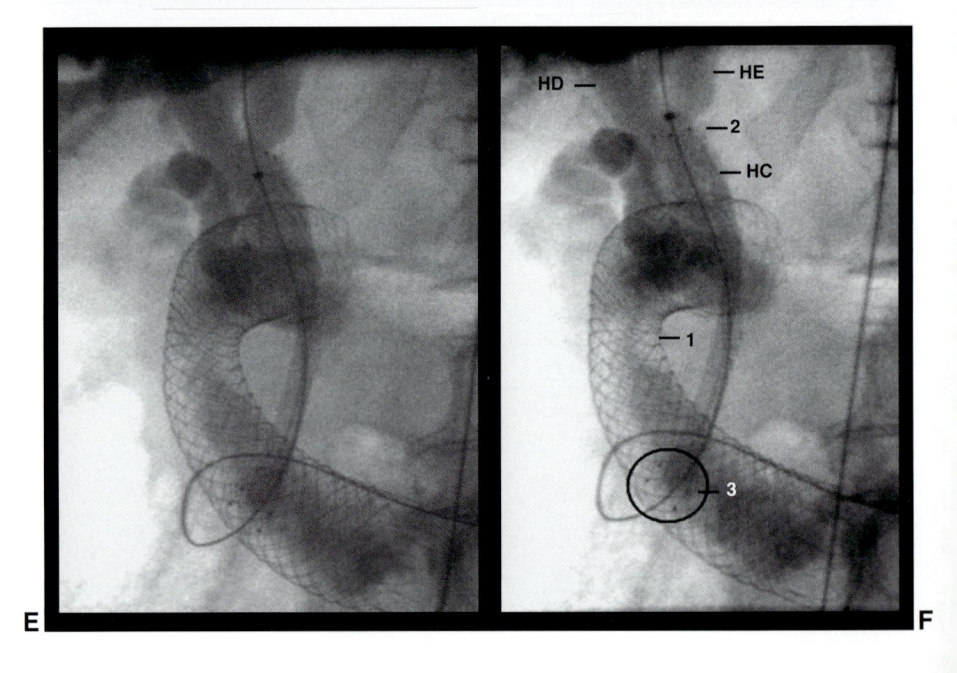

# ÍNDICE REMISSIVO

Os números em *itálico* referem-se às Figuras.
Os números em **negrito** referem-se aos Quadros.

### A
ACV (Aparelho Cardiovascular)
  PA e, 88
Agulha
  calibrosa, *39*
    de duplo lúmen, *39*
      para injeção de fibrinogênio, *39*
Alça
  destacável, 71
    nas VG, 71
  sentinela, *90*
Anestesia
  nas emergências endoscópicas, 140
    abordagem, 140
    drogas, 140
      inalatórias, 143
      venosas, 141
    medicina peroperatória nas, 143, 144
      altas, 143
      baixas, 144
Anestesiologista
  papel do, 139-145
    nas emergências endoscópicas, 139-145
      anestesia nas, 140
Aparelho
  digestivo, 88
    PA e, 88
  respiratório, 88
    PA e, 88
APC (Eletrocoagulação com Plasma de Argônio), 32
  potências recomendadas, **34**
Artéria
  sangrante, *50*
    no interior *50*
      de divertículo de cólon, *50*
Arteriografia
  mesentérica, 51

### B
Balão
  tamponamento com, 72
    nas VG, 72
Benzodiazepínico(s)
  diazepam, 141
  flumazenil, 141
  midazolam, 141
BRTO (Obliteração Transvenosa Retrógrada com Balão Oclusor)
  nas VG, 72

### C
CAH (Colangite Hipertensiva Aguda), 75-84
  atendimento clínico emergencial, 77-79
    definição, 77
    etiopatogenia, 77
    quadro clínico, 77
    tratamento, 78
  considerações iniciais, 75-76
  papel do endoscopista, 80-84
    drenagem biliar, 80
      cirúrgica , 80
      endoscópica, 80
      percutânea, 80
Cápsula
  endoscópica, 50
Caso(s) ilustrativo(s), 147-178
CE (Corpo Estranho)
  abordagem do paciente, 11-17
    ação, 16
    capuz protetor, 17
      demonstração de uso, *17*
    da impactação alimentar, 14
    rede de remoção, 16
    *caps* endoscópicos, 16
  avaliação do paciente, *11-17*
    anatomia, 11
    características, 12
    comorbidades, 14
    decisão, 14
    fatores de risco do, 12
    idade do, 12
    localização, 13
    moedas no Brasil, **12**
    sintomas, 12
      ausência de, 12
      presença de, 12
    tamanho, 12
    tempo decorrido, 14
      da ingestão, 14
      da ultima refeição, 14
    tipo, 12
Choque
  hipovolêmico, **22**
    alterações hemodinâmicas no, **22**
    fisiopatologia das, **22**
Cianoacrilato(s)
  nas VG, 70
Cintilografia
  nuclear, 51
Cirrótico
  condução dos, 57
    medidas clínicas visando à, 57
      iniciais, 57
    sangramento no, 57
      digestivo, 57
        importância do, 57
Cirurgião
  o que espera do endoscopista, 3-6
    nas emergências gastroenterológicas, 3-6
Clínico
  o que espera do endoscopista, 1-2
    nas emergências gastroenterológicas, 1-2
Colangite
  icterícia obstrutiva e, *133*
Colecistectomia
  convencional, *133*
Coledocolitíase, *90*
Colite
  isquêmica, *49*
    com sangramento, *49*
Cólon(s), 5
  descompressão emergencial dos, 101-115
    POAC, 101
    vólvulo, 114
  direito, *49*
    ectasia vascular de, *49*
    sangrante, *49*
  divertículo de, *50*
    interior de, *50*
      artéria sangrante no, *50*

179

doença difusa dos, *49*
  diverticular, *49*
    hemorragia por, *49*
Colonoscopia, *115*, *122*
  câncer visto à, *48*
    colorretal, *48*
    hemorrágico, *48*
  na HDB, 47, 48, 49
    aguda, 47
      preparo do paciente, 47
    situações especiais, 49
    técnica da, 48
  na urgência, 48
  perfuração após, 128
  pólipo observado à, *48*, *122*, *125*
    pediculado, *122*
    séssil, *48*, *125*
Controle de Qualidade
  no serviço de endoscopia, 10
    digestiva de urgência, 10
CPER (Colangiopancreatografia), 96

■ D

Descompressão
  colonscópica, 104
    no POAC, 104
  emergencial, 101-115
    dos cólons, 101-115
      POAC, 101
      vólvulo, 114
Desenhos
  à óleo, *4*
    lesão, *4*
      infiltrante, *4*
      vegetante, *4*
      úlcera carcinomatosa, *4*
      não infiltrante, *4*
Diazepam, 141
Dieulafoy
  lesão de, *41*
Dilatação
  de estenoses, 129
    perfuração após, 129
Divertículo
  de cólon, *50*
    interior de, *50*
      artéria sangrante no, *50*
  sangrante, 53
    na HDB, 53
      terapêutica com agentes químicos, 53
Doença
  de Rendu-Osler, 35
    HDA aguda por, 35
  diverticular difusa, 49
    dos cólons, 49
      hemorragia por, 49
  hemorroidária, 47
    sangrante, 47
Drenagem
  biliar, 80
    cirúrgica, 80
    endoscópica, 80
    percutânea, 80
Droga(s), 140
  inalatórias, 143

isofurano, 143
sevorane, 143
venosas, 141
  benzodiazepínicos, 141
    diazepam, 141
    flumazenil, 141
    midazolam, 141
  opioides, 142
    fentanil, 142
    meperidina, 142
    morfina, 142
    naloxona, 142
    remifentanil, 142
  propofol, 143
Duodeno, 5
Duodenoscopia, *95*, *126*, *127*

■ E

Ectasia
  vascular, *49*
    sangrante, *49*
      de cólon direito, *49*
EDA (Endoscopia Digestiva Alta), 20
  emergencial, *128*
  por HDA, *118*
Eletrocoagulação
  bipolar, 32
  monopolar, 31
Emergência(s)
  endoscopia de, 7
  endoscópicas, 139-145
    papel do anestesiologista nas, 139-145
      anestesia nas, 140
  gastroenterológicas, 1-2, 3-6
    endoscopista nas, 1-2, 3-6
      o que o cirurgião espera do, 3-6
      o que o clínico espera do, 1-2
    medicina peroperatória nas, 143, 144
      altas, 143
      baixas, 144
  setor de, 8
  serviço de endoscopia e, 8
Endoclipes(s)
  técnica de aplicação dos, *40*
Endoprótese(s)
  biliar, *84*, *130*
    obstruída, *84*
  transtumoral, *130*
    implantação de, *130*
  metálicas, **112**
    autoexpansíveis, **112**
Endoscopia
  apuro diagnóstico de, **26**
  digestiva de urgência, 7-10
    serviço de, 7-10
      controle de qualidade, 10
      de emergência, 7
      e setor de emergência, 8
      equipamentos, 8
      equipe, 10
      indicações, 7
  emergencial, **29**
    na HDA aguda, **29**
      cuidados prévios à, **29**
    momento da, 59

no tratamento endoscópico, 59
  emergencial, 59
quando realizar, 26
realização de, **26**
terapêutica, 117-136
  complicações da, 117-136
    tratamento endoscópico emergencial das, 117-136
Endoscópio
  em retroflexão máxima, *41*
Endoscopista
  nas emergências gastroenterológicas, 1-2, 3-6
    o que o cirurgião espera do, 3-6
    o que o clínico espera do, 1-2
  papel do, 26-44, 46-53, 94-99
    na HDA, 26-44
      aguda, 26-44
    na HDB, 46-53
      aguda, 46-53
    na PA, 94-99
      intervenção endoscópica, 94
      patogênese, 94
Enterorragia
  maciça, 48
  pós-polipectomia, 52, 53
    terapêutica com agentes na, 52, 53
      físicos, 52
      químicos, 53
Enteroscopia, 50
Equipamento(s)
  de eletrofulguração, *33*
    com plasma de argônio, *33*
  no serviço de endoscopia, 8
    digestiva, 8
      de urgência, 8
Equipe
  para atendimento emergencial, 10
    no serviço de endoscopia, 10
      digestiva de urgência, 10
Escleroterapia
  endoscópica, 59
    na emergência, 59
      complicações, 61
      mecanismo de ação, 60
      resultados, 60
  nas VG, 71
  versus LE, 64
Esôfago, 5
Esofagogastroduodenoscopia, 49
Estenose(s)
  dilatação de, 129
    perfuração após, 129
Estômago, 5

■ F

Fentanil, 142
Fibrina
  selante de, *39*
Fibrinogênio
  reconstituído, *39*
    agulha para injeção de, *39*
      calibrosa de duplo lúmen, *39*
Fissura
  anal, 47

sangrante, *47*
Flumazenil, 141
Forrest
    classificação de, **5**

### ■ G

Gradiente
    pressórico porta, 56
        mensuração do, 56

### ■ H

HD (Hemorragia Digestiva)
    aguda, 19-53, 55-72
        não varicosa, 19-53
            atendimento clínico emergencial, 19-25
            HDA, 26-44
            HDB, 46-53
        por VEG, 55-72
            medidas clínicas iniciais, 55-58
            tratamento endoscópico emergencial, 59-66, 68-72
            de VG, 68-72
            localizadas no esôfago, 59-66
    gravidade da, **22**
    estimativa da, **20**
HDA (Hemorragia Digestiva Alta), 5, 19
    aguda, 26-44
        considerações gerais, 26
            equipamento utilizado, 30
            preparo do paciente, 29
            quando realizar a endoscopia, 26
        endoscopia emergencial em, **29**
            cuidados prévios à, **29**
        escolha do hemostático, 35
            mecânicos, 38
        papel do endoscopista, 26-44
        por doença de Rendu-Osler, *35*
        procedimentos terapêuticos, 31
            APC, 32
            eletrocoagulação, 31, 32
                monopolar, 31
                bipolar, 32
            químicos, 35
            raios *laser*, 34
            térmicos, 31
        terapêutica combinada, 42
        tratamento, 43
            repetido, 43
            único, 43
    causas de, **20**
    EDA por, *118*
    pacientes com, **27**
        admissão hospitalar para, **27**
        critérios de, **27**
HDB (Hemorragia Digestiva Baixa)
    aguda, 46-53
        diagnóstico, 46
            arteriografia mesentérica, 51
            cintilografia nuclear, 51
            cirúrgico, 51
            exames, 46
                endoscópicos, 46
                hematológico, 46
                proctológico, 46
            radiológico contrastado, 50
        papel do endoscopista, 46-53
        tratamento da, 51
            terapêutica, 51
                cirúrgica, 53
                clínica, 51
                endoscópica, 52
                por angiografia seletiva, 53
Hemoclipe(s), 39
Hemorragia(s)
    GI, **20**
        aguda, **20**
            fatores de gravidade, **20**
        indicação clínica de, **20**
        provável fonte, **20**
    intensa, *47*
        úlcera actínica com, *47*
        de reto, *47*
    na endoscopia terapêutica, 117
        tratamento endoscópico da, 117
            emergencial, 117
    por doença diverticular, *49*
        difusa, *49*
        dos cólons, *49*
    pós-papilotomia, **123**
        fatores de risco, **123**
    pós-polipectomia, **119**
        fatores de risco, **119**
    recentes em úlceras, 29
        sinais de, **29**
        definições endoscópicas de, **29**
Hemostasia
    completa, *42*
    endoscópica, *32*
        para úlceras sangrantes, *32*
            mecanismos de, *32*
    métodos endoscópicos de, **31**
Hemostático
    escolha do, 35
        mecânicos, 38
        hemoclipes, 39
        LE, 42
Hemotransfusão
    na HD, 24
        aguda não varicosa, 24
Hidratação
    na HD, 24
        aguda não varicosa, 24

### ■ I

Icterícia
    obstrutiva, *83*, *130*, *132*
        e colangite, *133*
        e sepse, *132*
        por tumor maligno, *130*
IRA (Insuficiência Renal Aguda), 89
Isofurano, 143

### ■ L

Lago
    mucoso, *30*
        sangue no, *30*
LE (Ligadura Elástica), 42
    de VEG, *63*
    na emergência, 62
    complicações, 63, **64**
    equipamento, 62
    escleroterapia *versus*, 64
    mecanismo de ação, 63
    mortalidade, **63**
    técnica, 62
    nas VG, 71
    técnica de utilização da, *42*
    esquema ilustrativo, *42*
Lesão(ões)
    de Dieulafoy, *41*
    infiltrante, *4*
        desenho à óleo, *4*
    vasculares, 52
        terapêutica com agentes nas, 52
            físicos, 52
            químicos, 52
    vegetante, *4*
        desenho à óleo, *4*

### ■ M

Mallory-Weiss
    síndrome de, 128
Medicina
    peroperatória, 143, 144
        nas emergências endoscópicas, 143, 144
            altas, 143
            baixas, 144
Meperidina, 142
Midazolam, 141
Morfina, 142

### ■ N

Naloxona, 142
Necrose
    infectada, *91*
        do pâncreas, *91*

### ■ O

Opioide(s)
    fentanil, 142
    meperidina, 142
    morfina, 142
    naloxona, 142
    remifentanil, 142

### ■ P

PA (Pancreatite Aguda), 85-99
    biliar, **96**, *99*
    diagnóstico, 85-93
        classificação, 85, **86**
            grave, 86
            intersticial, 86
            leve, 86
            necrosante, 86
        clínico, 88
            ACV, 88
            aparelho, 88
                digestivo, 88
                respiratório, 88
            outras manifestações, 89
            sistema urinário, 89

SNC, 88
definição, 85
etiologias, 86, **87**
laboratorial, 89
  indicadores de gravidade, **89**
por imagem, 90
idiopática, **87**
terapêutica, 85-93
tratamento, 91
Pâncreas, 6
necrose do, *91*
  infectada, *91*
pseudocisto do, *90*
Papila
de Vater, *126*, *127*
Papilotomia
hemorragia após, **123**
  fatores de risco, **123**
Perfuração
pós-colonoscopia, 128
pós-dilatação, 129
  de estenose, 129
pós-PTE, 129
Plasma
de argônio, *33*, *34*
  eletrofulguração com, *33*
    equipamento para, *33*
  por via endoscópica, *34*
  recomendações úteis, *34*
POAC (Pseudo-Obstrução Aguda do Cólon)
condições associadas à, **103**
fisiopatologia, 101
tratamento, 102
  cirúrgico, 114
  conservador, 102
  descompressão colonscópica, 104
  farmacológico, 102
Pólipo(s)
pediculado, *124*
sangrantes, 52
  na HDB, 52
    terapêutica com agentes físicos, 52
séssil, *48*, *122*, *125*
  observado à colonoscopia, *48*
Procedimento(s)
endoscópicos terapêuticos, 31
  APC, 32
  eletrocoagulação, 31, 32
    bipolar, 32
    monopolar, 31
  químicos, 35
  raios *laser*, 34
  térmicos, 31
Propofol, 143
Prótese
metálica, *136*
  desobstrução da, *136*
Pseudocisto
do pâncreas, *90*
PTE (Papilotomia Endoscópica)
complicações após, 131
  na endoscopia terapêutica, 131
    tratamento endoscópico emergencial da, 131
lama biliar após, *96*
outras complicações após, 131

perfuração após, 129
sangramento após, 122

### R

Remifentanil, 142
Rendu-Osler
doença de, *35*
  HDA aguda por, *35*
Reposição
volêmica, 24
  na HD, 24
    aguda não varicosa, 24
Ressuscitação
avaliação inicial de, *23*
Reto
úlcera actínica de, *47*
  com hemorragia intensa, *47*
Retocolite
ulcerativa, *49*
  hemorrágica, *49*
Retossigmoidoscopia, 47
Rockall
pontuação de risco de, **27**
sistema de, **27**
  modificado, **27**

### S

Sangramento
após PTE, 122
colite com, *49*
  isquêmica, *49*
digestivo, 57
  no cirrótico, 57
    importância do, 57
no tratamento, 117
  de úlceras pépticas, 117
pós-polipectomia, 119
varicoso, *68*
  em jato, *68*
Sangue
localização de, *31*
  esquema ilustrativo, *31*
no lago mucoso, *30*
SARA (Insuficiência Respiratória Aguda), 88
Selante
de fibrina, *39*
Sepse
icterícia obstrutiva e, *132*
Sevorane, 143
Síndrome
de Mallory-Weiss, 128
Sistema
urinário, 89
  PA e, 89
SNC (Sistema Nervoso Central)
PA e, 88
Sonda
nasoenteral, *91*
nasogástrica, 24
  benefícios da, 24
  fatores adversos da, **24**

### T

Tamponamento

com balão, 72
  nas VG, 72
TIPS *(Transjugular Intra-Hepatic Portosystemic Shunt)*
nas VG, 72
Trombina
nas VG, 71

### U

Úlcera(s)
actínica, *47*
  de reto, *47*
    com hemorragia intensa, *47*
aspectos endoscópicos nas, **28**
  preditivos **28**
    de mortalidade, **28**
    de ressangramento, **28**
carcinomatosa, *4*
  não infiltrante, *4*
  desenho à óleo, *4*
com coágulo, *38*
  de formação recentemente aderido, *38*
com vaso visível, *36-37*
e coágulo aderido, *36-37*
gástrica, *29*
  com coágulo aderido, *29*
  com vaso visível, *29*
hemorragias recentes em, **29**
  sinais de, **29**
  definições endoscópicas de, **29**
pépticas, 117
  tratamento de, 117
  sangramento no, 117
sangrantes, *32*
  hemostasia endoscópica para, *32*
  mecanismos de, *32*
Ultrassom
com Doppler, 56
  na HD aguda, 56
  por VEG, 56
Urgência
endoscopia digestiva de, 7-10
  serviço de, 7-10
    controle de qualidade, 10
    de emergência, 7
    e setor de emergência, 8
    equipamentos, 8
    equipe, 10
    indicações, 7

### V

Variz (es)
gradação das, 55
sistema de, 55
Vater
papila de, *126*, *127*
VEG (Varizes Esofagogástricas)
HD aguda por, 55-72
  medidas clínicas iniciais, 55-58
    aspectos, 55, 56
      clínicos, 56
    aspectos, 55, 56
      diagnósticos, 55
        condução no cirrótico, 57
        importância no cirrótico, 57

por que ocorre evolução, 56
   sistema de gradação das varizes, 55
   tratamento endoscópico emergencial, 59-66, 68-72
      de VG, 68-72
      localizadas no esôfago, 59-66
VG (Varizes Gástricas)
   tratamento de, 68-42

endoscópico emergencial, 68-42
   alça destacável, 71
   cianoacrilatos, 70
   classificação, 69
   diagnóstico, 68
   escleroterapia, 71
   fisiopatologia, 68
   LE, 71
   trombina, 71

não endoscópico, 72
   BRTO, 72
   tamponamento com balão, 72
   TIPS, 72
Via
   biliar, 6
Videoduodenoscopia, *135*
Vólvulo, 114